U0198324

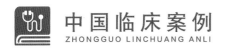

中国临床案例
ZHONGGUO LINCHUANG ANLI

红房子妇产科医院
麻醉科病例精解

主编 黄绍强

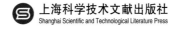

上海科学技术文献出版社
Shanghai Scientific and Technological Literature Press

图书在版编目（CIP）数据

红房子妇产科医院麻醉科病例精解 / 黄绍强主编
. -- 上海：上海科学技术文献出版社，2023
（中国临床案例）
ISBN 978-7-5439-8818-7

Ⅰ.①红… Ⅱ.①黄… Ⅲ.①麻醉学—病案—分析
Ⅳ.① R614

中国国家版本馆 CIP 数据核字（2023）第 073204 号

策划编辑：张　树
责任编辑：应丽春
封面设计：李　楠

红房子妇产科医院麻醉科病例精解
HONGFANGZI FUCHANKE YIYUAN MAZUIKE BINGLI JINGJIE
主　　编：黄绍强
出版发行：上海科学技术文献出版社
地　　址：上海市长乐路 746 号
邮政编码：200040
经　　销：全国新华书店
印　　刷：朗翔印刷（天津）有限公司
开　　本：787mm×1092mm　1/16
印　　张：20.25
版　　次：2023 年 5 月第 1 版　2023 年 5 月第 1 次印刷
书　　号：ISBN 978-7-5439-8818-7
定　　价：248.00 元
http：//www.sstlp.com

《红房子妇产科医院麻醉科病例精解》
编委会

主 编
黄绍强

副主编
孙 申 焦 静 聂玉艳

编 委
（按姓氏笔画排序）

刘宇琦 刘晶晶 李 倩

李 悦 杨 晨 陈佳伟

陈颖洁 孟秋雨 胡建英

袁燕平 耿炜莲

路耀军 解 轶

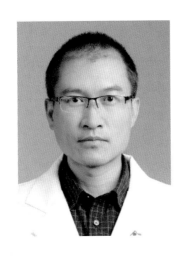

黄绍强，主任医师，副教授，硕士研究生导师。复旦大学附属妇产科医院麻醉科主任。

兼任中华医学会麻醉学分会产科麻醉学组委员，中国医促会区域麻醉学会常务委员，中国妇幼保健协会麻醉分会常务委员，中国医师协会分娩镇痛专家工作委员会委员，上海市麻醉学会委员，上海市中西医结合学会麻醉与疼痛学分会常务委员，上海市麻醉医师协会委员。

主要研究领域包括产科麻醉的基础与临床、麻醉药药理学等。以第一作者或通讯作者在 SCI 期刊发表英文论文 40 余篇，在中文核心期刊发表论文 100 余篇。主译或主编产科麻醉专著 3 部，参编专著 10 余部。

从事临床麻醉工作近 30 年，在妇产科麻醉及危重症治疗方面积累了丰富的经验。

副主编简介

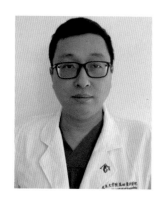

孙申，博士，副主任医师，硕士生导师，复旦大学附属妇产科医院麻醉科副主任。兼任上海市中西医结合学会麻醉学分会青年委员，中国医促会区域麻醉与疼痛医学分会青年委员，中华医学会航海医学分会青年委员，上海市医院协会重症医学管理专委会青年委员，上海市科委专家库成员，上海市专科医师规范化培训考官。

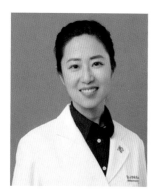

焦静，博士，副主任医师，复旦大学附属妇产科医院麻醉科副主任。毕业于复旦大学上海医学院，从事临床麻醉工作20余年，在妇产科麻醉领域积累了丰富的临床经验，尤其擅长危重产妇的麻醉管理。在产科麻醉及分娩镇痛领域有深入研究，参与国家自然及省部级科研项目多项，发表多篇SCI论文，参译多本专著。

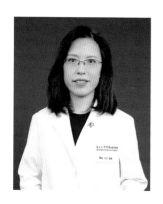

聂玉艳，副主任医师，2006年于吉林大学硕士毕业后至复旦大学附属妇产科医院工作，从事临床麻醉近20年。擅长高危孕产妇的麻醉管理、分娩镇痛以及产科重症抢救，临床经验丰富。曾参与多本产科麻醉专著的翻译工作，并以第一作者发表多篇SCI论文。

临床医生对病例报道有着天然的热情。作为临床医疗记录的一线证据，病例报道（又称个案报道）能够及时提供有价值的信息，对于特殊或者罕见病例、少见的不良事件等尤为重要。遗憾的是，病例报道现在仍被视为较低价值的临床证据之一。因为病例的低引用率（可能拉低影响因子），很多专业期刊拒绝接受详尽细致的病例报告，转而以 500 ~ 1000 字摘要或者副刊形式刊发，这种轻视大大降低了临床医生分享病例的热情。

在当前循证医学时代，临床诊疗多以随机对照试验和荟萃分析的结果为指导。尽管后者为最佳临床实践提供了宝贵的指导，但如果忽视复杂的临床情况和必要的专业判断，这些临床实践可能并不总是适合个体患者。此外，即使是大型随机对照研究也可能无法发现某些治疗的罕见副作用或不良反应。相反，病例报道提供了一种有价值的补充，通过讨论以不寻常的方式出现的日常病例、意外的治疗结果或新方法来提高临床诊疗的敏锐性。同时，病例报道也有助于展现新研究的潜在方向或者作为医学教育的工具之一，因为病例报道往往比常规的教科书更加引人入胜。

与常见的病例集相比，本书格式新颖、内容详实。每一篇的内容编排是在一个病例报道的结构里，按围术期的诊疗顺序，将"病例资料"娓娓道来，围绕每一个有价值的学习点随时提出问题，并结合指南共识或最新进展进行"病例分析"；"病例点评"不仅总结病例的特点，更重要的是呈现了临床麻醉的理性思辨和合理决策过程；最后的"要点"部分高度凝练了相关的诊疗要点。全书深入浅出、面面俱到，对于麻醉医生成长和进阶大有裨益。

爱因斯坦曾说：热爱，是最好的老师！祝愿本书读者通过阅读书中每一个精彩生动的病例，能学有所思、思有所悟、悟有所行、行有所效！

2023 年 3 月

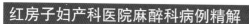

序言作者简介：

姚尚龙，教授，主任医师，博士生导师，华中科技大学同济医学院附属协和医院麻醉与危重病医学研究所所长。国家麻醉质控中心副主任，湖北省麻醉质控中心主任委员，湖北省麻醉学会名誉主任委员，全国卫生专业技术资格考试麻醉学专家委员会主任委员，国家卫健委能力建设和继续教育麻醉学专委会主任委员，中国高等教育研究会医学教育分会麻醉专业委员会副理事长，中华医学会麻醉学分会第十一届、第十二届副主任委员，中国医师协会麻醉学医师分会第三任会长。

复旦大学附属妇产科医院是我国首家妇产专科医院，也是上海市乃至全国最负盛名的妇产专科医院之一。因其出色的医疗技术水平和优质高效的服务而被亲切的称为"红房子医院"。我和"红房子医院"麻醉科的渊源很深——年轻时曾在那里学习产科麻醉技术。此后我长期担任复旦大学上海医学院麻醉学系主任，所以有更多的时间和他们进行学术交流，并互相学习，共同提高和进步。红房子妇产科医院现任麻醉科主任黄绍强教授从20世纪90年代初开始从事麻醉工作，工作极其认真负责，临床基本功十分扎实。在黄绍强主任的带领下，红房子妇产科医院麻醉科的临床医疗质量和水平、教学和麻醉科学研究等多方面均取得了长足的进步，可喜可贺。黄绍强主任勤于思考，善于总结，这本《中国临床案例·红房子妇产科医院麻醉科病例精解》就是他带领红房子妇产科医院麻醉科的青年医师们写出的十分精彩的临床病例报告，体现了绍强主任及其团队"博观而约取，厚积而薄发"的成果。我有幸先睹为快，并应约为本书作序。

临床病例讨论是医学教育和医学实践中常见的教学方法，它有以下重要的意义：①增强诊断能力。通过讨论真实的病例，医师可以学习识别和解决各种医学问题，包括疾病诊断和治疗。医师可以在诊断和治疗方面积累经验，提高自己的临床技能；②促进团队合作。临床病例讨论是一种团队合作的学习方法，可以促进医疗团队成员之间的交流和合作，从而提高治疗的效果和质量。大家可以相互学习，分享自己的知识和经验，从而形成更好的团队合作；③提高医疗质量。通过讨论病例，可以发现自己的不足之处，诊断和治疗方案也可以在团队的讨论中得到更好的完善和优化。这必定有助于提高医疗质量和患者的治疗效果；④培养医学思维能力。临床病例讨论是一种培养医学思维的有效方法。医师可以从中学习如何思考、分析和解决各种医学问题，培养自己的临床思维能力，提高自己的专业水平；⑤促进医学科研。临床病例讨论也可以为医学科研提供素材和思路；医师们可以从讨论中发现一些疑难病例，对病例进行深入的探讨和研究，从而促进医学科研的进展。

古代先贤教导我们有三种提高智慧的方法：第一种，是通过反思，即"学而不思则罔，思而不学则殆"，这是最高级的方式；第二种通过模仿，即"三人行，必有我师焉"，这是最简单的方式；第三种则是通过经历，即"君子不立危墙之下"，这是最艰难的方式。而临床病例讨论就是这三种方法之集大成，为临床医师提供了从他人的经验中学习的机会，帮助他们做出更好的临床决策并最终改善患者的预后。

在此我仍然试图强调讨论临床病例时应遵循的几个重要原则。第一，临床医师应注意收集病史，包括对症状和体征的仔细了解，结合体格检查和必要的实验室检查；第二，常见和频繁发生的临床事件应在临床判断中得到优先考虑；第三，临床医师应坚持"单一病因学"的临床原则，即关注最可能的诊断并避免不必要的诊断测试；第四，临床医师应在分析"因果关系"方面做好工作，确定临床问题的潜在原因并相应地进行治疗；第五，在遇到多个严重的临床事件时，临床医师应优先考虑关键问题；第六，临床医师应使用最佳证据来实施临床治疗，正如哲学家 William James 所言："Belief in a proposition，to be worthy of human nature，must be proportioned to the evidence。"

《中国临床案例·红房子妇产科医院麻醉科病例精解》简洁易读，本书是把麻醉学的基础理论与临床实践紧密结合的典范。本书提供了具有强烈临床指导意义的病例——既有麻醉科常见临床急症如各种休克状态、急性肺水肿、缺氧/CO_2 潴留等病例的分析和治疗；也有临床罕见疾病的麻醉处理，如先天性寰枢椎脱位伴 Arnold-Chiari 畸形产妇的麻醉处理、成骨不全产妇的剖宫取胎等。本书为寻求深化妇产科麻醉实践技能的临床医师提供了极有价值的宝贵资源。

"桐花万里丹山路，雏凤清于老凤声"。本书的作者们都是工作在临床一线的年轻的妇产科麻醉临床医师，他（她）们为那些决心做好临床工作的年轻医师们树立了优秀的榜样，值得大家仿效。

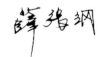

2023 年 3 月

序言作者简介：

薛张纲，教授，主任医师，博士生导师，曾任复旦大学附属中山医院麻醉科主任、复旦大学上海医学院麻醉学系主任、复旦大学附属中山医院麻醉与危重症医学教研室主任。中华医学会麻醉分会第八、九、十及十一届副主任委员，中国心胸血管麻醉分会副理事长，上海医师学会麻醉医师分会副主任委员。

    红房子妇产科医院即复旦大学附属妇产科医院，是一家有 139 年历史的国家卫健委属三级甲等妇产科专科医院，在国内享有盛誉。因其建筑外墙均为红色，百年来老百姓亲切地称之为红房子医院。由于该名称在百姓心中的影响力非常大，2003 年医院申请并获批将上海市红房子妇产科医院为第二冠名。

    本院麻醉科每年的麻醉工作量为 4.5 ~ 5.0 万例。如此大量的病例，无论是治疗成功的经验还是处理不当的教训，都是宝贵的财富，有整理和总结以供学习的价值。经过一年多的努力，《红房子妇产科医院麻醉科病例精解》终于编写完成了。本书汇集的病例，除了 2 例来自医院协作单位外，其余 30 例均为本院麻醉科近几年来收治的疑难及典型妇产科麻醉病例，很多是从科室的不良事件登记表中挑选出来的具有代表性的病例，另外也纳入了几例临床少见的特殊病例。结合指南、共识以及最新的循证医学证据，我们对这些病例所涉及的问题进行由点到面的逐一分析，内容几乎涵盖了妇产科麻醉（但又不限于妇产科麻醉）的所有重要知识点。

    书中的分析及点评包含了麻醉管理成功的经验及（或）处理不当、需要改进的地方。这也是本书的特点和亮点。我们编写这本书的目的就是通过对每一个典型病例的记录，针对问题展开分析、讨论，让读者熟悉这些典型病例的围手术期管理及并发症的处理思路，在阅读过程中获得知识并积累经验。

    为了增加可读性以及培养年轻医生的临床思维，我们对编写形式也做了改进，一是由病例引出的问题和思考不是等病例资料全部叙述完后集中呈现，而是根据病例的发展过程遇到问题就随时提出来，随时分析，让读者可以更加主动地参与到病例中来；二是在每个病例的最后增加了"要点"部分，总结了通过该病例的学习需要掌握的几个关键点，也就是把每一章的知识精华提炼出来，便于读者学习和查阅。

    本书实用性强，适合临床一线工作的各级麻醉科医师及相关医务人员阅读，也可以作为临床医学辅助教材，适用于麻醉科规培医师、研究生、进修医师及广大住院医师阅读。

    参与本书编写的都是麻醉科的骨干，这本书是科室集体智慧的结晶。书的每一章都经过仔细审核、认真修改，希望尽可能以较高质量面对读者。但由于水平的局限，书中存在不妥之处甚至错误是难免的，敬请专家和同道批评指正。

最后，衷心地感谢姚尚龙教授和薛张纲教授在百忙之中为本书作序，两位麻醉界的权威专家对我们工作的支持让本书提升了一个层次。他们的谆谆教诲既为本书的阅读提供了指导，也对麻醉科的同道们今后开展临床工作、尤其是组织病例讨论指明了方向。

2023 年 3 月

目录

病例资料

患者女性，50 岁，体重 74kg，身高 158cm，因"宫颈癌，高血压病"拟全身麻醉下行腹腔镜全子宫＋双侧输卵管切除术。患者患高血压 5 年余，目前服用奥美沙坦＋苯磺酸氨氯地平＋氢氯噻嗪治疗，但控制不佳，血压波动在 140 ~ 160/80 ~ 100mmHg。术前检查：肝肾功能、电解质正常。心电图：电轴左偏，ST-T 段压低。

病例分析

问题一：高血压患者术前是否需要停用降压药？
分析：
2016 年中国心胸血管学会发布的围手术期高血压管理专家共识中建议：术前继续服用钙通道阻滞剂和 β 受体阻滞剂，短期停用血管紧张素转换酶抑制剂（angiotensin converting enzyme inhibitor，ACEI）和血管紧张素 Ⅱ 受体拮抗剂（angiotensin receptor blocker，ARB）类药物。2020 年和 2021 年发布的围手术期高血压管理专家共识中也再次重申了这个观点。

β 受体阻滞剂是临床应用较多的一类药，可降低术后房颤发生率、非心脏手术心血管并发症的发生率及病死率，术前要避免突然停药，防止术中心率反跳。围手术期要维持此类药物使用剂量，无法口服药物的高血压患者可经肠道外给药。钙通道阻滞剂可改善心肌氧供需平衡，治疗剂量对血流动力学无明显影响，还可增强静脉麻醉药、吸入麻醉药、肌松药和镇痛药的作用，术前无需停药。

但术前是否需要停用 ACEI，目前存在争议。文献表明 ACEI 与术中低血压的发生有关，术前使用 ACEI 长效制剂，组织中可保留着大量的 ACEI，而 ACEI 通过抑制 ACE 使血管紧张素 Ⅱ 合成减少并阻止缓激肽的降解，削弱血管紧张素 Ⅱ 的缩血管作用，血浆缓激肽水平升高，具有很强的血管舒张作用。另外，ACEI 使体外循环后儿茶酚胺浓度降低，并降低血管对去甲肾上腺素的反应性，促进血管麻痹综合征的发生，进而出现顽固性低血压。

美国心脏病学会 / 美国心脏协会（ACC/AHA）2014 年发布的非心脏手术患者围手术期心血管评估与管理指南中建议："围手术期继续使用血管紧张素转换酶抑制剂和血管紧张素受体阻滞剂是合理的"（推荐等级 Ⅱa，证据级别 B）。而欧洲心脏病学会（ESC）在 2014 年发布的高血压患者非心脏手术围手术期管理指南中建议：鉴于持续使用这类药物在术中遭遇的低血压事件，患者在非心脏手术前可短暂停药。2018 年一项 meta 分析表明，虽然 ACEI 围手术期持续用药和患者死亡率及主要不良心血管事件没有联系，但和术中低血压发生率升高相关。2017 年加拿大心血管学会（CCS）围手术期指南强烈建议在术前 24h 停用 ACEI 和 ARB；并在术后 48h 内恢复治疗（如仍适用）。

病例资料

患者入室后连接心电监测，血压 140/80mmHg，心率 88 次 / 分。考虑患者精神紧张，开放右上肢外周静脉后，给予 20μg 右美托咪定缓慢静脉滴注（10min），血压 133/81mmHg，心率 67 次 / 分。之后静脉注射丙泊酚 120mg ＋舒芬太尼 30μg ＋顺式阿曲库铵 10mg 全麻诱导，可视喉镜插管顺利，麻醉维持采用 1.2MAC 七氟烷吸入＋ 0.25μg/（kg·min）瑞芬太尼静脉输注。手术开始前有一过性血压下降至 72/44mmHg，心率 48 次 / 分，予去氧肾上腺素 80μg ＋异丙肾上腺素 3μg 后血压上升至 92/55mmHg，心率 57 次 / 分。手术开始后，患者血压始终在 60 ～ 80/30 ～ 50mmHg 波动，ST 段压低显著，多次静注去氧肾上腺素，并予 500ml 万汶（羟乙基淀粉 130/0.4 氯化钠注射液）快速输注，但效果不佳。于是动脉置管监测有创血压，给予肾上腺素 10μg 静推＋ 200 ～ 320μg/h 静脉持续输注，2.0g 磷酸肌酸钠静脉滴注，40mg 甲强龙静脉注射，将血压维持在 90 ～ 100/45 ～ 55mmHg。怀疑过敏反应，但检查患者皮肤无皮疹红斑，气道压力正常，呼末二氧化碳波形数值均正常。

病例分析

问题二：围手术期顽固性低血压的原因有哪些？
分析：
围手术期顽固性低血压病因可分为如下四大常见类型：

1. 分布性低血压　代谢产物蓄积、血管通透性增加、小动脉平滑肌细胞膜超极化、离子通道变化、细胞因子作用、氧自由基以及超氧化物等，都可能使外周血管阻力降低，导致分布性低血压。这种情况常见于感染性休克、过敏性休克、神经源性休克，其他如肾上腺危象、黏液性昏迷、中毒性休克、严重低血糖、血浆儿茶酚胺急剧降低（如嗜铬细胞瘤切除后）等原因发生的顽固性低血压。围手术期各种麻醉药的血管扩张作用、过度通气所致的低 CO_2 血症、缺氧所致的酸中毒，以及低体温等，也可造成低血压。

2. 梗阻性低血压　特点为舒张期充盈异常或后负荷过高，常见病因为心脏压塞、张力性气胸、肺栓塞、主动脉夹层、手术操作压迫心脏和大血管等，往往都是需要尽快解决矛盾的危急情况。

3. 低血容量性低血压　虽然在围手术期较易出现，但其后果往往不重，也较易被麻醉医师发现。术中失血过多未能及时补充、患者术前即有明显低血容量而未予纠正、排尿过多所致的低血容量和低血钾可导致不同程度的低血压。

4. 心源性低血压　往往是致命且难以挽回的。术中恶性心律失常（如严重窦性心动过缓、高度房室传导阻滞、室扑、室颤以及尖端扭转型室速等）、急性心肌梗死均可伴有低血压，在副交感神经分布丰富区域进行手术操作引起副交感神经反射也可能导致严重的心动过缓和低血压。

问题三：右美托咪定在哪些情况下需要慎重使用？

分析：

使用右美托咪定常会导致患者心率减慢、血压下降，老年患者的发生率更高，以下情况下使用右美托咪定对血流动力学影响较明显，需麻醉医生提高警惕：

1. 短时间大剂量给药，尤其在给予负荷量之后，以 $> 0.7 \mu g / (kg \cdot min)$ 的大剂量维持。

2. 患者合并低体温、高血压、糖尿病、高龄、肝肾功能不全、心脏传导系统功能异常、处于迷走神经兴奋期（如喉镜置入、宫颈牵拉或扩张输尿管等）时，右美托咪定可干扰心脏正常的起搏功能并影响心电信号传导，严重时可导致房室传导阻滞甚至心搏骤停。

3. 患者合并血容量不足、给予扩血管药物或负性变时药物（丙泊酚、琥珀胆碱、β肾上腺素受体阻滞药、钙离子通道拮抗药、地高辛）时，右美托咪定降低交感神经活性，易导致患者低血压。

病例资料

手术历时 1 小时 15 分（10：20 ～ 11：35），出血约 100ml，尿量约 100ml，术中输注晶体液 850ml，胶体 500ml，手术结束停止麻醉气体吸入和麻醉药物输注后，患者血流动力学仍然不稳定，无法降低肾上腺素的剂量，因此考虑转入 ICU 继续治疗。与家属交代病情时，家属表示患者有多年严重抑郁症病史（术前隐瞒），曾服用过多种药物，具体不详，入院后自行服用西酞普兰 20mg qd。

病例分析

问题四：常用抗抑郁药有哪几种？术前是否需要停药？

分析：

抑郁症是一种很常见的疾病，其发病率为 10% ～ 20%。很多手术患者术前都会服用一些抗抑郁药，因此麻醉医生必须熟悉其与麻醉药可能会发生的相互作用。

突然停止服用任何一类抗抑郁药均会导致患者出现一系列临床症状，即大家所熟知的停药综合征。常见症状包括呕吐、腹痛及腹泻、睡眠障碍（失眠、多梦及噩梦）、躯体症状（出汗、昏睡及头痛）和情感障碍（情绪低落、焦虑及易怒）。停药综合征通常在患者停药几天内突然出现，持续时间短（几天至三周）并且在患者再次服用抗抑郁药后症状消失，所以要渐进性停药（在几周内）以避免出现停药综合征。因此除单胺氧化酶抑制剂外，围手术期其他类抗抑郁药均应继续服用。

1. 单胺氧化酶抑制剂（monoamine oxidase inhibitor，MAOI）　MAOI 是第一类用于治疗抑郁症的药物。由于其不良反应发生率高因而现基本只用于顽固性抑郁症的治疗。MAOI 通过抑制中枢及外周神经系统线粒体外膜上的单胺氧化酶及灭活单胺类神经递质而发挥作用，其抗抑郁效应主要通过增加单胺能神经递质浓度来实现。很多麻醉指南都建议术前停止使用 MAOI 至少 2 周以利于新的单胺氧化酶的生成，吗氯贝胺可以在术前安全停用 24h。司来吉兰若每日使用量＜ 10mg 可以不必停药，因为在此剂量下不会与拟交感神经药发生相互作用，但此时不能使用哌替啶。

对于接受择期手术的患者，术前是否需要停止使用 MAOI 应该事先由麻醉医生、精神科医生及患者相互讨论并根据患者个体情况来决定。尽管围手术期继续使用 MAOI 有很大风险，但通过小心谨慎地实施麻醉仍然可以使这些风险最小化，主要是要平衡好病情复发和停药综合征之间的风险。如果要让患者停止使用 MAOI，应尽量缩短停药时间，逐渐减量并请精神科医生定期评估患者病情。尽量避免后期取消手术，术后尽快恢复治疗。

2. 三环类抗抑郁药（tricyclic antidepressant，TCA）　TCA 曾经是抑郁症的标准治疗用药，现已基本被选择性 5- 羟色胺（5-HT）再摄取抑制剂所取代。它也常常被用于治疗慢性疼痛及夜尿，代表药有阿米替林、去甲替林、丙米嗪及多塞平。

TCA 主要是通过竞争性抑制突触间隙内去甲肾上腺素及 5-HT 的再摄取，从而使突触间隙内这些递质浓度增高来发挥作用，通常需要给药 2 ~ 3 周后才能见效。这类药也能同时阻滞毒蕈碱受体、组胺受体及 α- 肾上腺素能受体，因此其不良反应也很常见，包括口干、视觉模糊、尿潴留、便秘（胆碱能受体被阻滞）、体位性低血压（α- 肾上腺素能被阻滞）及镇静状态（三类受体均被阻滞）。TCA 蛋白结合率高，因此当其与一些竞争性药物（如华法林、地高辛及阿司匹林）合用时其效能增强，主要经肝代谢生成活性代谢产物。

围手术期必须继续服用 TCA 以防止患者出现停药综合征或抑郁症状加重，但由于它会增加患者对儿茶酚胺类药物的敏感性，所以需要密切观察以防止出现不良反应。拟交感神经药（如去甲肾上腺素、肾上腺素）会引起患者出现高血压及心律失常，间接作用的拟交感神经药（如麻黄素、间羟胺）也不能用，使用泮库溴铵及氯胺酮等一些已知的会增加血液循环中儿茶酚胺浓度的药物时也要小心。服用 TCA 的患者在自主呼吸吸入挥发性麻醉药（尤其是氟烷）并出现高碳酸血症时可能会出现室性心律失常。TCA 会增强患者术中对抗胆碱能药物如阿托品的反应，因这些药物能透过血脑屏障，可引起患者术后意识模糊。

3. 选择性 5-HT 再摄取抑制剂（selective serotonin reuptake inhibitor，SSRI）　SSRI 是目前最常见的用于治疗抑郁症的处方药，通常也用于治疗恐慌症及强迫症，代表药有氟西汀、帕罗西汀及舍曲林。像 TCA 一样，其抗抑郁效果需 2 ~ 3 周才显现出来。SSRI 主要通过抑制神经元对突触间隙 5-HT 的再摄取而发挥作用，其突出优点是相比 TCA 不良反应大大减少。本类药物很少引起镇静作用，抗胆碱能效应甚微，极少导致心血管不良反应（偶尔会引起心动过缓），即使过量使用其安全性也优于 TCA。使用该类药物时往往会伴随一些胃肠道不良反应（恶心、呕吐和腹泻或便秘）及中枢神经系统不良反应（睡眠障碍、激动、震颤、头痛及性功能障碍），但大部分症状表现轻微而短暂。高剂量使用 SSRI 时可使血小板聚集减少，当与非甾体抗炎药合用时会增加手术出血量。它们还可以抑制细胞色素 P450 酶，从而升高华法林、茶碱、苯妥因钠、苯二氮䓬类药及 TCA 等的血药浓度。此外，使用 SSRI 也可能会导致患者出现抗利尿激素分泌不当综合征。

过量使用 SSRI 也会引起患者发生 5-HT 综合征。这是由患者脑干及脊髓突触间隙内 5-HT 浓度过高而引起的一种具有潜在致命性的毒性反应，主要是因药物的相互作用导致 5-HT 活性增强而引起，大部分病例起源于药物过量中毒，但在正常使用剂量范围内也可导致患者出现该综合征。最常见于 SSRI 与单胺氧化酶抑制剂合用或使用其他具有 5-HT 活性的药物如 TCA、哌替啶、曲马多和右美沙芬。临床表现为行为改变（激动及精神混乱）、体动增加（肌肉强直、反射亢进及肌阵挛）和自主神经功能紊乱（高热、心动过速、血压不稳定及腹泻）、惊厥、横纹肌溶解、肾衰、心律失常、昏迷甚至死亡。

围手术期必须继续服用 SSRI 以防止患者出现停药综合征，但应避免使用其他具有 5-HT 活性的药物如哌替啶、曲马多和右美沙芬等。

病例资料

13：00 带气管导管入 ICU 后，呼吸机支持治疗，肾上腺素 150 ~ 200μg/h 静脉持续输注维持血压，咪唑安定 2mg ＋异丙酚 2 ~ 3mg/（kg·h）镇静，血气分析：pH = 7.25，$PaCO_2$ = 42mmHg，PaO_2 = 186mmHg，BE = -6，予碳酸氢钠 80ml 静脉滴注。

15：00，患者血压稳定，尝试将肾上腺素剂量逐步下调，当降至 80μg/h 时，患者意识恢复，肌力佳，予以拔除气管导管，面罩吸氧 3L/min，15：40 停用肾上腺素，血压在 110 ~ 120/60 ~ 70mmHg 波动，次日转回普通病房。

术后随访无特殊，术后第 5 天患者出院。

病例点评

这是一例术中出现顽固性低血压的病例，当患者术中出现明显低血压时，常需和过敏性休克鉴别。过敏性休克的患者，在发生低血压时往往更容易先被观察到 $PetCO_2$ 的突然降低，但该患者并未监测到 $PetCO_2$ 的明显变化，此外，过敏反应往往会同时伴随气道阻力增高和皮肤表现，但这两点在该患者均未出现，因此基本可以排除过敏性休克。该患者术前检查和术中监测排除了电解质紊乱、肺栓塞、心源性休克等，手术操作也未导致其副交感神经持续过度亢进。由于该患者术前服用抗高血压药物和抗抑郁药物，术中使用了右美托咪定，因此我们考虑其顽固性低血压可能是由复杂的多种因素导致的。术前服用的氢氯噻嗪可能使其在术前存在低血容量状态，术前服用的奥美沙坦（ARB 类降压药）舒张血管、降低对去甲肾上腺素反应性，叠加术中使用的右美托咪啶抑制交感三者共同作用，导致了顽固性低血压的发生。

目前常用抗抑郁药对术中血流动力学也有一定的影响。MAOI 会导致患者低血压及心动过速，极少数患者还会出现高血压危象，因此通常不建议被用于患有心血管疾病的抑郁症患者。三环类抗抑郁药物的使用和患冠心病风险升高有关系，还可以导致患者 QTc 延长，对之前就存在束支传导阻滞的患者可导致房室传导阻滞。SSRI 有较好的心脏安全性，然而还是有和 SSRI 相关的体位性低血压、轻度心动过缓和传导异常的个案报道。成年患者使用西酞普兰剂量超过 40mg 时，可能会引起 QTc 间期延长导致的心律失常。

该病例提醒我们需特别注意术前服用 ACEI 或 ARB 类降压药的高血压患者，应该在麻醉诱导前做好应对术中血流动力学不稳定的充分准备，包括血管活性药物和有创血压监测，尤其是如果患者同时还服用抗抑郁药，术中血流动力学不稳定的风险就更大。

（解　轶　孙　申　黄绍强）

要 点 Keypoint

1. 围手术期低血压的原因分为四大类型：分布性低血压、梗阻性低血压、低血容量性低血压、心源性低血压，发生时需仔细鉴别并做针对性处理。

2. 对于心血管疾病患者，长期服用的钙通道阻断剂和 β 受体阻滞剂术前应继续服用，而血管紧张素转换酶抑制剂和血管紧张素 II 受体拮抗剂术前是否停用存在争议，这两类药可升高血浆缓激肽水平，并降低血管对去甲肾上腺素的反应性，术前如未停用需警惕术中顽固性低血压的可能。

3. 除单胺氧化酶抑制剂外，其他类抗抑郁药围手术期均应继续服用，以避免出现停药综合征，但需警惕围手术期应用抗抑郁药对术中血流动力学的影响。

4. 长期应用选择性 5- 羟色胺再摄取抑制剂的患者，围手术期应避免使用其他具有 5- 羟色胺活性的药物如哌替啶、曲马多和右美沙芬等，以防止 5- 羟色胺综合征。

参考文献

[1]Turan A，You J，Shiba A，et al.Angiotensin converting enzyme inhibitors are not associatedwith respiratory complications or mortality after noncardiacsurgery[J].Anesth

Analg，2012，114：552-560.

[2]Fleisher LA，Fleischmann KE，Auerbach AD，et al.2014 ACC/AHA Guideline on perioperative cardiovascular evaluation and management of patients undergoing noncardiac surgery：a report of the American College of Cardiology/American Heart Association Task Force on PracticeGuidelines[J].Am Coll Cardiol，2014，64：77-137.

[3]Kristensen SD，Knuuti J.New ESC/ESA Guidelines on noncardiacsurgery：cardiovascular assessment and management[J].Eur Heart，2014，35：2344-2345.

[4]Twersky R，Goel V，Narayan P，et al.The risk of hypertension after preoperative discontinuation of angiotensin-converting enzyme iInhibitors or angiotensin receptor antagonists in ambulatory and same-Day admission patients[J].Anesth Analg，2014，118：938-944.

[5]Hollmann C，Fernandes NL，Biccard BM，et al.A systematic review of outcomes associated with withholding or continuing angiotensin-converting enzyme inhibitors and angiotensin receptor blockers before noncardiac surgery[J].Anesth Analg，2018，127：678-687.

[6]Coupland C，Hill T，Morris R，et al.Antidepressant use and risk of cardiovascular outcomes inpeople aged 20 to 64：cohort study using primary care database[J].BMJ，2016，352：i1350.

[7]Rosenman DJ，McDonald FS，Ebbert JO，et al.Clinical consequences of withholding versus administering renin-angiotensin-aldosterone system antagonistsin the preoperative period[J].Hosp Med，2008，3：319-325.

病例 2

未预料的 CO_2 蓄积致老年患者苏醒延迟

病例资料

患者女性，79 岁，身高 155cm，体重 38kg，因"盆腔包块待查：卵巢肿瘤可能"收治入院，拟在全麻下行剖腹探查术（备瘤体减灭术）。既往手术史：有胸椎结核及手术史 50 余年，输卵管妊娠内出血手术输血史 40 余年。系统合并症：高血压病史 50 余年，口服厄贝沙坦 150mg qd，尼莫地平 20mg bid，心元胶囊晨 0.6g、晚 0.3g，血压控制在 130 ～ 160/80 ～ 100mmHg；右肾萎缩史 19 年，定期复查肾功能均在正常范围；其他各系统回顾无特殊情况。

术前心电图：窦性心律，U 波改变（V_3 ～ V_6 导联 U 波浅倒）；胸片：两肺纹理增多，未见明显活动性病变，主动脉硬化；心超：轻度二尖瓣反流，轻度三尖瓣反流，估测肺动脉收缩压 34mmHg，左室舒张功能减退，左室收缩功能正常；肺功能：肺通气功能正常，肺弥散功能轻度降低，气道阻力增高；盆腔磁共振成像（MRI）：子宫内膜及子宫上方盆内囊实性肿块，考虑子宫内膜来源，恶性可能大；血常规、肝肾功能、电解质、凝血功能均无明显异常。查体：神智清晰，对答切题，一口气可登 2 ～ 3 楼。活动义齿术前已取出，张口度达 3 指，评估无明显困难插管。无慢性阻塞性肺疾病史，近期无上呼吸道感染。无任何术前用药。

患者入手术室后常规监测，心率（HR）：104 次 / 分，右上肢袖带无创血压（BP）：210/110mmHg，血氧饱和度（SpO_2）：96%。患者意识清醒，主诉害怕，余无特殊不适。

病例分析

问题一：对于有高血压病史但平时药物控制尚可的手术患者，进入手术室后出现严重高血压，是否需要延期手术？

分析：

决定患者进入手术室后出现严重高血压是否需要延期手术，主要应该从两方面考虑：一方面是患者自身心血管疾病及合并症的状态，另一方面是即将手术的风险程度，从而权衡患者的风险获益比。

首先，美国心脏协会/美国心脏病学会（AHA/ACC）依据改良的心脏危险指数（RCRI）将发生心血管风险因素进行分级，出现高危（不稳定性冠脉综合征、心力衰竭失代偿、严重心律失常、严重瓣膜病）和中危（缺血性心脏病、充血性心力衰竭、脑血管疾病，需使用胰岛素治疗控制的糖尿病，血清肌酐浓度 > $176.8\mu mol/L$）因素中的两种以上，除急诊手术或紧急手术外，需要推迟或取消手术。本例患者高龄（> 70岁）、心电图 U 波改变、高血压，无其他心血管高危因素及不适主诉，可视为低危风险因素，一般无需延期，可继续实施手术。

其次，AHA/ACC 依据手术类型发生重大心血管不良事件（MACE）风险分级方法，将手术风险分为高风险、中风险和低风险三级。该患者拟实施的手术是中等风险的下腹部手术，心血管不良事件发生率一般为 1% ~ 5%。同时我们还考虑到该患者可能是卵巢恶性肿瘤，属于应尽早安排的限期手术。

综合以上几个方面的考量，在征得家属同意后，决定继续实施手术。

📋 病例资料

在手术室内对患者实施超声引导下右侧颈内静脉穿刺置管，并静脉泵注小剂量右旋美托咪定 $20\mu g$（20min 泵完），以减轻患者紧张焦虑的情绪。同时建立右侧桡动脉有创血压监测，动脉血压为 170/92mmHg，30min 后动脉血压降至 131/76mmHg。

开始全身麻醉诱导，静脉推注 $0.5\mu g/kg$ 舒芬太尼，2mg/kg 丙泊酚，1mg/kg 罗库溴铵，可视喉镜下顺利气管插管。麻醉维持方案：4 ~ 6mg/（kg·h）丙泊酚，$0.3\mu g/$（kg·min）瑞芬太尼，罗库溴铵间断按需补充。术中 BP 波动在 122 ~ 151/69 ~ 89mmHg 之间，HR 波动在 59 ~ 82 次/分。手术名称：经腹全子宫切除＋左侧附件切除＋右卵巢切除＋盆腔淋巴结清扫＋右侧盆壁病灶切除＋大网膜切除术，整个手术过程顺利，耗时 3.25h。手术结束前 30min，静脉滴注 20mg 酮咯酸预防性术后镇痛，0.25mg 帕洛诺司琼预防术后恶心呕吐。术中罗库溴铵使用总量 60mg，术中加温输液，共输注晶体液 1200ml，胶体液 500ml，术中出血 150ml，尿量 350ml。

手术结束即刻停用所有麻醉药物，连接静脉自控镇痛（PCIA）泵，配药方案：$100\mu g$ 舒芬太尼＋50mg 纳布啡＋0.9% NaCl，总量 120ml；设置参数：背景剂量

2ml/h，PCA 单次注射剂量 2ml，锁定时间 15min，带气管导管进入麻醉后监护室（PACU），转运过程顺利。

由于 PACU 内有一台麻醉机作为备用呼吸机使用，该患者转入 PACU 后连接麻醉机行 IPPV 模式控制通气，HR 63 次 / 分，BP 143/79mmHg，SpO$_2$ 100%。入 PACU 后 30min，患者生命体征平稳，但仍处于呼之不应的昏迷状态。因患者为老年（79 岁），手术时间长（> 3h），耳温 36.3℃，考虑药物代谢缓慢，予以关闭 PCIA，采用恒温 38℃暖风机加温处理。术后 1 小时，患者仍呼之不应，HR 70 ~ 80 次 / 分，BP 150/80mmHg，SpO$_2$ 100%。两侧瞳孔等大等圆，麻醉机呼吸参数均在正常范围。

病例分析

问题二：该患者手术结束停止使用麻醉药物 1 小时，仍呼之不应，我们需考虑什么问题？

分析：

手术患者在末次全麻药物使用后约 15min 内多数可恢复意识。如果在末次给予任何麻醉药或辅助药物后 30 ~ 60min，患者仍无反应或处于深度镇静状态，则认为发生了苏醒延迟。苏醒延迟是全麻常见的并发症之一，大多数情况下是暂时性的，但有时苏醒延迟是由于严重的神经系统疾病造成的。因此，苏醒延迟应当引起麻醉医生的重视，处理时应以最常见原因和最严重的疾病为首要鉴别诊断，同时应考虑到所有可能性，进行快速评估、诊断和处理。

问题三：术后患者出现苏醒延迟的常见原因有哪些？如何进行评估与处理？

分析：

1. 苏醒延迟常见原因　大多数情况下，苏醒延迟可归因于围手术期使用的一种或多种麻醉剂和佐剂的残余作用（包括苯二氮䓬类药物、丙泊酚、阿片类药物、非去极化肌松剂以及麻醉佐剂），可能与使用药物剂量不当、患者代谢缺陷、药物间相互作用有关，也可能与每位患者特定的病理生理状态（如衰老状态、虚弱状态、使用中枢神经系统药物、严重甲状腺功能减退症、肝脏疾病、低白蛋白血症、尿毒症等）有关。

围手术期事件如低体温、血糖水平异常、电解质紊乱、通气策略不当、重大心血管手术或神经外科手术术中脑缺氧、出血、栓塞或血栓形成等亦可能导致苏醒延迟。

此外，性别不同苏醒时间也有差异，Frank 等发现，性别是全身麻醉患者苏醒时间的独立影响因素，男性较女性更易发生苏醒延迟，这主要可能与女性对麻醉剂催眠作用的敏感性较低有关。当麻醉药物使用量及血药浓度相似时，女性患者在麻醉维持期间 BIS 值较男性高。

部分罕见的苏醒延迟是由于患者体内主导药物代谢的关键酶发生了基因变异，或与其受体代谢途径的遗传缺陷有关。如 γ- 氨基丁酸 B 受体（GABA-B）的基因多态性对丙泊酚麻醉的苏醒时间有不同影响；丙泊酚麻醉的关键代谢酶细胞色素 P4502B6（CYP2B6）和尿苷二磷酸葡萄糖醛酸基转移酶 1A9（UGT1A9）存在基因多态性表现，当患者这两种代谢酶基因型表现为 CYP2B6G516T 或 UGT1A9I399C ＞ T（高表达）时，停止丙泊酚输注后的觉醒时间显著延长，这两种参与药物代谢的酶基因型表达和年龄＞ 65 岁是丙泊酚乃至多种药物药代动力学和（或）药效学的决定因素，也是临床上部分苏醒延迟患者的罕见病因。

以上这些因素在临床上并非单一存在的，经常是多个因素相互影响，如果不及时针对性治疗，苏醒延迟可能会呈进行性发展，甚至危及生命。病例 2 表 1 列举了苏醒延迟的原因。

病例 2 表 1　麻醉后苏醒延迟的原因

分类	常见原因
药代动力学	剂量不当（绝对或相对）
	运输 / 分配异常
	代谢受损（肝功能衰竭 – 甲状腺功能减退症）
	药物消除障碍（肾衰竭）
	手术 / 麻醉持续时间
	神经外科、心血管手术
	药物之间相互作用
药效动力学	老年患者
	遗传变异
	低温
	药物相互作用
内环境紊乱	阻塞性睡眠呼吸暂停（OSA）
	血糖水平异常
	低 / 高钠血症等水电解质异常
	酸中毒
神经系统疾病	低灌注 / 缺血 / 颅内出血
	血栓形成 5- 羟色胺综合征
	中枢抗胆碱能综合征

续表

分类	常见原因
精神疾病	认知障碍

注：译自 Cascella M，Bimonte S，Di Napoli S.Delayed emergence from anesthesia：What we know and how we act.Local Reg Anesth，2020，13（11）：195-206.

2. 苏醒延迟的评估和处理　苏醒延迟主要临床表现为过度镇静、主动性行为缺乏或丧失、对外界刺激缺乏足够的反应甚至昏迷。意识水平的抑制可能导致低通气、进行性加重的酸中毒和缺氧。由于气道保护性反射尚未恢复，反流误吸的风险增加。此外，咽喉部组织结构张力降低可导致气道阻力增加，易诱发气道梗阻。多项研究显示，苏醒延迟与围手术期低氧血症、肺不张、肺部感染、吸入性肺炎、呼吸功能不全等呼吸系统并发症风险增加相关。

目前还没有专门的工具来监测麻醉后的苏醒情况，苏醒延迟的临床评估通常用评估意识状态的量表来进行。临床上，常用于围手术期意识状态评估的量表有格拉斯哥昏迷评分量表（Glasgow Coma Scale，GCS）和RASS激动-镇静量表（Richmond Agitation-Sedation Scale，RASS）。其中GCS是临床上目前使用最为广泛的意识状态评估方法，包括患者语言反应、肢体运动和睁眼反应三个方面，三个方面的分数总和即为昏迷指数。当GCS < 8，认为患者处于非常缓慢的觉醒阶段或者无意识的昏迷状态；当GCS > 12，认为是患者觉醒的提示。

鉴于苏醒延迟的发病率难以预测及其多种病因，通过精准的术中监测，并结合适当的干预措施进行预防是至关重要的，其中术中神经肌肉功能监测与体温监测尤为重要。神经肌肉阻断剂不会直接延迟麻醉后的意识恢复，然而残余肌松效应可能会引发苏醒延迟的发生。残余肌松效应会引起通气不足和高碳酸血症，可能导致吸入麻醉剂清除速度减慢或对缺氧的通气反应受损，最终导致苏醒延迟。患有先前存在的神经肌肉疾病和某些特殊代谢状态（包括体温过低、酸中毒、高镁血症和低钾血症）的患者，神经肌肉阻滞时间延长的风险增加；氨基糖苷类抗生素也会增加神经肌肉阻滞药物的作用持续时间。因此，须对所有接受神经肌肉阻滞药物的患者进行客观的肌松监测。所有全身麻醉剂都会产生剂量依赖性的体温降低，低体温抑制中枢神经系统活性，降低药物代谢并降低最小肺泡有效浓度，因此，全身麻醉持续时间 > 30min 的患者均应测量并记录体温。

如果患者术后保留气管插管，首先应评估患者通气、氧合状态、体温和血流动力学稳定性（ABC检查，病例2图1），并实施全面的体格检查以评估患者瞳孔大小、自主的体动反应、保护性反射的恢复、对外部刺激的反应，同时有必要重新评估病史，检查病历和所有可能有用的信息，如先前存在的合并症治疗方案、长期服用的药物（特别是手术前 2 ~ 3 周）种类、用药的时间和药物间的相互作用，以查找潜在的危险因素进行苏醒延迟的评估。必须仔细查看麻醉记录，特别是评估术中用药和麻醉记录中的意外事件，可以考虑使用相关药物的特异性拮抗剂，如阿片类药物拮抗剂纳洛酮（0.04mg 缓慢静脉推注超过 2min，最大剂量 2mg），苯二氮䓬类拮抗剂氟马西尼（0.2 ~ 1mg 缓慢静脉推注超 1min，最大剂量 1mg），肌松拮抗剂新斯的明（0.5 ~ 1mg 复合阿托品 0.5mg 静脉推注）或舒更葡糖钠（2 ~ 4mg/kg）。虽然在大多数情况下苏醒延迟在这一步得到解决，但有时还需要通过动脉血气分析提供的电解质和酸碱状态信息来指导治疗。在非常罕见的情况下，苏醒延迟问题可能会持续存在，此时必须检查最罕见且后果最严重的原因如神经系统疾病，应进行进一步的影像学检查如计算机断层扫描（CT）或者磁共振成像（MRI），以便查明病因。

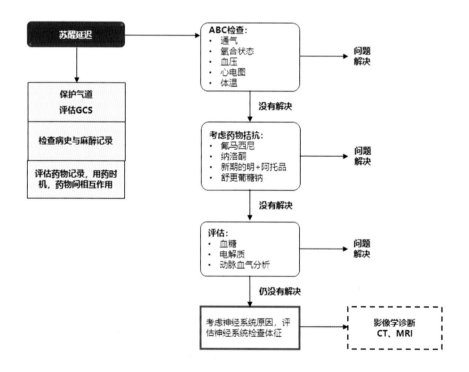

病例 2 图 1　苏醒延迟患者处理流程图

📋 病例资料

按照以上流程进行评估后，麻醉医生给予患者静脉推注 2mg/kg 舒更葡糖钠拮抗残余肌松作用，该患者自主呼吸和意识仍未恢复。

此时再次进行 ABC 检查，发现麻醉机连接的呼气末二氧化碳监测机器送检修未取回，此患者 PACU 期间未行呼气末二氧化碳分压（PetCO$_2$）监测，在新鲜气流量 2L/min 下，呼吸回路中的二氧化碳吸收剂钙石灰已经耗竭，完全由白色变成深紫色。立即将新鲜气流量开大到 5L/min，然后调用库房备用呼气末二氧化碳监测仪，发现 PetCO$_2$ 高达 90mmHg，且呼吸波形不规则，行右侧桡动脉穿刺，血气分析提示呼吸性酸中毒，pH 7.30、PaCO$_2$ 60mmHg、PaO$_2$ 273mmHg（吸入氧浓度为 60%）、血糖 6.3mmol/L，HCO$_3^-$ 及电解质正常。

病例分析

问题四：此时判断该患者苏醒延迟的原因是什么？应该如何处理？

分析：

依据现有的检查结果，可以初步诊断该患者苏醒延迟的原因是由于 PACU 麻醉机回路中的二氧化碳吸收剂钙石灰耗竭，导致二氧化碳重复吸入，发生严重的高碳酸血症、呼吸性酸中毒，最终导致苏醒延迟。针对病因，应当立即更换钙石灰，依据 PetCO$_2$ 监测调整呼吸参数，逐步平稳地将 PetCO$_2$ 降至正常水平。

病例资料

该患者更换钙石灰后，PetCO$_2$ 波形逐渐恢复正常，40min 后患者自主呼吸恢复，潮气量达 6 ~ 8ml/kg，呼之睁眼，能配合指令性动作，肌力恢复正常。复查动脉血气：pH 7.38、PaCO$_2$ 37mmHg、PaO$_2$ 256mmHg，（吸入氧浓度 60%），生命体征平稳，拔除气管导管。

病例分析

问题五：针对该患者出现的 CO$_2$ 重复吸入引起的高碳酸血症，能否通过麻醉机参数的设置，通过过度通气去除病因，实现患者的快速苏醒？

分析：

对于高碳酸血症的患者，应逐渐改善通气，稳步降低 PaCO$_2$，使呼吸和循环中枢有一段适应过程，切不可骤然采用过度通气。因为过快地将血液中的 CO$_2$ 排出，有引发 CO$_2$ 排出综合征的风险。CO$_2$ 排出综合征是指 PaCO$_2$ 持续较高的患者，血液中的

CO_2 过快排出时出现血压降低、心率缓慢、心律失常，甚至心脏骤停等症状。其原因是由于 CO_2 蓄积和 $PaCO_2$ 升高已持续一段时间，呼吸或循环中枢对 CO_2 的兴奋阈值已逐渐提高。一旦 CO_2 迅速排出，呼吸或循环中枢失去较高兴奋阈值 $PaCO_2$ 的刺激，可出现呼吸抑制、自主呼吸消失，循环系统可出现周围血管张力减弱、血管扩张、心输出量锐减、脑血管和冠状血管收缩，甚至出现恶性心律失常、心脏骤停。

病例资料

该患者拔管后在 PACU 内留观 1h，期间生命体征稳定，无不适主诉，安返病房。次日随访对苏醒过程无记忆，无其他异常。术后第 8 天出院。

病例点评

这是一例在全身麻醉下经历了长时间的卵巢肿瘤减瘤手术的老年女性患者，在术后苏醒过程中因 PACU 麻醉机钙石灰耗竭引起高碳酸血症，最终导致苏醒延迟的病例。全身麻醉后苏醒延迟常是多因素造成的，麻醉药物不一定总是罪魁祸首。当排除其他常见病因时，应考虑到神经系统疾病的可能性。在筛查病因的过程中，维护患者呼吸和循环功能的稳定是非常重要的。

临床实践中，由于机控状态下的麻醉机与呼吸机差异不大，基本的呼吸支持功能都能被得到满足，因此在 PACU 中应用麻醉机进行术后患者短时间机械通气支持的情况并不少见。但两者仍有一些差别，主要包括以下几个方面：首先，两种应用的范围不同，呼吸机是用于通气辅助和呼吸支持，而麻醉机是对患者进行吸入式麻醉和全麻术中机械通气。其次，两者呼吸回路不同，呼吸机是开放式回路，所有呼出的气体均被排泄；麻醉机是半紧闭式或紧闭式循环回路，有部分或者全部气体会被重吸收。为了避免重吸入气体中的二氧化碳蓄积，需在麻醉机路中添加二氧化碳吸收装置或者设置新鲜气流量大于分钟通气量，才不会发生 CO_2 重复吸入。第三，呼吸机的呼吸模式一般分为自主呼吸、辅助呼吸、控制呼吸、容量控制通气、压力限制通气、同步间歇指令通气、持续气道正压通气、压力支持通气、双水平气道正压通气等，而麻醉机大多数只具备部分通气模式，但麻醉机有手控通气球囊，这样麻醉机基本可以满足麻醉患者对于呼吸机的通气要求。最后，应用呼吸机时须使用加湿器，因为呼吸机为开放式回路，长时间机械通气易导致气道水分流失与干燥。而麻醉机是循环回路，新鲜气流量比较小，采用人工鼻可以有效保湿，所以大多不需要配备湿化器。

我们应熟悉麻醉机和呼吸机的这些差异，如果在 PACU 中需要以麻醉机代替呼吸机使用，应常规监测 $PetCO_2$，并定期检查、及时更换钠／钙石灰，避免 CO_2 蓄积、苏醒延迟等相关不良事件发生。

（路耀军　孙　申）

要点 Keypoint

1. 患者入手术室后出现严重高血压是否需延期手术应从其器官功能状态和手术风险程度两方面考虑，单纯高血压不是暂停手术的指征。

2. 术中体温与神经肌肉功能监测对于预防全麻苏醒延迟非常有帮助。

3. 发生苏醒延迟时，应评估患者通气、氧合状态、体温和血流动力学稳定性，检查病史和麻醉记录，评估药物相互作用、血糖、血气分析及代谢异常，怀疑神经系统疾病时须行影像学检查。

4. 麻醉机如在 PACU 中代替呼吸机使用，需注意与呼吸机的不同，警惕其可能的风险。

5. 处理严重高碳酸血症时，应逐渐改善通气，稳步降低 $PaCO_2$，使呼吸和循环中枢有一段适应过程，避免血液中 CO_2 过快排出，引发 CO_2 排出综合征。

参考文献

[1]Smilowitz NR，Berger JS.Perioperative cardiovascular risk assessment and management for noncardiac surgery：A review[J].JAMA，2020，324（3）：279-290.

[2]Cascella M，Bimonte S，Di Napoli R.Delayed emergence from anesthesia：What we know and how we act[J].Local Reg Anesth，2020，13（11）：195-206.

[3]Buchanan FF，Myles PS，Leslie K，et al.Gender and recovery after general anesthesia combined with neuromuscular blocking drugs[J].Anesth Analg，2006，102（1）：291-297.

[4]Frost EA.Differential diagnosis of delayed awakening from general anesthesia：A review[J].Middle East J Anaesthesiol，2014，22（6）：537-548.

[5]Kansaku F，Kumai T，Sasaki K，et al.Individual differences in pharmacokinetics and pharmacodynamics of anesthetic agent propofol with regard to CYP2B6 and UGT1A9 genotype and patient age[J].Drug Metab Pharmacokinet，2011，26（5）：532-537.

[6]Yonekura H，Murayama N，Yamazaki H，et al.A case of delayed emergence after propofol anesthesia：Genetic analysis[J].A A Case Rep，2016，7（11）：243-246.

[7]Card E，Pandharipande P，Tomes C，et al.Emergence from general anaesthesia and evolution of delirium signs in the post-anaesthesia care unit[J].Br J Anaesth，2015，115（3）：411-417.

[8]Wiinholdt D，Eriksen SAN，Harms LB，et al.Inadequate emergence after non-cardiac surgery—A prospective observational study in 1000 patients[J].Acta Anaesthesiol Scand，2019，63（9）：1137-1142.

[9]Maeda S，Tomoyasu Y，Higuchi H，et al.Independent predictors of delay in emergence from general anesthesia[J].Anesth Prog，2015，62（1）：8-13.

[10]Cascella M，Bimonte S，Amruthraj NJ.Awareness during emergence from anesthesia：Features and future research directions[J].World J Clin Cases，2020，8（2）：245-254.

[11]Sessler DI.Perioperative temperature monitoring[J].Anesthesiology，2021，134（1）：111-118.

[12]Thomas E，Martin F，Pollard B.Delayed recovery of consciousness after general anaesthesia[J].BJA Educ，2020，20（5）：173-179.

病例 3 术前发生过敏性反应患者的麻醉

病例资料

患者女性，29 岁，体重 53kg。因"停经 52 天，少量阴道出血 19 天"，于 1 月 12 日以"左侧输卵管妊娠"入院。既往有剖宫产及右侧输卵管切除术史，否认药物过敏史。入院后予甲氨蝶呤静脉滴注保守治疗。1 月 21 日预防性使用抗生素头孢克洛胶囊 0.25g。口服抗生素 1 小时后，患者头面部、躯干四肢皮肤出现大面积红疹（病例 3 图 1），伴皮肤瘙痒，无腹痛发热等不适，无腹泻，考虑抗生素引起的药疹，给予地塞米松和氯雷他定治疗，皮疹没有明显缓解。

1 月 22 日患者因腹痛、宫颈举痛，怀疑左侧输卵管破裂出血，拟急诊行"腹腔镜左侧输卵管切除术"。

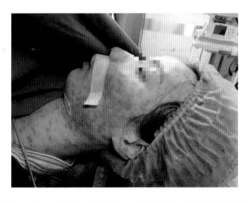

病例 3 图 1　患者麻醉时皮肤依然呈现广泛的荨麻疹

病例分析

问题一：根据该患者的临床表现，可以确诊是抗生素引起的药物过敏反应吗？

· 19 ·

分析：

过敏反应是由过敏原引起、IgE 介导（少数非 IgE 介导）的肥大细胞和嗜碱性粒细胞内化学介质急剧释放导致的全身性反应。临床上，在接触过敏原后，可以在数分钟之内产生过敏反应的症状和体征，偶尔也可能在接触之后较晚的时间发生，其临床表现多种多样（病例 3 表 1），涉及皮肤（或黏膜）、呼吸、循环及消化等四个系统（或器官）。发生过敏反应时，大多数患者都会出现皮肤和（或）黏膜组织的症状体征。通常而言，仅有皮肤黏膜表现的过敏反应被视为轻型，严重程度分级为Ⅰ级，而累及其他三个系统的为严重过敏反应。根据症状的严重程度，全身性过敏反应可分为四级（病例 3 表 2）。

病例 3 表 1　过敏反应的临床表现

累及的系统（或器官）	症状	体征
皮肤和（或）黏膜	瘙痒	红斑、荨麻疹、皮肤潮红、黏膜水肿
呼吸系统	咽喉梗阻、声嘶、发声困难、呼吸困难	喘鸣音、哮鸣音、肺水肿、发绀
循环系统	心绞痛、头晕目眩、虚脱	心动过速、心律失常、低血压、心搏骤停
消化系统	恶心、腹痛	呕吐、腹泻

病例 3 表 2　急性过敏反应严重程度分级

分级	定义
Ⅰ	仅出现皮肤黏膜征象
Ⅱ	出现可测量的但不危及生命的征象，包括：皮肤表现、中度低血压（血压下降超过基础值的 30%）、通气困难
Ⅲ	出现危及生命的征象，包括：严重低血压（血压下降超过基础值的 50%）、严重的支气管痉挛
Ⅳ	循环无效（心搏骤停或无心输出量的心律失常）和（或）无法通气

过敏反应的诊断目前主要是根据病史（过敏原接触史）和临床表现来诊断。2019 年世界过敏组织（World Allergy Organi-zation，WAO）更新了严重过敏反应的诊断标准（病例 3 表 3），包括两条，只要满足其中任意一条即可临床诊断为严重过敏反应。

病例3 表3　2019 年 WAO 严重过敏反应诊断标准

符合以下 2 项标准之一提示发生严重过敏反应:
1. 数分钟至数小时内急性发作的皮肤和（或）黏膜症状（如全身荨麻疹、瘙痒或潮红、唇 - 舌 - 腭垂水肿），并伴发以下至少 1 种症状:
A. 呼吸道症状（如呼吸困难、喘息 / 支气管痉挛、喘鸣、呼气流量峰值下降、低氧血症）
B. 血压下降[a] 或伴终末器官功能不全（循环衰竭、晕厥、尿便失禁）
C. 严重的胃肠道症状（如剧烈腹绞痛，反复呕吐），尤其是在非食物变应原暴露后
2. 暴露已知或可疑的变应原[b] 之后数分钟至数小时[c] 内急性发作的血压降低或支气管痉挛 / 喉部症状[d]，可无典型的皮肤症状

注:

a. 低血压定义:①婴儿和儿童:收缩压低于年龄正常值或较基础值下降> 30%（儿童低收缩压定义:1 月龄～ 1 岁，< 70mmHg（1mmHg = 0.133kPa），1 ～ 10 岁，<（70mmHg + 2× 年龄），11 ～ 17 岁，< 90mmHg；②成人:收缩压低于 90mmHg 或较基础值下降> 30%。

b. 变应原是指可诱发免疫反应导致过敏反应的物质，通常为蛋白。大部分变应原通过 IgE 介导的免疫反应途径，非变应原诱因可通过非 IgE 途径（如直接活化肥大细胞）。

c. 大部分过敏反应发生暴露变应原的 1 ～ 2h，一般可能更快。但对于某些食物变应原如 α -Gal 或免疫治疗，可发生迟发性反应（> 10h）。

d. 喉部症状包括:喉鸣、声音改变、吞咽困难。

该患者在口服头孢克洛胶囊 1h 后，全身皮肤出现广泛性荨麻疹伴瘙痒，符合药物引起过敏反应的诊断。因为只有皮肤的表现，所以属于轻型过敏反应。

问题二:刚刚发生过敏反应的患者麻醉风险如何评估? 麻醉方式如何选择? 术前准备需要考虑哪些方面的内容?

分析:

1. 已发生过敏反应患者的麻醉风险评估　患者刚发生了过敏反应，某种程度上也提示该患者属于过敏反应的易感人群，而围手术期可能会接触到多种潜在过敏原（病例 3 表 4），因此进行手术麻醉似乎存在很高的过敏反应发生风险。尤其是术中相当多的药物是经静脉途径快速进入体内，如果诱发过敏反应，相对于口服途径而言反应的严重程度通常会显著增加。

病例3 表4　围手术期常见致敏物质

类别	名称
神经肌肉阻滞剂	阿曲库铵、罗库溴铵、琥珀胆碱
抗生素	青霉素、氨苄西林、头孢呋辛、庆大霉素、氟氯西林
乳胶	乳胶手套、Foley 导尿管、止血带

续表

类别	名称
胶体	明胶、右旋糖酐、戊聚糖
消毒剂	洗必泰，聚维酮碘，杆菌肽
镇静催眠药	异丙酚
血制品	红细胞、血浆
染料	亚甲蓝
局部麻醉药	丁卡因、布比卡因

不过，基于对英国全国范围内围手术期过敏反应的调查研究，2018年英国皇家麻醉医师学会建议：已发生过敏反应并且需要进行紧急手术的患者，在大多数情况下接受麻醉是安全的，而不必推迟紧急手术。但必须强调的是，该建议仅适用于急诊手术，而择期手术应推迟到仔细评估之后再进行。是否进行手术的决定必须根据具体情况进行评估，要考虑到手术的紧迫性、过敏反应的严重性、治疗的效果及潜在的合并症。

之前的研究表明，对于发生严重过敏反应的患者，可能导致其预后不佳、甚至致命结局的独立危险因素包括5项，分别为：急诊手术、肥胖、高血压或其他心血管疾病史和正在接受 β-受体阻滞剂治疗，而女性为保护性因素（病例3表5）。考虑到该患者为女性，过敏反应仅为皮肤表现，严重程度属于Ⅰ级，除了是急诊手术，该患者没有合并肥胖、高血压等其他可能导致预后不佳的危险因素，因此我们认为风险在可控的范围内，立刻进行麻醉准备工作。

病例3表5　多变量分析过敏反应发生后结局不良的危险因素

	比值比	95% 可信区间
女性	0.4	0.2 ~ 0.7
急诊手术	2.6	1.5 ~ 4.6
肥胖	2.4	1.1 ~ 5.3
高血压病史	2.5	1.5 ~ 4.4
其他心血管疾病史	4.4	2.4 ~ 8.1
正在服用 β 受体阻滞剂	4.2	1.8 ~ 9.8

摘自：Reitter M, Petitpain N, Latarche C, et al.Fatal anaphylaxis with neuromuscular blocking agents: a risk factor and management analysis.Allergy，2014，69（7）：954-959.

2. 麻醉方式的选择　若患者术前发生了过敏反应，或者有严重过敏反应的病史，术前必须搜集相关病史资料，分析可能的过敏原，避免术中再次接触，必要时寻找相应的替代药物。

（1）麻醉方式主要根据手术要求而定。在可行的情况下，区域麻醉可能是一种明智的选择，患者接触的药物相对较少，可以避免全麻时常规应用的很多种潜在致敏的药物，其中肌松药是术中过敏反应最常见的致敏原。

（2）如果此次手术需要全身麻醉，而在先前的过敏反应中丙泊酚是可疑过敏原，则此次全麻可以选择的诱导剂包括吸入麻醉剂、依托咪酯（非脂质制剂）或氯胺酮。

（3）如果需要气管插管但是常用的神经肌肉阻滞剂都是可疑的过敏原：

A．瑞芬太尼输注，硫酸镁和局部表面麻醉辅以较大剂量全麻诱导药，以利于喉镜暴露和气管插管。

B．如果瑞芬太尼是可疑过敏原，考虑使用阿芬太尼。局部表面麻醉下清醒插管也是另一种选择。

C．在不能应用肌松药的情况下，要满足手术对肌肉松弛的要求，可以采用吸入麻醉联合椎管内阻滞或其他神经阻滞技术，只要局麻药并非禁忌。

该患者的可疑过敏物质是头孢克洛胶囊，该手术切口属于Ⅰ/甲，术前及术中无需预防性使用抗生素，消除了抗生素可能再次过敏的风险。因拟行"腹腔镜左侧输卵管切除术"，所以计划实施全身麻醉。

3．术前准备　除了前面已经强调的详细了解过敏反应病史、术中尽可能避免可疑过敏原的再次暴露以外，术前准备还应重点做好以下两方面工作。

（1）麻醉前桡动脉置管有创监测：虽然在术前制订麻醉计划时已经尽可能考虑避免应用可疑药物，但某些情况下，比如过敏原并不确定，不可能把所有可疑药物全部替换掉，即使上次的过敏原已明确，也不能完全保证本次手术中不会发生过敏反应。如果术中的过敏反应仅仅涉及皮肤、黏膜，并不会对麻醉管理带来明显影响。术前准备需要考虑的是万一发生威胁生命的严重过敏反应时麻醉医生是否能够早期识别并迅速开始针对性治疗。严重过敏反应可引起循环（低血压、循环衰竭）和（或）呼吸系统（支气管痉挛）功能障碍，常规的无创血压监测存在滞后性，往往不能第一时间发现循环的问题，所以有创动脉压监测必不可少。

（2）准备好肾上腺素：肾上腺素是治疗过敏反应的最重要的药物，并在所有已发布的指南中均推荐使用。肾上腺素具有 α 和 β 激动剂的特性，通过改善许多病理生理过程，在治疗过敏性反应方面具有令人信服的理论优势。肾上腺素的有益作用包括收缩静脉，增加静脉回流，降低毛细血管通透性，增加心肌收缩力和心输出量，扩张支气管以及抑制肥大细胞和嗜碱性粒细胞介导的炎症介质释放。

肾上腺素治疗的优先重点是通过抵消过敏性反应的血容量不足和血管舒张成分，

将平均动脉压（MAP）恢复至高于维持冠状动脉和脑灌注（通常＞60mmHg）的水平。肾上腺素的使用没有禁忌证，但必须根据过敏反应的严重程度来调整剂量，并密切监测患者的情况。

肾上腺素的剂量问题：

治疗轻到中度低血压时，肾上腺素的静脉注射剂量为 5～10μg（0.2μg/kg），并根据用药反应进行滴定以达到满意效果。

在Ⅲ级过敏反应中，肾上腺素的给药剂量是一个有难度的问题。考虑到肾上腺素狭窄的治疗窗口，200μg 作为起始剂量可能偏大，而 50μg 可能剂量太低，特别是对于非常严重的急性临床表现。可以根据循环受累的严重程度选择肾上腺素的初始剂量 50 或 100μg。值得注意的是，英国皇家麻醉医师学会建议，当收缩压＜50mmHg，即使没有心脏骤停，也应同时进行肾上腺素和液体复苏，否则应开始心肺复苏（CPR）。在存在心血管衰竭的情况下，静脉内肾上腺素剂量为 0.1～0.5mg。

过量使用肾上腺素与肺水肿、心律不齐、心肌缺血和死亡有关，而延误或缺乏肾上腺素治疗与致命结局有关。所以必须强调肾上腺素需要及时应用并根据用药反应滴定剂量。

问题三：对于刚刚发生过敏反应的患者、或者具有过敏体质的患者，术前应用糖皮质激素是否可以降低围手术期过敏反应的风险？

分析：

虽然糖皮质激素的抗炎作用是肯定的，但对于其在过敏反应防治中的应用一直存在争议。2013 年 *Current Opinion in Allergy and Clinical Immunology* 发表的一篇专家述评指出：在过敏反应紧急处理中，应将糖皮质激素视为二线药物，使用糖皮质激素时，不应延迟肾上腺素的给药。对接受碘化造影剂、蛇毒抗毒治疗或变应原免疫治疗的患者，预防性应用糖皮质激素不太可能有临床益处。

2017 年 *The Journal of Allergy and Clinical Immunology：In Practice* 的一篇专家述评仍然认为：由于皮质类固醇的潜在有害不良反应，以及缺乏令人信服的证据表明其在减轻过敏反应严重程度或预防双相过敏反应方面的有效作用，因此不主张在过敏反应中常规使用皮质类固醇激素。这篇专家述评指出：过敏反应风险较高的患者更可能合并有其他特应性或免疫性疾病，需要重复疗程的皮质类固醇，因此即使在短期治疗过程中也有更高的发生不良反应的风险。骨质疏松、肾上腺皮质功能抑制、高血糖、血脂异常、心血管疾病、库欣综合征、精神紊乱和免疫抑制是全身性皮质类固醇治疗所注意到的严重的不良反应之一，特别是在长时间高剂量使用时。临床医生也应意识到，这些药物本身也会引起过敏反应。

综合这些来考虑，针对该患者的麻醉计划并没有在麻醉诱导及术中预防性应用糖皮质激素。

病例资料

该患者入室后行常规监测，BP 92/65mmHg，HR 82 次 / 分，SpO_2 100%，颜面部及四肢躯干仍然呈现广泛荨麻疹，皮温较高。

建立有创动脉压监测后，麻醉诱导给予丙泊酚、舒芬太尼和顺式阿曲库胺，术中丙泊酚和瑞芬太尼维持麻醉。术中生命体征平稳。术毕苏醒顺利，安返病房，患者无不适主诉。

术后第三天（1 月 25 日）患者皮疹明显好转，予出院。

病例分析

问题四：万一术中该患者发生严重过敏性休克，且肾上腺素治疗效果不佳，该如何处理？

分析：

1. 万一术中该患者发生严重过敏性休克，且肾上腺素治疗效果不佳，需要考虑以下一些因素：

（1）肾上腺素剂量不足，或肾上腺素剂量过多导致受体脱敏。

（2）对于过敏原的暴露并未终止（例如洗必泰涂层的中心静脉导管）。

2. 在难治性低血压的情况下，应考虑使用其他血管加压药（即去甲肾上腺素、间羟胺和血管加压素）或其他药物（如胰高血糖素），但必须在已经给予足够剂量的肾上腺素和一定量的液体后方可进行。

（1）去甲肾上腺素：推荐输注速率从 0.05 或 0.1μg/（kg·min）到 0.5μg/（kg·min）。

（2）精氨酸加压素（AVP）：已被建议作为一种抢救疗法。在院前或围手术期，尽管患者对去氧肾上腺素、儿茶酚胺或两者均无反应，但在过敏反应发作后 10 ~ 40min 给予 AVP，心血管的稳定性仍然可得以恢复。肾上腺素能受体的减少被怀疑是导致持续性过敏性低血压的原因。AVP 的血管收缩作用是由非肾上腺素能的血管 V_1 受体介导的。澳大利亚和西班牙的指南建议推注加压素（1 ~ 2IU；0.03IU/kg），然后输注

2IU/h，剂量不应超过 0.04IU/min。AVP 在过敏反应中的治疗作用仍需要进一步研究来明确。

3．临床提示

（1）当最初缺乏皮肤体征时，复苏过程中出现红斑或荨麻疹最有可能表明皮肤灌注已恢复。

（2）当心血管衰竭伴有反常性心动过缓时，必须避免使用阿托品，因为它可能直接导致循环停滞。

（3）Ⅳ级反应最常见的表现是无脉电活动（PEA），需要心肺复苏。在这种情况下，不推荐使用阿托品。在 PEA 治疗过程中，国际标准的成人生命支持指南建议每 3 ~ 5min 注射 1mg 肾上腺素，直至恢复自主循环。

问题五：如果患者术中出现严重过敏反应，经过积极复苏后，应该继续手术还是放弃手术？继续手术对患者预后会有怎样的影响？

分析：

2007 年美国过敏哮喘和免疫学会（AAAA）、大不列颠爱尔兰麻醉学会（AAGBI）均发表了围手术期急性超敏反应管理的指南，但都没有涉及严重过敏反应经积极复苏后手术应该继续还是放弃的问题。

2018 年 Anaesthesia 发表了澳大利亚学者的一篇大样本回顾性研究，该研究提示，术中发生过敏反应后，一旦初始的复苏有效，过敏反应严重程度Ⅰ~Ⅲ级的患者，继续手术并不会带来更差的结局。严重程度Ⅲ级以上的患者，无论继续还是取消手术，不良结局发生率都会增加。所以，作者建议，严重过敏反应发生后，经积极复苏患者情况逐渐稳定，继续手术是合理的，除非后续的复苏措施妨碍手术的完成，或者手术操作妨碍后续复苏的实施。

病例点评

为一个刚发生了以皮肤广泛性荨麻疹为临床表现的过敏反应病例进行手术麻醉，大部分麻醉医生可能或多或少都会心存顾虑。一方面，患者可能还处于全身炎症反应过程中，另一方面，这样的病史也提示该患者是过敏反应的易感人群，而手术时可能会接触到更多的潜在致敏原，尤其是静脉途径接触的致敏原诱发过敏反应时，反应的严重程度通常比其他途径（如口服、皮肤或黏膜接触）所诱发的更为严重，因此为这样的患者进行手术麻醉似乎存在很高的风险。

　　通过这样一个病例，我们想强调的是完善的术前评估、充分的术前准备和周密的麻醉计划对降低麻醉风险、保障患者安全是非常重要的。

　　患者之前发生的过敏反应如果仅仅表现为皮肤的症状体征，即便皮疹的表现非常广泛，看上去非常严重，如果没有累及呼吸或循环系统，过敏反应的严重程度实际上也只是最轻的Ⅰ级。更重要的，是要评估患者是否存在肥胖、高血压或其他心血管疾病史以及是否正在接受 β－受体阻滞剂治疗等可能导致不良预后的高危因素，如果没有，那即便术中发生严重过敏反应，在准备充分的情况下，可以及时发现、迅速处理，过敏反应的风险也不足为惧。如果患者存在多个可能导致不良预后的高危因素，那就需要更加谨慎一些，麻醉计划和术前准备从监测的等级到急救的药物（包括二线的升压药如加压素、胰高血糖素等）尽可能地考虑周全。

　　对于从事产科麻醉的医生而言，有些情况下我们可能来不及进行完善的术前评估和充分的术前准备就必须为紧急的手术实施麻醉，比如孕产妇因为严重过敏性休克引起胎儿宫内窘迫需要紧急剖宫产，即使产妇的状况还没有很好地纠正（虽然对母亲的积极复苏是第一要务），但为了尽可能保障胎儿安全，不得不实施紧急剖宫产手术。此时的麻醉工作就非常具有挑战性，一方面要更加积极地对产妇进行复苏，努力维持其循环和氧合，另一方面要迅速完成麻醉让胎儿尽快娩出。因此，必须很好地掌握严重过敏反应的处理常规，才能在紧急情况下系统地、合理地运用。也只有掌握了这些知识，对于术中过敏反应，我们才能在战略上藐视它。当然，在战术上，任何时候我们都必须重视它。

（陈颖洁　黄绍强）

要　点　Keypoint

　　1. 仅有皮肤黏膜表现的过敏反应为轻型，严重程度分级为Ⅰ级，而累及循环、呼吸或消化等任何一系统者为严重过敏反应。

　　2. 术前发生了过敏反应的患者是否进行手术需进行个体化评估，要考虑手术的紧迫性、过敏反应的严重性、治疗的效果及潜在的合并症。

　　3. 发生严重过敏反应后，可能导致患者不良结局的危险因素包括急诊手术、肥胖、高血压、其他心血管疾病史和接受 β－受体阻滞剂治疗，而女性为保护性因素。

4. 对于有过敏反应史的手术患者，术前准备除了详细了解过敏反应病史、选择药物时尽可能避免可疑过敏原的再次暴露外，还应在麻醉前进行有创监测，并备好肾上腺素。

5. 在过敏反应紧急处理中，糖皮质激素为二线药物，不能因使用糖皮质激素而耽误肾上腺素的应用。对于过敏反应高风险患者，预防性应用糖皮质激素不太可能有益处。

6. 发生严重过敏性休克且肾上腺素治疗效果不佳时，需首先排除肾上腺素剂量不足以及过敏原暴露尚未终止两种情况，然后考虑应用其他升压药（如去甲肾上腺素和血管加压素）或其他药物（如服用 β 受体阻滞剂者可应用胰高血糖素）。

参考文献

[1]Sheikh A.Glucocorticosteroids for the treatment and prevention of anaphylaxis[J].Curr Opin Allergy Clin Immunol，2013，13（3）：263-267.

[2]Reitter M，Petitpain N，Latarche C，et al.Fatal anaphylaxis with neuromuscular blocking agents：a risk factor and management analysis[J].Allergy，2014，69：954-959.

[3]Shaker MS，Wallace DV，Golden DB，et al.Anaphylaxis——a 2020 Practice Parameter Update，Systematic Review and GRADE Analysis[J].J Allergy Clin Immunol，2020，145（4）：1082-1123.

[4]Dewachter P，Savic L.Perioperative anaphylaxi：pathophysiology，clinical presentation and management[J].BJA Education，2019，19（10）：313-320.

[5]Harper NJN，Cook TM，Garcez T，et al.Anaesthesia，surgery，and life-threatening allergic reaction：management and outcomes in the 6th National Audit Project（NAP6）[J].Br J Anaesth，2018，121（1）：172-188.

[6]Gerald W，Volcheck MD，David L，et al.Identification and Management of Perioperative Anaphylaxis[J].J Allergy Clin Immunol Pract，2019，7（7）：2134-2142.

[7]Alqurashi W，Ellis AK.Do Corticosteroids Prevent Biphasic Anaphylaxis[J]？ J Allergy Clin Immunol Pract，2017，5（5）：1194-1205.

[8]Sadleir PHM，Clarke RC，Bozic B，et al.Consequences of proceeding with surgery after resuscitation from intra-operative anaphylaxis[J].Anaesthesia，2017，73（1）：32-39.

[9]Turner PJ，Worm M，Ansotegui IJ，et al.Time to revisit the definition and clinical criteria for anaphylaxis[J]？World Allergy Organ J，2019，12：100066.

[10] 姜楠楠，向莉 .WAO：是时候更新严重过敏反应的定义和诊断标准了 [J]. 中华临床免疫和变态反应杂志，2020，14（3）：282-283.

病例 4 淋巴瘤患者行宫腔镜手术的气道管理

病例资料

患者女性，59 岁，身高 166cm，体重 63kg，因体检发现宫腔占位收入日间病房，拟在全身麻醉下行宫腔镜检查及宫腔占位切除手术。患者自述 12 年前发现患有非霍奇金淋巴瘤，先后共进行 14 次化疗，目前病情稳定，但有睡觉打鼾。患者否认高血压、糖尿病、支气管哮喘等系统性疾病史，否认手术外伤史及药物过敏史。患者张口度＞3 指，Mallampati 分级 II 级，头颈活动度正常，甲颏间距 3 指，无缺齿、义齿或松动牙齿。患者术前血常规、肝肾功能及心电图等检查无明显异常。

患者进入手术室后，建立外周静脉通路，常规心电监护，HR 76 次 / 分，BP 125/72mmHg，呼吸空气 SpO2 99%。充分预给氧后，静脉注射丙泊酚 2mg/kg、瑞芬太尼 1μg/kg、琥珀胆碱 50mg 进行全麻诱导，随后发现面罩加压通气困难，胸廓起伏不佳。迅速插入 49 号 SLIPA 喉罩，仍无法有效通气，气道压 35mmHg，分钟通气量仅为 1.8L/min，调整头部和颈部位置后依然无法改善通气，SpO_2 降低至 90%，HR 110 次 / 分，BP 128/76mmHg。

迅速呼叫帮助，紧急经口行气管插管，置入普通喉镜后见口咽部淋巴组织增生显著，但仍可勉强暴露声门，Cormach-Lehane 分级 I 级。迅速插入 7.0# 普通型气管导管，插管过程顺利，连接麻醉机行手动通气。听诊双肺呼吸音对称，见呼气末 CO_2 波形后行机械控制通气，设置潮气量为 450ml，呼吸频率为 12 次 / 分。此时气道压 16mmHg，SpO_2 逐渐升至 100%，HR 逐渐降至 72 次 / 分。持续输注丙泊酚和瑞芬太尼维持麻醉。

患者术中血流动力学平稳，手术历时 15 分钟。术毕 10 分钟左右患者意识恢复，可按指令睁眼、点头，自主呼吸恢复，潮气量为 500ml，SpO_2 100%，予以拔除气管导管。拔管后给予鼻导管吸氧 4L/ 分，SpO_2 维持于 100%，患者无明显不适主诉，密切观察 1 小时后安返日间病房。术后随访无特殊。

病例分析

问题一：如何判断麻醉诱导后面罩通气不足？

分析：

麻醉诱导后面罩通气不足可出现以下一些临床征象，包括胸廓运动不充分或缺失、呼吸音减弱或缺失、听诊存在严重梗阻、发绀、胃内进气或胃胀气、血氧饱和度降低或难以维持、呼出气流量不足或缺乏、呼出 CO_2 不足或缺乏以及由低氧血症或高碳酸血症引起的血流动力学改变（如血压升高、心率增快、心律失常）。

问题二：麻醉诱导后发生面罩通气困难的常见原因有哪些？本例患者面罩通气困难的原因是什么？

分析：

面罩通气是气道管理的重要组成部分，麻醉诱导后进行面罩通气是维持氧合的重要手段，在困难插管的情况下面罩通气对于维持氧合起着非常重要的作用。尽管面罩通气困难的发生率低，但是却可能导致患者因缺氧而发生心搏骤停、大脑损害甚至死亡。

气道梗阻是麻醉诱导后发生面罩通气困难的常见原因。气道梗阻可发生于声门上、声门口、声门下以及通气管道，导致气流部分或完全受阻。舌后坠是全麻诱导期间引起声门上气道梗阻最常见的原因，患者仰卧位时，在麻醉药物的作用下颏舌肌和下颌关节松弛，导致舌体坠向咽后壁而阻塞气道。咽喉部存在分泌物、血液凝块或异物阻塞也是声门上气道梗阻的常见原因。当咽喉部应激性增高，支配喉部的迷走神经兴奋性增强，使声门关闭活动增强时，容易诱发喉痉挛，从而导致声门口部分或完全梗阻。喉痉挛多发生在全麻诱导气管插管或术后苏醒拔管期间，特别是在浅麻醉或低氧和 CO_2 潴留时，进行喉部操作更易引起喉痉挛。支气管痉挛可使声门下气道阻塞，常因过敏、胃内容物反流误吸以及气管内插管、分泌物或异物刺激气管黏膜引起。

另外，肥胖、舌体肥大、小下颌和上颌骨发育不全的患者在麻醉期间容易发生声门上气道塌陷，这些特征常在肢端肥大症、唐氏综合征、Pierre-Robin 综合征及其他颅颌面畸形的患者中表现。神经肌肉疾病可以降低上气道肌张力，导致上气道梗阻；内分泌疾病和结缔组织疾病等也会对上气道管径造成不良影响；鼻阻塞、扁桃体和腺样体肥大、咽喉部肿瘤、咽喉部组织水肿以及喉软化等上气道病变同样容易引起上气道梗阻。

本例患者合并非霍奇金淋巴瘤疾病史，非霍奇金淋巴瘤所表现的淋巴结肿大或局部肿块具有全身性的特点，即淋巴瘤可发生在全身的任何部位，其中淋巴结、扁桃体、脾及骨髓是最易受累及的部位。该患者先后共进行 14 次化疗，否认放疗史，目前病情稳定，但有睡觉打鼾，而且置入喉镜后见口咽部淋巴组织增生。因此，我们考虑该患者麻醉诱导后出现面罩通气困难的原因是咽淋巴环肥大导致咽旁间隙狭窄，以及麻醉诱导后舌体坠向咽后壁和软腭肌张力的丧失。

问题三：预测面罩通气困难的方法有哪些？

分析：

正确预测面罩通气困难可以帮助麻醉医师采取有效的预防措施，以减少潜在的危险。目前已有一些研究探讨了面罩通气困难的预测因素。一项纳入 22 660 例接受面罩通气患者的研究发现，面罩通气困难（面罩通气 3 级）的发生率为 1.4%，其独立预测因素包括体重指数（BMI）≥ 30、络腮胡、Mallampati 分级 Ⅲ ~ Ⅳ 级、年龄 ≥ 57 岁、重度下颌前突以及打鼾；无法面罩通气（面罩通气 4 级）的发生率为 0.16%，其独立预测因素包括打鼾和甲颏间距 < 6cm。还有一项对 46 804 例患者进行气道评估的研究发现，面罩通气困难或无法面罩通气的总体发生率为 1.1%，面罩通气困难与老年人、BMI 增加、络腮胡和颈部放疗史相关，该研究使用一种风险评分系统（DIFFMASK 评分），纳入的因素包括患者性别、年龄、BMI、张口度、下颌前伸幅度、困难气管插管史、甲颏间距、改良的 Mallampati 分级、络腮胡、打鼾、睡眠呼吸暂停、颈部放疗史及颈部屈伸度，DIFFMASK 评分 ≥ 5 分预测面罩通气困难的灵敏度为 85%，但假阳性率高达 40%。因而该风险评分系统对面罩通气困难的预测缺乏特异性，今后还需要探索新的预测手段，如利用即时成像、机器学习、3D 面部成像等先进技术。尽管这些技术尚处于起步阶段，但有望为面罩通气困难的预测带来希望。

问题四：使用长效肌松药物之前是否需要确认面罩通气的难易程度？

分析：

传统观点认为，由于肌松药物虽然可能改善面罩通气，但是也可能造成气道塌陷从而导致气道梗阻，因此应预先检查面罩通气的难易程度。如果面罩通气困难，可以选择用短效肌松药物；而如果面罩通气容易，那么麻醉医师可以安全地使用长效肌松药物。

然而，目前越来越多的证据质疑这些理论。首先，许多研究证实肌松药物能够改善面罩通气。其次，无论使用短效肌松药物还是仅仅使用镇静药物，并不能可靠地唤醒患者或使患者很快恢复自主呼吸。再次，以上理论是基于面罩通气容易提示气管插管也容易的假设来制订解决面罩通气困难的方案，然而面罩通气困难的患者中仍然约有1/5的患者存在插管困难，并且在肌松程度不充分的患者中这一比例会更高。虽然面罩通气困难的发生率低于困难气管插管，但是并非所有面罩通气容易的患者都易于气管插管，反之亦然。最后，目前有足够的证据表明，声门上气道装置能够补救面罩通气困难的紧急情况。因此，目前越来越多的人认为，使用肌松药物前不需要确认面罩通气的难易程度。

问题五：发生喉罩通气困难的主要原因有哪些？有哪些预测声门上气道通气困难的方法？一旦发生喉罩通气困难该如何处理？

分析：

喉罩通气失败的主要原因包括：由于通气罩充气不足、喉罩型号选择不当或喉罩放置的位置不佳引起喉罩通气罩与咽喉部或声门入口不匹配；由于过度张口、头部或颈部位置不恰当、环状软骨受压和向后压下颌引起通气罩在咽喉部受压；由于喉罩置入技术不当或会厌软骨肥大引起会厌软骨严重反折；由于通气罩末端与声门入口抵触、机械压迫、麻醉深度不足或肌肉松弛不足引起声门闭合；以及由于肥胖、头低位、腹腔内充气或肺部病变（如支气管痉挛、肺纤维化等）引起肺顺应性降低。

本例患者存在睡觉打鼾史，麻醉诱导后出现面罩通气困难，置入喉罩后仍然无法有效通气，通过调整头部和颈部位置依然无法改善通气，而且置入喉镜后见口咽部淋巴组织增生。因此，我们考虑该患者出现喉罩通气困难的原因可能是肥大的咽淋巴环阻塞了通气罩，导致通气阻力增高，从而引起通气不足。

目前关于声门上气道通气困难预测方法的研究尚不充分。一项对5532例接受声门上气道装置通气患者的研究发现声门上气道通气困难的发生率为0.42%，根据声门上气道通气困难的四个危险因素，包括男性、年龄≥45岁、甲颏间距<5.5cm及颈部活动度受限，提出了预测声门上气道通气困难的风险评分系统，预测特异度为95%，而敏感度仅为23%，因此仅适用于对声门上气道通气困难的筛查。

一旦发生喉罩通气失败可考虑从以下几个方面来解决。首先，如果怀疑喉罩通气失败的原因为通气罩充气不足、喉罩型号选择不当或喉罩放置的位置不佳时，可以尝试调整通气罩容积、改变喉罩的大小、改变喉罩的种类、调整头部和颈部的位置、提颏或托下颌、通过退回、推进或旋转喉罩调整喉罩位置以及重新置入喉罩等方法来解决。其次，如果判断喉罩位置恰当，并怀疑是由于麻醉深度不足、肌松程度不足、通气罩末端触及声带、肺顺应性降低等因素导致喉罩通气失败时，可以通过加深麻醉、使用肌松药物及对症处理等方法来改善通气。最后，如果通过以上措施仍不能维持有效通气，则需寻求帮助，并及时采取气管插管或其他声门上气道装置（如气管插管型喉罩等）改善通气，必要时使用喷射通气、逆行气管插管或建立外科气道。

👍 病例点评

困难气道分为困难插管和困难面罩通气。面罩通气困难可能会导致灾难性后果，因此麻醉医生首先需要采取针对性的策略来优化通气条件，提高安全性，以尽量避免面罩通气困难的发生。有研究认为，患者采取头高体位能够减轻气道塌陷程度，并改善通气参数。颈椎上段伸展，颈椎下段屈曲，使颈部处于嗅花位，能够提高面罩通气期间气道的通畅性。

而一旦发生面罩通气失败时，最重要的处理措施是迅速采取其他方法来解决通气问题，保障患者安全。可以应用口咽/鼻咽通气道和双手托下颌手法，以改善气道通畅性。气道管理指南建议使用声门上气道装置来维持有效通气，尽管声门上气道装置并不能百分之百成功地恢复有效通气，但是这些装置多数情况下能够成为补救面罩通气失败的替代方法。此外，喉镜设备的优化使经验丰富的麻醉医师极大地提高了气管插管成功率。一项对 53 041 例接受面罩通气患者的研究发现，无法面罩通气的发生率仅为 0.15%，并且几乎都能够成功地实施气管插管。因此，当发生面罩通气失败时，迅速选择在可视喉镜下气管插管可能是合理的方法。

本例患者发生面罩通气困难的主要原因是淋巴瘤导致咽淋巴环肥大，进而导致咽旁间隙狭窄。由于我们对淋巴瘤的病理生理过程缺乏了解，对该例面罩通气困难准备不足。并且，该病例在发生面罩通气困难后，采用常用的声门上气道手段（喉罩）并没有成功补救，也是其特殊之处。该例患者是在日间手术室进行宫腔镜手术，日间手术室内开展的通常都是在喉罩全麻下进行的短小手术，因此困难气道处理设备相对不足，也增加了该病例的危险性。假如该患者常规喉镜下气管插管困难，则后果不堪设想。因此对于淋巴瘤患者，甚至于对类似的一些合并有咽喉部淋巴肿大疾病的患者，我们都应考虑到困难气道的可能并做好相应的准备，比如麻醉诱导前充分的预氧合、备好口咽或鼻咽通气道和声门上气道装置、诱导插管时采用窒息通气技术等。在本病例发生之后，我们也在日间手术室增加了可视喉镜等解决困难气道的设备。

（孟秋雨 孙 申）

> **要　点 Keypoint**
>
> 1. 淋巴瘤患者全身各处的淋巴组织都可能受累及而增生，如果咽淋巴环肥大则很容易导致麻醉诱导后声门上气道梗阻。
> 2. 麻醉诱导时不需要先确认面罩通气的难易程度再使用肌松药。
> 3. 发生面罩通气困难时，可采用适当头高位、置入口咽/鼻咽通气道、双手托下颌手法、置入声门上气道或可视喉镜下气管插管来处理。
> 4. 喉罩多数情况下能够补救面罩通气困难，但本身也存在失败的可能。发生喉罩通气失败时，可通过调整位置、加深麻醉、使用肌松药物等来处理。
> 5. 只要是实施麻醉的场所，都应备好可视喉镜等解决困难气道的设备。

参考文献

[1]Apfelbaum JL，Hagberg CA，Caplan RA，et al.Practice guidelines for management of the difficult airway：an updated report by the American Society of Anesthesiologists Task Force on Management of the Difficult Airway[J].Anesthesiology，2013，118（2）：251-270.

[2]Kheterpal S，Han R，Tremper KK，et al.Incidence and predictors of difficult and impossible mask ventilation[J].Anesthesiology，2006，105（5）：885-891.

[3]Lundstrøm LH，Rosenstock CV，Wetterslev J，et al.The DIFFMASK score for predicting difficult facemask ventilation：a cohort study of 46 804 patients[J].Anaesthesia，2019，74（10）：1267-1276.

[4]El-Boghdadly K，Aziz MF.Face-mask ventilation：the neglected essentials[J]？Anaesthesia，2019，74（10）：1227-1230.

[5]Kheterpal S，Martin L，Shanks AM，et al.Prediction and outcomes of impossible mask ventilation：a review of 50 000 anesthetics[J].Anesthesiology，2009，110（4）：891-897.

[6]Saito T，Chew ST，Liu WL，et al.A proposal for a new scoring system to predict difficult ventilation through a supraglottic airway[J].Br J Anaesth，2016，117 Suppl 1：i83-i86.

介入手术镇痛的一次意外

病例资料

患者女性，33 岁，身高 158cm，体重 52kg，因"子宫瘢痕处妊娠"拟行"双侧子宫动脉介入栓塞术"，患者要求镇痛。

根据科室常规，在进行介入手术前，患者先到麻醉科，由一位麻醉科主治医生进行评估和沟通，然后配置好镇痛泵实施患者自控静脉镇痛（patient-controlled intravenous analgesia，PCIA），给予一次 PCA 剂量后观察无明显不良反应，再转运患者去放射科的介入手术室。

因此患者于 10 : 00 先至住院手术室，在术前等候区，麻醉医生详细了解病史后与患者沟通拟行静脉自控镇痛，镇痛泵配方为：舒芬太尼 100μg ＋布托啡诺 5mg ＋生理盐水至 100ml，持续剂量 2ml/h，单次注射剂量 2ml，锁定时间 15 分钟。连接静脉镇痛泵后，于 10 : 20 给予一次 PCA 按压以评估效果，告知患者坐在术前等候区观察至少 5 分钟。于 10 : 25 患者突感头晕、眼前发黑，四肢无力，从座位上跌倒，右膝着地，头部未着地。立即扶起患者，患者神志清楚，对答切题，但感无力。心电监护示：BP 115/70mmHg，HR 80bpm，SpO$_2$ 99%。查体：仅右膝稍红。考虑镇痛泵的单次注射剂量 2ml 偏大，将其降为 1.6ml。观察 10 分钟患者无殊，由护工推轮椅、家属陪同至介入手术室治疗。

第二天下午随访，患者右膝部未见红肿，镇痛泵显示患者术后 1 小时内 PCA 按压了 1 次，术后 2 ~ 6 小时 PCA 按压了 16 次，术后 6 ~ 12 小时按压了 7 次，12 ~ 24 小时按压了 3 次，患者术后疼痛程度 VAS 评分为 2 ~ 6 分，最痛为术后 2 ~ 4 小时。

第三天患者出院。

⊙ 病例分析

问题一：该患者在连接静脉镇痛泵第一次PCA按压后从座位上跌倒，其原因是什么？镇痛药的应用或镇痛泵的设置存在什么问题吗？如何预防类似情况发生？

分析：

1. 跌倒原因分析　该患者意识清楚，生命体征平稳，从座位上跌倒的原因应该是给予患者一次PCA按压剂量后引起的过度镇静、眩晕无力，为阿片类药物的不良反应之一。

在治疗急性疼痛时，布托啡诺与舒芬太尼镇痛作用的相对效价比为：舒芬太尼$5\mu g \approx$布托啡诺1mg。该患者PCIA镇痛泵初次设置：单次注射剂量为2ml，即舒芬太尼$2\mu g$＋布托啡诺0.1mg，已经有研究表明，舒芬太尼和布托啡诺临床常用剂量配伍应用时，两者在镇痛作用上呈现相加效应，因此，该患者的PCA剂量大致相当于舒芬太尼等效剂量$2.5\mu g$或布托啡诺等效剂量0.5mg。根据常用PCIA药物的推荐方案（病例5表1），这个剂量虽在正常范围，但已达布托啡诺推荐剂量的上限。并且，介入手术的镇痛泵是在术前安装，首次PCA时，患者尚无疼痛刺激存在。因此，对于该患者来说，镇痛泵的单次注射剂量偏大，应降低剂量。调整镇痛泵参数设置：单次注射剂量减至1.6ml（相当于布托啡诺0.4mg）。

2. 预防措施　选择合适的镇痛药物，设置合理的镇痛泵参数，术前详细告知患者及家属PCIA的不良反应，随时解决镇痛过程中出现的异常情况。

对于使用静脉镇痛泵的患者，在连接镇痛泵时，应该使患者平卧，按压一次并密切观察10～20分钟至药物最大作用出现，评估一次PCA按压对患者的作用，确保安全。

问题二：患者静脉自控镇痛（PCIA）时镇痛泵参数如何设置？常用的镇痛药物如何选择和应用？

分析：

手术后疼痛治疗的目的是在安全和最低不良反应的前提下达到良好的镇痛并且提高患者的满意度。应注意不少患者容易耐受中等以下疼痛，但难以耐受中度以上的恶心呕吐、头晕等可能和镇痛药物有关的不良反应。PCA是目前手术后镇痛最常用和最理想的方法，根据不同给药途径分为静脉PCA（PCIA）、硬膜外PCA、皮下PCA和外周神经阻滞PCA。

1. PCA 常用参数

（1）负荷剂量：手术后立刻给予，药物需起效快，阿片类药物最好以小量分次的方式给予，达到滴定剂量目的。手术后镇痛剂量应既能避免手术后出现镇痛空白期，又不影响手术后清醒和拔除气管导管。也可术前使用作用时间长的镇痛药物，有降低手术后疼痛和减少阿片类药物用量的作用。

（2）持续剂量或背景剂量：目的是希望达到稳定的、持续的镇痛效果。PCIA 时，不主张使用芬太尼等脂溶性高、蓄积作用强的药物，而且最好不用背景剂量。使用背景剂量不但不能获得更好的镇痛效果，还可增加呼吸抑制等不良反应。

（3）单次注射剂量：又称冲击或 PCA 剂量，使用速效药物。一般冲击剂量相当于日剂量的 1/15 ~ 1/10。

（4）锁定时间：保证在给予第一次冲击剂量达到最大作用后，才能给予第二次剂量，避免药物中毒。

2. 常用镇痛药物　PCIA 采用的镇痛药主要有阿片类（吗啡、羟考酮、氢吗啡酮、舒芬太尼、氢可酮、芬太尼、布托啡诺、地佐辛等）、曲马多或氟比洛芬酯、酮咯酸等。

在治疗急性疼痛时，阿片类药物镇痛作用的相对效价比为：哌替啶 100mg ≈ 曲马多 100mg ≈ 吗啡 10mg ≈ 纳布啡 10mg ≈ 氢吗啡酮 1mg ≈ 阿芬太尼 1mg ≈ 芬太尼 0.1mg ≈ 舒芬太尼 0.01mg ≈ 羟考酮 10mg ≈ 布托啡诺 2mg ≈ 地佐辛 10mg。PCIA 常用药物的推荐方案见病例 5 表 1。

NSAIDs 药物均有"封顶效应"，故不应超量给药；缓慢静脉滴注不易达到有效血药浓度，应给予负荷量后再应用维持量；氟比洛芬酯、酮咯酸等可与阿片类药物联合泵注给药，维持有效浓度；除对乙酰氨基酚等少数药物外，多数 NSAIDs 的血浆蛋白结合率高，不建议同时使用两种药物，因为会导致不良反应叠加；但同类药物中，一种药物效果不佳，可能另一种药物仍有较好作用。原则上，对具有危险因素的患者应慎重考虑选此类药物，危险因素包括：年龄 > 65 岁；原有易损脏器的基础疾病：上消化道溃疡、出血史，缺血性心脏病或脑血管病史（冠状动脉搭桥围手术期禁用，脑卒中或脑缺血发作史慎用），肾功能障碍，出、凝血机制障碍和使用抗凝药；同时服用皮质激素或血管紧张素转化酶抑制剂及利尿剂；长时间、大剂量服用；高血压、高血糖、高血脂、吸烟、酗酒等。常用注射 NSAIDs 类药物的用法、用量见病例 5 表 2。

病例 5 表 1　PCIA 常用药物的推荐方案

药物	负荷（滴定）剂量 / 次	单次注射剂量	锁定时间	持续输注
吗啡	1 ～ 3mg	1 ～ 2mg	10 ～ 15min	0 ～ 1mg/h
芬太尼	10 ～ 30μg	10 ～ 30μg	5 ～ 10min	0 ～ 10μg/h
舒芬太尼	1 ～ 3μg	2 ～ 4μg	5 ～ 10min	1 ～ 2μg/h
羟考酮	1 ～ 3mg	1 ～ 2mg	5 ～ 10min	0 ～ 1mg/h
曲马多	1.5 ～ 3mg/kg，术毕前 30min 给予	20 ～ 30mg	6 ～ 10min	10 ～ 15mg/h
布托啡诺	0.25 ～ 1mg	0.2 ～ 0.5mg	10 ～ 15min	0.1 ～ 0.2mg/h
地佐辛	2 ～ 5mg	1 ～ 3mg	10 ～ 15min	30 ～ 50mg/48h
氢吗啡酮	0.1 ～ 0.3mg	0.2 ～ 0.4mg	6 ～ 10min	0 ～ 0.4mg/h
纳布啡	1 ～ 3mg	1mg	10 ～ 20min	0 ～ 3mg/h

注：上述所有负荷量均应缓慢（1min 以上）注入。摘自中华医学会麻醉学分会.成人手术后疼痛处理专家共识.临床麻醉学杂志，2017，33（9）：911-977.

病例 5 表 2　常用注射 NSAIDs 类药物

药物	剂量范围（mg）	静注起效时间（min）	维持时间（h）	用法和用量
氟比洛芬酯	50 ～ 250	15	8	IV：50mg/ 次，日剂量不超过 200 ～ 250mg
帕瑞昔布	40 ～ 80	7 ～ 13	12	IM/IV：首次剂量 40 mg，以后 40mg/12h，连续用药不超过 3d
酮咯酸	30 ～ 120	50	4 ～ 6	IM/IV：首次剂量 30 mg，以后 15 ～ 30mg/6h，最大量 120mg/d，连续用药不超过 2d
氯诺昔康	8 ～ 24	20	3 ～ 6	IV：8mg/ 次，2 ～ 3 次 /d，日剂量不超过 24mg

注：摘自中华医学会麻醉学分会.成人手术后疼痛处理专家共识.临床麻醉学杂志，2017，33（9）：911-977.

问题三：PCIA 的常见不良反应有哪些？如何处理？

分析：

阿片类药物的大多数不良反应为剂量依赖性。

1. 恶心、呕吐　术后恶心呕吐（postoperative nausea and vomiting，PONV）是手术后最常见和令患者不适的不良反应，应积极预防。根据 2020 年 8 月 Gan 等发表的 PONV 管理共识性指南（第四版），对于成人手术患者，PONV 的高危因素包括：女性、年轻、不吸烟、手术方式（例如腹腔镜手术、妇科手术等）、既往 PONV 和（或）晕动症史，使用阿片类药物镇痛；首先应尽量减少吸入麻醉剂特别是笑气的使用，并考虑使用区域阻滞技术和多模式镇痛方案以尽可能减少阿片类药物用量；其次应在权衡风险和获益后从 8 类预防性药物和治疗中选择合适的预防措施，包括 5- 羟色胺受体拮抗剂（如昂丹司琼）、糖皮质激素（如地塞米松）、抗组胺药（如苯海拉明）、多巴胺受体拮抗剂（如氟哌利多）、丙泊酚维持麻醉、神经激肽（NK1）受体拮抗剂（如阿瑞匹坦）、针刺或按摩（内关、合谷或足三里）及抗胆碱能药物（如东莨菪碱皮贴）。对于有 1 ~ 2 个高危因素的患者，建议采用上述 8 项措施中的 2 项，最常用的组合是 5- 羟色胺受体拮抗剂（例如昂丹司琼在手术结束前静脉输注 4mg，或术前 8mg 口服）和糖皮质激素（如术前静脉使用地塞米松 4 ~ 10mg）；对于有 3 个以上高危因素的患者，建议采用上述 8 项措施中的 3 ~ 4 项；在已经出现 PONV 时，应采用不同于已选措施的止吐药物或治疗来进行补救；其他辅助方法包括预防性使用加巴喷丁、咪达唑仑、保证围手术期足够的容量等。

2. 呼吸抑制　是阿片类药物最严重的不良反应。阿片类药物导致呼吸变慢。手术后较大剂量给药后疼痛明显减轻又未及时调整剂量、老年、慢性阻塞性肺疾病和合并使用镇静剂的患者，易发生呼吸抑制。呼吸频率≤ 8 次 / 分或呼吸空气时 SpO_2 < 90% 或出现浅呼吸，应视为呼吸抑制，立即给予治疗。治疗方法包括：立即停止给予阿片类药物，吸氧，强疼痛刺激，必要时建立人工气道或机械通气，静脉注射纳洛酮〔根据呼吸抑制的程度，每次 0.1 ~ 0.2mg，直至呼吸频率 > 8 次 / 分或呼吸空气时 SpO_2 > 90%，维持用量 5 ~ 10μg/（kg·h）〕。

3. 瘙痒　给予阿片类药物后可出现程度不等的皮肤瘙痒，会影响患者情绪与睡眠。轻度瘙痒可暂时观察不做处理，严重者可试用抗组胺药。第二代抗组胺药氯雷他定作用时间长，镇静作用轻，但使用不多。小剂量丙泊酚（40 ~ 50mg）、小剂量阿片类受体激动拮抗药布托啡诺、地佐辛、纳布啡等以及昂丹司琼常用于治疗瘙痒。如药物治疗效果不理想，可考虑暂停镇痛泵，视症状缓解情况，如仍不缓解，可考虑调换其他药物如布托啡诺或地佐辛进行镇痛。

4. 过度镇静和认知功能障碍　轻度镇静常可发生。如出现不能唤醒或昏迷应视为过度镇静并警惕呼吸道梗阻或呼吸抑制的发生。长时间大剂量使用阿片类药物有可能导致认知功能减退，偶可出现谵妄，可给予氟哌利多 1 ~ 1.25mg 治疗。

5. 镇痛不全　常见原因为术中镇痛不完善；术后镇痛未能合理衔接；术后未及时合理评估镇痛效果，未按需调整药物剂量；给药装置（PCA 泵）故障；导管打折，镇痛液输出不畅或接口松动、断开漏液；镇痛液已用尽，未能及时发现等。如发现镇痛不全，处理原则：首先应及时正确评估镇痛效果；检查镇痛泵连接是否正确，镇痛泵管路是否堵塞或断开；如为术中镇痛不完善，或术后镇痛衔接不及时，先静脉给予适量单次镇痛药以缓解疼痛，再适当调整镇痛泵，增加输出剂量，以达到满意镇痛；若镇痛液耗尽，则依据患者是否还需要继续术后镇痛，考虑停止镇痛或重新配置镇痛液。此外，若发现机械故障，应及时调换镇痛泵；若发生使用者操作失误，PCA 泵使用过程中，人为失误造成用药超量或给药不足，如电子泵程序设置错误、按钮被意外启动等，可引起意外的呼吸抑制、镇痛不全等一系列并发症。

问题四：剖宫产术后子宫瘢痕妊娠治疗原则是什么？子宫动脉栓塞术治疗的原理是什么？其所引起的疼痛有什么特点？

分析：

剖宫产术后子宫瘢痕妊娠（cesarean scar pregnancy，CSP）是指受精卵着床于前次剖宫产子宫切口瘢痕处的一种异位妊娠，是 1 个限时定义，仅限于早孕期（≤ 12 周）；孕 12 周以后的中孕期 CSP 则诊断为"宫内中孕，剖宫产术后子宫瘢痕妊娠，胎盘植入"，如并发有胎盘前置，则诊断为"宫内中孕，剖宫产术后子宫瘢痕妊娠，胎盘植入，胎盘前置状态"，到了中晚孕期则为胎盘植入及前置胎盘，即形成了所谓的凶险性前置胎盘。由于 CSP 可以造成清宫手术中及术后难以控制的大出血、子宫破裂、周围器官损伤，甚至切除子宫等，严重威胁妇女的生殖健康甚至生命。早孕期 CSP 的诊治原则是：早诊断、早终止、早清除。子宫动脉栓塞术（uterine artery embolization，UAE）是用于辅助治疗 CSP 的重要手段，与药物治疗或手术治疗联合可更有效地处理 CSP。

UAE 最早于 1997 年被报道用于子宫肌瘤引起的月经量过大，其原理为通过阻断双侧子宫动脉血流，正常的子宫肌层可以迅速通过卵巢及阴道的血供建立侧支循环；而子宫肌瘤因其血供主要来源于子宫动脉的末端分支，缺乏建立侧支循环的条件，而更容易受到子宫动脉阻断的影响，进而达到缺血坏死的目的。UAE 现已广泛用于剖宫产术后子宫瘢痕妊娠、产后大出血、子宫肌瘤、子宫腺肌病等妇产科疾病治疗，术中并发症包括局部出血或血肿、动脉痉挛、动脉穿刺伤等；术后并发症包括疼痛、栓塞后综合征、血栓形成等。

疼痛为 UAE 术后最常见并发症，发生率几乎高达 100%，与术后病灶及子宫的缺血相关，其原因为子宫经过短暂急性缺血期，子宫缺血、缺氧、充血、水肿，子宫组织细胞内外流的 K^+、组胺等，大量炎性刺激因子释放，刺激痛觉系统导致疼痛，疼痛的程度从轻度至重度绞痛不等，疼痛的持续时间长短不等，一般术后 6 ~ 8h 下腹疼痛剧烈，术后 3 ~ 5d 表现为持续性或间断性的下腹痛。疼痛程度因人而异，与个人疼痛耐受程度及栓塞程度有密切关系。2003年一项纳入555名UAE患者的多中心临床研究表明,92%患者在UAE术后报告了疼痛,疼痛评分高达(7.0±2.47)分,并且73%的术后并发症与疼痛相关。

问题五:如何做好拟行子宫动脉栓塞术患者镇痛?推荐镇痛方案?
分析:

急性疼痛管理的目标是要达到:①在安全的前提下,持续、有效镇痛;②无或仅有易于忍受的轻度不良反应;③最佳的躯体和心理、生理功能,最高的患者满意度;④利于患者手术后康复。迄今为止,尚无任何药物能单独有效地制止重度疼痛又无不良反应。多模式镇痛是最常见的手术后镇痛方式。

UAE术后疼痛特点是没有躯体痛,只有内脏痛和炎性痛,可根据疼痛规律进行更精准的疼痛管理,通过多模式镇痛控制UAE疼痛。目前,UAE患者多采用术前放置自控镇痛泵,术中、术后持续镇痛。有研究表明,对于UAE患者,术前1h留置静脉自控镇痛泵可达到最佳镇痛效果。一项比较吗啡与芬太尼用于UAE患者术后PCIA的研究,采用吗啡1mg/芬太尼25μg单次注射剂量,锁定时间10min,无背景剂量,疼痛评分最高在术后7h,仍高达4.5(95%可信区间3.84,5.16),且术后10h内平均疼痛评分均高于3分,这项研究表明采用吗啡PCIA能够更有效减轻UAE术后疼痛。一项比较PCIA与硬膜外镇痛对UAE患者术后镇痛效果的研究表明,硬膜外镇痛的效果优于静脉镇痛,但并发症发生率更高。目前急性疼痛策略侧重减少阿片类药物的使用,增加非阿片类药物的使用及神经阻滞可能更加适合。Kim等人研究表明,在UAE患者,使用芬太尼PCIA(背景剂量10μg/h,单次注射剂量20μg),并加入右美托咪定输注[术前30min 0.2μg/(kg·h),随后术后6h 0.4μg/(kg·h)],可提供更好的镇痛效果,降低芬太尼的需求,减少恶心呕吐的发生,且没有显著的血流动力学不稳定性。2018年发表的一个病例报道首次将腰方肌阻滞用于UAE术后镇痛,并取得了很好的效果。近年来,有两项研究表明上腹下神经阻滞可显著减少UAE术后麻醉性镇痛药的需求,而不会使患者治疗风险增加。

因此,对于UAE患者镇痛,推荐给予对乙酰氨基酚或NSAIDs(除外禁忌证)超前镇痛、超声引导下神经阻滞及PCA的多模式镇痛。然而,尚需要更多的实践和研究以确定更合适的镇痛方案。改善UAE疼痛管理,将有助于提高UAE作为手术替代方案的接受度,并有可能允许更多的妇科介入手术在无法实施麻醉的中心进行。

病例点评

妇科的介入治疗近年来开展得越来越多，虽然手术本身是微创的，但术后疼痛却非常普遍，甚至影响了患者对介入手术的选择。我院常规开展妇科介入手术的静脉镇痛，也是在放射科的极力要求下起步的。

介入手术开始静脉镇痛的最佳时机，似乎应该是在手术前即刻，这样手术时可以通过 PCA 按压来减轻操作引起的疼痛不适，尽管这种疼痛不适对于大多数患者来说是非常轻微的。由于很多现实的原因，麻醉医生不可能待在介入手术室，所以当提前装好静脉镇痛泵后，对于麻醉医生是否应该 PCA 按压一次存在着争议。支持者认为，由于个体差异的存在，如果第一次 PCA 是在没有麻醉医生监测的情况下由患者自己按压，可能存在风险，而术前由麻醉医生按压一次可以观察到镇痛药单次 PCA 剂量的最大不良反应，如果有的话，及时发现及时处理，确保安全。反对者认为，术前在没有疼痛刺激的情况下，镇痛药只表现出眩晕等不良反应，并且不良反应会被放大，并不能反映在疼痛刺激下镇痛药的真实作用，所以术前的按压并没有意义。

这个病例术前 PCA 按压时发生了严重的眩晕，导致患者在坐位情况下跌倒，似乎提示 PCA 剂量偏大，因此我们将 PCA 剂量从 2ml 降低到 1.6ml，但术后 2～4 小时疼痛最严重时这个剂量又显得不足了，患者反复按压疼痛评分仍然有 6 分。结合后续的一系列病例，我们意识到单靠阿片类镇痛药进行介入手术的术后镇痛往往是不够的，应该结合 NSAIDs 药物一起实施多模式镇痛。NSAIDs 在术后由病房护士规律性地给予患者口服，在此基础上应用安全剂量的阿片类镇痛药 PCA 镇痛，首次 PCA 可以由患者在术中或术后自行按压，如果在术前按压，一定在患者平卧位时才可实施。

（刘晶晶　黄绍强）

要 点 Keypoint

1. 采用阿片类药物进行患者自控静脉镇痛（PCIA）时，需警惕过度镇静、眩晕无力等不良反应。

2. 子宫动脉栓塞是治疗剖宫产术后子宫瘢痕妊娠的重要手段，疼痛为子宫动脉栓塞术后最常见并发症，与术后病灶及子宫的缺血有关，其性质为内脏痛和炎性痛，而无躯体痛。

3. 对于介入手术患者，单靠阿片类药物镇痛往往不够，应在规律性应用对乙酰氨基酚或 NSAIDs 基础上结合安全剂量的阿片类药物 PCIA 实施多模式镇痛。

4. 介入手术的 PCIA 泵，首次按压可由患者在术中或术后自行按需完成，如果要术前按压，一定在患者卧位下才可实施。

参考文献

[1] 中华医学会麻醉学分会.成人手术后疼痛处理专家共识 [J]. 临床麻醉学杂志，2017，33（9）：911-977.

[2] 陈颖洁，黄绍强.布托啡诺与舒芬太尼镇痛效应的相互作用 [J]. 中华麻醉学杂志，2017，37（8）：957-978.

[3]Bozimowski G.A review of nonsteroidal anti-inflammatory drugs[J].AANA J,2015,83（6）：425-433.

[4]Gan TJ，Belani KG，Bergese S，et al.Fourth consensus guidelines for the management of postoperative nausea and vomiting[J].Anesth Analg，2020，131（2）：411-448.

[5] 中华医学会妇产科学分会计划生育组.剖宫产术后子宫瘢痕妊娠诊治专家共识（2016）[J]. 全科医学临床与教育，2017，15（1）：5-9.

[6] 中国医师协会介入医师分会妇儿介入专委会，中华医学会放射学分会介入学组生殖泌尿专委会，中国妇儿介入联盟.围分娩期产科出血介入治疗中国专家共识 [J]. 中华介入放射学电子杂志，2020，8（1）：1-5.

[7] 郎景和,陈春林,向阳,等.子宫肌瘤及子宫腺肌病子宫动脉栓塞术治疗专家共识 [J]. 中华妇产科杂志，2018，53（5）：289-293.

[8]Gupta JK，Sinha A，Lumsden MA，et al.Uterine artery embolization for symptomatic uterine fibroids[J].Cochrane Database Syst Rev，2014，（12）：CD005073.

[9] 金昌，吴常生，穆永旭，等.自控镇痛泵对子宫动脉栓塞术后疼痛的疗效分析 [J]. 中华介入放射学电子杂志，2017，5（3）：143-145.

[10]Ben-David B，Kaligozhin Z，Viderman D.Quadratus lumborum block in management of severe pain after uterine artery embolization[J].Eur J Pain，2018，22（6）：1032-1034.

[11]Yoon J, Valenti D, Muchantef K, et al.Superior hypogastric nerve block as post-uterine artery embolization analgesia : arandomized and double-blind clinical trial[J].Radiology, 2018, 289（1）: 248-254.

[12]Park PJ, Kokabi N, Nadendla P, et al.Efficacy of intraprocedural superior hypogastric nerve block in reduction of postuterine artery embolization narcotic analgesia use[J].Can Assoc Radiol J, 2020, 71（1）: 75-80.

病例 6 盆腔脓肿术后突发肺水肿

病例资料

患者女性，39岁，体重55kg，身高158cm。两周前因"突发左下肢水肿伴下腹隐痛两天"在外院就诊，诊断为"子宫多发肌瘤，输卵管积脓，左下肢深静脉血栓，重度贫血"。予抗感染、输血并置入下腔静脉滤器，术后低分子肝素钙4100U/天治疗。五天前转至我院，继续抗感染、抗凝及输血治疗后，拟在全麻下行"全子宫＋右侧输卵管卵巢切除术"。患者自诉近两周体重降低了5kg。

术前访视：患者神志清，对答切题，自主体位，贫血貌，检查合作。血压128/76mmHg，颈静脉无怒张，心前区无隆起，心界无扩大，心率104次/分，律齐。呼吸频率20次/分，两肺呼吸音清，未及干湿啰音。腹软，无压痛反跳痛，肝脾肋下未及，腹部可及巨大包块，起自盆腔，上达剑突，双侧达腋前线，质硬，无压痛。左下肢Ⅱ度水肿。妇科超声：子宫多发肌瘤，左附件区混合块。子宫大小178mm×197mm×139mm，肌层布满中低回声，较大者105mm×99mm×83mm。左附件区见中低回声，大小92mm×82mm×75mm。下肢超声：左下肢深静脉血栓；左侧股总静脉内68mm×11mm×10mm中高回声，狭窄率90%；左侧腘静脉内13mm×7mm×6mm中等回声，狭窄率80%；胫后静脉内见10mm×4mm×3mm中低回声，狭窄率60%；右下肢股静脉血液充盈良好，血流通畅。胸片：两侧少量胸腔积液，心包少量积液。心电图：窦性心动过速。该患者实验室检查阳性结果：血红蛋白76g/L，红细胞比容23.3%，C反应蛋白116.8mg/L，血清淀粉样蛋白酶＞200.00mg/L，纤维蛋白原4.5g/L，纤维蛋白降解产物17.1mg/L，D二聚体3.72mg/L，白蛋白27g/L。

病例分析

问题一：该患者的妇科疾病是子宫肌瘤、盆腔脓肿，合并有深静脉血栓、

低蛋白血症、贫血。这些合并症的临床特点是什么？对麻醉有什么影响？

分析：

1. 静脉血栓栓塞（venous thromboembolism，VTE）　VTE包括深静脉血栓形成（deep venous thrombosis，DVT）和肺栓塞（pulmonary embolism，PE）。任何可导致静脉血流瘀滞、血管内皮损伤和血液高凝状态的因素均为VTE的危险因素。该患者存在感染及低蛋白血症，这些会引起有效循环血量不足，导致血粘度增加；患者巨大的子宫对局部血管压迫后降低血流速度，这些都是引起血栓的高危因素。急性VTE首选用肝素或低分子肝素（low molecular weight heparin，LMWH）治疗5~10天，以抑制凝血酶生成与纤维蛋白形成，防止血栓进展与栓塞，不推荐将静脉滤器作为VTE的初级预防措施。但是对于近端深静脉血栓等无法进行抗血栓治疗，且近期确实需要接受手术的患者，可以使用临时的可回收的下腔静脉滤器。该患者手术为限期手术，因此术前在外院行下腔静脉滤器置入＋低分子肝素抗凝治疗，术前24h停低分子肝素。

有静脉血栓栓塞史患者需行外科手术时，需要根据血栓危险分级和术中出血风险制订相应方案。可以使用Caprini模型（病例6表1）来评估患者的血栓危险（0~2分为VTE低危人群，3~4分为VTE中危人群，≥5分为VTE高危人群），该患者拟行外科大手术（手术时间预计＞45min），有VTE病史，查体见下肢水肿，Caprini评分为6分。术中出血风险包括一般危险因素（如活动性大出血、既往大出血史、重度肝肾功能不全、血小板减少症、伴随使用抗栓或溶栓药物等）和手术操作相关的危险因素（如恶性肿瘤、手术步骤复杂或解剖结构复杂、多处吻合口、肝脏切除、术前血红蛋白水平或血小板计数低等），该患者术前检查提示子宫明显增大，既往有剖宫产手术史，考虑手术出血风险比较大。因此该手术为血栓高风险患者行高出血风险手术，依据普通外科静脉血栓栓塞症患者术前预防措施（病例6表2），同时考虑到该患者有下肢静脉栓塞，手术过程中不适用间歇充气加压压力气泵，故拟术后12h使用低分子肝素，术后尽早下床活动，尽可能不用止血药。但也要避免抗栓药物的联合应用，以降低出血风险。

病例6表1　手术患者静脉血栓栓塞症（VTE）风险评估表（Caprini评分表）

评分	危险因素
1分/项	年龄41~60岁，小手术，BMI＞25，腿肿胀，静脉曲张，妊娠或产后，有不明原因或者习惯性流产史，口服避孕药或激素替代疗法，脓毒症＜1个月，严重肺病（包括肺炎）＜1个月，肺功能异常，急性心肌梗死，充血性心力衰竭＜1个月，炎性肠病史，卧床的患者

评分	危险因素
2分/项	年龄61~74岁，外科大手术（手术时间>45min，包括腹腔镜手术和关节镜手术），恶性肿瘤，卧床不起（>72h），石膏固定，中央静脉通路
3分/项	年龄≥75岁，VTE既往史，VTE家族史，Leiden V基因突变，凝血酶原G20210A突变，狼疮抗凝物阳性，抗心磷脂抗体阳性，血清同型半胱氨酸升高，肝素诱发的血小板减少症，其他先天性或获得性血栓形成倾向
5分/项	卒中<1个月，择期关节置换术，髋、骨盆或下肢骨折，急性脊髓损伤<1个月

注：0~2分为VTE低危人群，3~4分为VTE中危人群，≥5分为VTE高危人群。

病例6表2　普通外科静脉血栓栓塞症（VTE）患者术前预防措施推荐

VTE风险等级	出血风险	预防措施
极低风险（Caprini 0）	—	早期活动，无需使用机械或药物抗凝措施
低风险（Caprini 1~2）	—	机械预防措施，建议使用间歇充气加压泵（IPC）
中等风险（Caprini 3~4）	不伴高出血风险	低分子肝素、普通肝素或使用IPC
中等风险（Caprini 3~4）	伴高出血风险	使用IPC
高风险（Caprini≥5）	不伴高出血风险	低分子肝素、普通肝素，建议同时使用机械预防措施，如弹力袜或IPC
高风险（Caprini≥5）	伴高出血风险	使用IPC，直至出血风险消失可启用药物预防
高风险（Caprini≥5）低分子肝素、普通肝素禁忌的患者	不伴高出血风险	磺达肝癸钠，小剂量阿司匹林，建议同时使用机械预防措施，如IPC
高风险（Caprini≥5）的盆腹腔肿瘤手术者	不伴高出血风险	延长低分子肝素预防（4周）

2. 低蛋白血症　白蛋白是维持血浆胶体渗透压的主要成分，具有调节组织与血管之间水分的动态平衡、运载体内血红素、激素和脂肪酸及抗氧化等作用。低白蛋白血症定义为血清白蛋白<35g/L，此时患者血浆有效渗透压降低，血管内液体外渗并蓄积在组织间隙，机体易出现组织水肿和浆膜腔积液，表现为腹水、胸腔积液、肢体及颜面部水肿、肺水肿，术后发生吻合口瘘、伤口裂开等并发症。血管内有效循环血量减少，血液黏度增加，会导致血流动力学的剧烈波动，心脏及肾脏等器官灌注不足，易发生心肾功能不全等。低蛋白血症也会影响血浆白蛋白与血液中药物结合，可能导致药物代谢缓慢，术后苏醒延迟。

手术应激会激活全身炎症反应，释放炎性介质使微血管内皮间隙开放，导致微血管白蛋白渗漏；也会升高分解激素水平，降低合成激素水平，造成高代谢状态，引起血糖升高、脂肪分解和蛋白质消耗等，这些会进一步加重低蛋白血症。

术前是否用人血白蛋白来纠正低蛋白血症，目前仍有争议，该患者术前未使用白蛋白来纠正低蛋白血症。在条件允许的情况下，应加强肠内营养，采用微创手术减少组织损伤，但该患者不满足微创手术的指征，因此选择了开腹术式。

3. 贫血　根据世界卫生组织（WHO）的标准，血红蛋白（hemoglobin，Hb）正常水平为成年男性 ≥ 130g/L，成年女性 ≥ 120g/L。轻度贫血是指 Hb 110 ~ 120g/L，中度贫血是 Hb 80 ~ 109g/L，重度贫血是 Hb < 80g/L。贫血的患者一旦决定进行非紧急手术，应先对铁缺乏和贫血进行诊断和治疗。当手术前准备时间足够（至少 6 ~ 8 周）且无相关禁忌时，建议每日（40 ~ 60mg）或隔日（80 ~ 100mg）口服铁剂和加强营养。术前纠正贫血的目标为 Hb ≥ 130g/L（无论男女），以降低输血相关不良结局的风险。该患者术前 Hb 76g/L，诊断为"重度贫血"，平时月经量大，饮食不均衡，有长期中度贫血史。因此术前输 4U 红细胞悬液 + 200ml 血浆。

📑 病例资料

患者入室后连接监护仪，吸空气时 SpO_2 97%，血压波动在 120 ~ 130/70 ~ 80mmHg，心率 90 ~ 100 次 / 分，右侧颈内静脉穿刺置管后开始麻醉诱导，静脉推注 30μg 舒芬太尼、100mg 丙泊酚、9mg 顺式阿曲库铵，顺利经口插入 7# 气管导管，插管深度 22cm。术中持续输注丙泊酚和瑞芬太尼维持麻醉，按需追加顺式阿曲库铵。手术名称：经腹全子宫切除术，右侧输卵管卵巢切除术，复杂肠粘连分解术。手术麻醉共历时 5h，术中出血量 900ml，尿量 400ml，术中输注晶体液 850ml，胶体液 1000ml，输注红细胞 6U，新鲜冰冻血浆 400ml，术毕摄腹部正位片确认下腔静脉滤器位置无变动。患者苏醒过程顺利，术后当日液体输注量 1950ml，尿量 1100ml，引流量 250ml。

术后第一天晨患者开始发热（最高 38.9℃），血常规：血红蛋白 84g/L，白细胞 9.97×10^9/L，中性粒细胞百分比 85%，血小板 284×10^9/L，C 反应蛋白 116.8mg/L，血清淀粉样蛋白酶 89.31mg/L，降钙素原 0.19ng/ml。凝血功能检查：凝血酶原时间 13s，纤维蛋白原 4.5g/L，纤维蛋白降解产物 17.1mg/L，D 二聚体 3.72mg/L。肝功能检查：丙氨酸转氨酶 6U/L，总蛋白 66g/L，白蛋白 24g/L，前白蛋白 69g/L，乳酸脱氢酶 275U/L。给予亚胺培南和磷霉素抗感染治疗，静脉滴注 30g 人血白蛋白。

术后第一天 21：15，患者诉胸闷，呼吸时有伤口牵拉痛，神清，对答切题，BP 141/89mmHg，HR 101 次 / 分，SpO_2 96%，给予鼻导管吸氧并放松腹部绷带。22：00 患者诉胸闷加剧，咳少量白色泡沫痰，HR 190 次 / 分，BP 147/99mmHg，患者面色发绀，鼻导管吸氧 5L/min 时 SpO_2 62%，两肺听诊满布湿啰音，改面罩吸氧，氧流量 10L/min，未见氧饱和度上升，呼叫麻醉科医生。

病例分析

问题二：患者突发呼吸困难的原因是什么？

分析：

1. **急性肺水肿** 该患者突发胸闷气促，咳白色泡沫痰，SpO_2 下降。当日入量为晶体液 3400ml，白蛋白 30g，尿量 1200ml，引流量 175ml。患者既往无心脏病病史，考虑可能是输注白蛋白后血浆胶体渗透压增加，大量组织间隙中的水回流，没有及时利尿后出现循环的高负荷，引发肺水肿。该患者合并盆腔脓肿，血培养表皮葡萄球菌阳性，炎性因子也会引起急性肺损伤，加重肺水肿。故该患者需首先考虑此诊断，可通过床旁心超、肺部超声、血气分析等相关检查以明确诊断。

2. **急性肺动脉栓塞** 该患者是围手术期栓塞的高危人群，术后突发胸闷气促，同时有 D- 二聚体升高、氧饱和度下降，因此需警惕是否发生了急性肺动脉栓塞。尽管肺栓塞的临床表现缺乏特异性（常见临床表现见病例 6 表 3），肺栓塞程度较轻（阻塞肺动脉远端分支）时可对循环无明显影响，但该患者低氧血症如此严重，如果是由于肺栓塞引起的话，那栓塞的部位应该是接近于肺动脉主干，理应对循环也产生明显影响而发生低血压。也就是说，肺栓塞对循环可以没有影响、也可能导致低血压，但不会引起高血压。而本例患者在严重低氧血症时血压没有降低，反而是显著升高，因此与肺栓塞的表现不符，基本可以排除肺栓塞。当然，最便捷的鉴别诊断方法是通过床旁经胸心脏超声和肺超声检查来明确该患者到底是急性肺水肿还是肺栓塞。不过当务之急是紧急纠正低氧血症。

病例资料

22：05 麻醉科医生到场，患者 SpO_2 26%，呼之不应，面色发绀，牙关紧闭，BP 147/89mmHg，HR 162 次 / 分，当即予面罩加压通气，发现通气困难。静脉推注 30mg 丙泊酚后迅速气管插管，插管时见大量白色泡沫痰从口腔及气管导管内喷出。立即下医嘱静脉推注 0.4mg 西地兰和 20mg 速尿。

气管插管后连接呼吸机正压通气，患者 SpO_2 逐渐上升至 95%，BP 149/91mmHg，HR 160 次 / 分。血气分析显示：pH 7.042，PaO_2 114mmHg，$PaCO_2$ 83mmHg，Hb 92g/L，BE- 8.1mmol/L。调整呼吸机参数，增加通气量，增加 PEEP 为 10cmH_2O。半小时后

气管导管内泡沫痰明显减少，心率减慢至 118 次 / 分，BP 120/83mmHg，尿量 500ml，SpO_2 98%。

23：00 检验回报 B 型尿钠肽 997ng/L。血常规（全血）：血红蛋白 85g/L，白细胞 14.45×10^9/L，中性粒细胞百分比 83%，血小板 343×10^9/L，C 反应蛋白 137.8mg/L，血清淀粉样蛋白酶 131.95mg/L，降钙素原 0.19ng/ml。凝血功能检查：PT 13s，纤维蛋白原 3.7g/L，纤维蛋白降解产物 23.2mg/L，D 二聚体 7.67mg/L。

床旁胸片提示两下肺渗出，可疑肺水肿。心超示左房扩大，二尖瓣前瓣增厚伴中度反流，主动脉瓣轻度反流，三尖瓣轻度反流，左室收缩功能下降，射血分数 48%，右心无异常。

所以肺栓塞可以排除，急性肺水肿诊断明确。继续丙泊酚镇静、速尿利尿，加用万古霉素联合泰能抗感染治疗。

23：45 血气分析：pH 7.381，PaO_2 96.4mmHg，$PaCO_2$ 53.9mmHg，Hb 92g/L，BE 1.9mmol/L，Lac 1.8mmol/L。患者症状逐渐好转，生命体征平稳。

术后第二日下午 2 点体温下降至 38.6℃，两肺听诊仅两下肺少量湿啰音。血气分析：pH 7.460，PaO_2 406mmHg，$PaCO_2$ 38.1mmHg，Hb 92g/L，BE 3.1mmol/L。于下午 4 点拔除气管导管。

病例 6 表 3　急性肺血栓栓塞症的临床表现

症状	呼吸困难及气促（80% ～ 90%）
	胸膜炎性胸痛（40% ～ 70%）
	咳嗽（20% ～ 56%）
	咯血（11% ～ 30%）
	心悸（10% ～ 32%）
	烦躁不安、惊恐甚至濒死感（15% ～ 55%）
	猝死（< 1%）
	晕厥（11% ～ 20%）
体征	呼吸急促（52%）
	胸腔积液体征（24% ～ 30%）
	哮鸣音（5% ～ 9%）；细湿啰音（18% ～ 51%）
	血管杂音
	发绀（11% ～ 35%）
	心动过速（28% ～ 40%）
	血压变化，血压下降甚至休克（1% ～ 5%）
	颈静脉充盈或搏动（12% ～ 20%）
	肺动脉瓣区第二心音亢进（P2 > A2）或分裂（23% ～ 42%）三尖瓣区收缩期杂音
	发热（24% ～ 43%），多为低热，少数患者可有中度以上的发热（11%）

病例分析

问题三：肺水肿的机制及治疗原则是什么？

分析：

病理状态下，血管外肺水生成明显增加，超过了淋巴回流的代偿能力，最终导致肺水肿。按照发病机制不同，临床通常将肺水肿分为心源性肺水肿与非心源性肺水肿。

心源性肺水肿又称静水压性肺水肿，由各种原因（二尖瓣狭窄、高血压心脏病、冠心病、容量超负荷等）引起的肺毛细血管静水压（Pc）增高，致血管内液体外渗产生肺水肿。治疗原则包括：①应用利尿剂降低循环容量和心脏前负荷，有利于淋巴回流，促进肺水肿的清除；②应用强心药物增强心肌收缩力，可降低左室舒张末期充盈压和肺毛细血管静水压；③降低心脏后负荷：对于合并高血压的心源性肺水肿患者，应用血管扩张药可降低外周血管阻力和心脏射血期主动脉阻抗，改善左心室排血效应，降低左心室充盈压和肺肺毛细血管静水压，从而减轻肺水肿；④对于合并低蛋白血症的心源性肺水肿患者，补充白蛋白可提高胶体渗透压，降低微血管滤过，减轻肺水肿，但要避免容量超负荷。

非心源性肺水肿又称通透性肺水肿，是由肺毛细血管通透性增加所致。临床上最为常见的非心源性肺水肿为急性呼吸窘迫综合征（ARDS）。各种肺内或肺外因素可诱发 ARDS，导致肺泡 - 毛细血管损伤、肺毛细血管通透性增加、肺泡上皮细胞受损和表面活性物质破坏、透明膜形成和肺泡萎陷。ARDS 患者肺水肿的清除需满足以下3 个条件：①血管内皮屏障的修复：随着血管内皮细胞的修复，肺毛细血管通透性和微血管净滤过恢复至正常水平；②肺泡上皮细胞屏障的修复：肺泡内水肿的清除主要是由肺泡上皮细胞钠通道和氯通道介导，形成局部微小渗透压力差，促进肺泡内液体转移至组织间隙；③淋巴回流功能的修复：炎症反应也可损伤淋巴管的内皮细胞，使淋巴回流功能受损。随着炎症反应的消退，肺泡上皮细胞、血管内皮细胞和淋巴管内皮细胞逐渐修复。

病例点评

该患者的病情较为复杂，合并症较多，麻醉医生和手术医生术前考虑较多的是静脉血栓栓塞和术中出血的风险，而对患者围手术期发生肺水肿的风险有所忽视。肺水肿的诱发因素包括贫血、低蛋白血症、短期内大量输液、肺部感染等。该患者虽然输液总量不多，但是术后第一天短时间内输液过多，加上患者存在低蛋白血症和盆腔感染引起的肺部炎症反应，肺毛细血管通透性明显增加，两种机制共同作用，大大增加了肺水肿的风险。这个病例提醒我们，对于感染手术患者术后发热时，容量管理一定要非常谨慎。

以往肺水肿的诊断多依赖胸部X线和CT检查，现在随着床旁肺部超声技术的发展，为肺水肿的床旁快速诊断提供了一个方便有效的手段。虽然该患者没来得及第一时间做床旁超声检查，但依据病史和临床表现，基本可以诊断肺水肿，而排除肺栓塞。麻醉医生插管时见大量白色泡沫痰从口腔及气管导管内喷出，后续给患者正压通气和利尿治疗后症状明显缓解，床旁胸片提示两下肺渗出，均支持肺水肿的诊断。

椎管内麻醉相较于全麻，可以明显减少DVT的发生。椎管内麻醉后血管扩张，下肢动脉血流加快，静脉排空速率上升，防止形成严重的血栓，椎管内麻醉可以降低血液黏滞性，促进血红蛋白变形，防止出现下肢静脉血栓。在发生创伤后，椎管内麻醉还可以在一定程度上降低纤维蛋白酶活性，对血栓的形成产生抑制作用。椎管内麻醉可减轻手术期应激反应，减轻围手术期炎症反应，降低心脏后负荷，因此可以减少肺水肿的发生。因此该患者若使用全麻复合椎管内麻醉，可能对于术后的康复有更大的益处。

（胡建英　孙　申）

要 点 Keypoint

1. 急性肺水肿和肺动脉栓塞是患者突发呼吸困难的常见原因。在纠正低氧血症的同时，需依据临床表现仔细鉴别诊断，床旁经胸心脏超声和肺超声检查是快速诊断的便捷有效手段。

2. 急性肺水肿有心源性和非心源性两种机制，在诊断和治疗时需全面考虑容量、低蛋白血症、炎症反应等多重因素，并进行针对性的处理。

3. 合并严重感染的手术患者，由于存在低蛋白血症、肺部炎症反应等肺水肿高危因素，术中、术后的容量管理需要非常谨慎。

4. 椎管内麻醉较全麻可以降低围手术期血栓形成风险，也可以减轻应激和炎症反应，有利于减少肺水肿的发生。

参考文献

[1] 郎景和，王辰，瞿红 . 妇科手术后深静脉血栓形成及肺栓塞预防专家共识 [J]. 中华妇产科杂志，2017，52（10）：649-653.

[2]Caprini JA.Risk assessment as a guide to thrombosis prophylaxis[J].Curr Opin Pulm Med，2010，16（5）：448-452.

[3]Cronin M，Dengler N，Krauss ES，et al.Completion of the Updated Caprini Risk Assessment Model（2013 Version）[J].Clin Appl Thromb Hemost，2019，25：1-10.

[4] 中华医学会外科学分会 . 中国普通外科围手术期血栓预防与管理指南 [J]. 中华外科杂志，2016，54（5）：321-324.

[5] 姜思源，张锦 . 手术应激后低蛋白血症启因及治疗的最新进展 [J]. 中华危重病急救医学，2017，29（3）：284-288.

[6]Muñoz M，Acheson AG，Auerbach M，et al.International consensus statement on the peri-operative management of anaemia and iron deficiency[J].Anaesthesia，2017，72，233-247.

[7] 韩悦，李文雄 . 肺水肿的形成与清除 [J]. 中华医学杂志，2019，99（25）；1949-1952.

病例 7 术后支气管痉挛

病例资料

患者女性，49岁，体重57kg，因"子宫肌瘤"拟全麻下行"腹腔镜下子宫肌瘤剥除术"。术前患者自诉近日有上呼吸道感染，自行服药（具体不详），夜间有咳嗽，偶有白黏痰。术前胸片显示：两侧肺纹理增粗。其他术前检查未见异常。

患者入手术室后开放静脉，心电监护无异常。预给氧后，常规全麻诱导：舒芬太尼30μg、丙泊酚120mg、罗库溴铵30mg，气管插管顺利（ID 7.0）。术中静脉输注丙泊酚6mg/（kg·h）、瑞芬太尼0.25μg/（kg·min）维持麻醉。手术顺利。12∶40术毕，患者口咽部痰较多，给予吸痰处理，12∶45带管送至PACU接呼吸机，患者仍有透明痰液。12∶50患者清醒不耐管，评估肌力恢复，遂拔除气管导管，嘱咐患者咳痰清理呼吸道，患者能配合主动咳痰。随后鼻导管吸氧2L/min。

2min后PACU护士发现患者血氧饱和度下降至92%，呼之不应，遂立即呼叫帮助，同时托下颌，面罩通气给氧。

病例分析

问题一：术后发生低氧血症的常见原因有哪些？

分析：

低氧血症是指血液中含氧不足，动脉血氧分压（PaO_2）低于同龄人的正常下限，主要表现为血氧分压与血氧饱和度（SpO_2）下降。成人正常PaO_2 83 ~ 108mmHg。各种原因如中枢神经系统疾病、气管、肺病变等引起通气和（或）换气功能障碍都可导致缺氧的发生。因低氧血症程度、发生的速度和持续时间不同，对机体影响亦不同。

术后发生低氧血症的常见原因有以下几个方面：

1. 患者因素 患者合并有慢性心肺疾病、严重贫血等，且术后可能并发气道梗阻、肺不张、胸腔积液、肺栓塞、休克、脑血管意外、脑水肿等。

2. 手术相关因素　胸部、上腹部手术常引起限制性通气障碍，造成低氧血症；其他比如术中损伤膈神经、心脏手术引起心功能不全、颅内手术影响呼吸中枢等均可导致呼吸功能改变。

3. 麻醉相关因素　术中麻醉肌松剂的残余作用。另外，椎管内麻醉时，由于阻滞平面过高，导致支配辅助呼吸肌的肋间神经、膈神经麻痹。

病例资料

增援人员到场后，SpO_2 继续下降，给予简易呼吸器面罩加压给氧，30 秒后患者呼之能应。但停止面罩加压给氧后患者再次呼之不应，口唇发紫，手控给氧，气道阻力极大，12:55 置入 LMA 喉罩，心率 42 次 / 分，SpO_2 60%，听诊闻及双肺布满哮鸣音，确诊为支气管痉挛。此时可以确定该患者的低氧血症是由支气管痉挛导致的。

病例分析

问题二：支气管痉挛的临床表现有哪些？需要做哪些鉴别诊断？围手术期支气管痉挛常见的诱因是什么？该病例发生支气管痉挛的诱因可能是什么？

分析：

1. 临床表现　支气管痉挛是由多种疾病引起的支气管的一种功能状态，并非是独立的一个疾病。支气管痉挛一般多为上呼吸道感染或其反复感染导致气管（支气管）黏膜病变，从而对外界刺激敏感而发生咳喘。

支气管痉挛的临床表现：①以呼气为主的呼吸困难；②病情严重会发绀；③气管插管全麻下气道阻力出现显著性的增加，肺通气困难，呼出气体减少，残留气体增加，胸内压升高，使得静脉回流受到阻碍，心排出量减少，出现低血压；④听诊可闻及两肺广泛哮鸣音，且呼气时更为明显，严重时哮鸣音反而减少；⑤ $PetCO_2$ 下降；⑥ SpO_2 或 PaO_2 显著降低；⑦心动过速，甚至出现心律失常。

2. 围手术期突发气道高阻力的鉴别诊断

（1）气管导管位置不当：气管导管插入一侧支气管，可能出现气道压力显著增高，气管导管位于隆凸时亦可能刺激该部位，产生反射性支气管痉挛。这种刺激在临床上更常表现为持续性咳嗽和肌紧张。此时通过给予肌松药有效缓解症状，可与支气管痉挛加以鉴别。

（2）导管阻塞：肺通气压力过高亦可能由于气管导管机械性阻塞，如导管扭曲，分泌物黏稠或气囊充盈过度。这种阻塞，一般在通气的吸气相与呼气相均可听见声音。吸痰管不能通过气管导管可能提示该诊断，但是亦可能只有通过纤维支气管镜才能得以证实。

（3）肺水肿：肺水肿早期，间质液在细支气管周围呈袖带样蓄积。一般认为该现象是肺充血时气道阻力增高的原因。可以引起喘鸣，主要在呼气末。需要注意的是，该喘鸣是手术患者肺水肿的主要早期体征。当发生肺水肿，必须采取有效治疗措施，包括纠正心力衰竭和（或）非心源性病因，而不是扩张支气管。

（4）张力性气胸：临床体征亦可能类似于支气管痉挛，而且许多气胸患者有慢性阻塞性气道疾病。气胸的喘鸣，可能是由于病变侧肺容积下降使细支气管受压所致。与其他原因引起的支气管痉挛不同，气胸通常是单侧的，所以呼吸音的改变也通常是单侧的。此外，低血压和心动过速是气胸的早期体征，可能有助于鉴别。确诊和治疗，一般依靠胸部 X 线片或前胸第 2 肋间大号针穿刺有气体逸出。

（5）胃内容物吸入：胃内容物吸入气管亦是支气管痉挛的原因之一。误吸物可兴奋刺激物受体，导致大气道收缩。大多数患者气道收缩呈自限性，治疗目标是纠正气体交换异常。

（6）肺栓塞：一般认为，肺栓塞时喘鸣是由于胺类释放入周围气道所致支气管收缩。喘鸣音作为肺栓塞的一个主要体征尚有争议。

3. 围手术期支气管痉挛的易发因素 包括以下几点：

（1）近期上呼吸道感染：临床上哮喘和支气管炎患者常因病毒性上呼吸道感染而病情显著加重。正常机体病毒性上呼吸道感染可导致气道反应性增高，这种反应在感染后可持续 3 ~ 4 周。

（2）吸烟：长期吸烟者特别是咳嗽、多痰者气道反应性增高。其中大多数可能达不到支气管炎的诊断标准，常规肺功能可能会表现轻微异常。

（3）哮喘与支气管痉挛史：许多患者自诉哮喘发作史，该病史预测气道反应性疾病并不可靠，这些患者可能需要支气管激发试验或肺量计来明确诊断。但是，如果患者平时不需要用药，病史、体检和肺量计检查显示均无明显呼吸功能异常，那么麻醉选择时只需考虑所用麻醉药物与麻醉方法不易诱发支气管痉挛即可。对于支气管痉挛反复发作者，应该认真考虑患者术前治疗药物，以及术中与术后治疗方案。

4. 麻醉管理导致支气管痉挛的常见原因

（1）气管插管不当，如浅麻醉下气管插管、拔管，刺激气管黏膜、气管插管过深刺激气管隆嵴等均可使副交感神经节后纤维释放乙酰胆碱，成为支气管痉挛的主要诱发因素。

（2）麻醉深度不够，不能有效地抑制气管导管或手术刺激引起的神经体液反射。

（3）药物选择不当，如箭毒、吗啡或快速输入低分子右旋糖酐可激惹肥大细胞释放组胺。

（4）分泌物等对气道的刺激。

（5）硬膜外阻滞平面过广（交感神经阻滞、迷走神经相对兴奋）、输血、体外循环开放主动脉后、手术刺激等均可诱发气道痉挛。

（6）麻醉前手术患者身体状况（如 ASA 分级高、有器质性心脏病、呼吸道感染、阻塞性肺疾病）和咽喉部的机械性操作等，使麻醉期间气道反应亢进的发生率增高，从而支气管痉挛的发生率也将大大增加。

5. 该病例发生支气管痉挛的诱因　该患者近期上呼吸道感染，咳嗽咳痰，考虑气道较敏感，再加上术前未用抗胆碱药物，因此气管插管后分泌物较多。手术结束后又在浅麻醉状态下吸痰、拔管，这是支气管痉挛的常见诱发因素，可刺激迷走神经兴奋，导致支气管平滑肌强烈收缩。此外，气管黏膜组织炎症性水肿和分泌物堵塞加重气流呼出困难，也是支气管痉挛的一个诱因。虽然嘱患者主动咳嗽，使声门在高压力梯度下突然开合可将气道内的部分分泌物排出，降低分泌物进入气道深部的风险。但由于患者刚苏醒，残余的镇静和肌松作用使咳嗽的力度变小，主动排出气道分泌物的能力大大降低。因此，一方面患者的气道敏感性增高，另一方面吸痰操作及分泌物对气道的刺激可能是引起支气管痉挛的原因。

问题三：术后发生支气管痉挛如何处理？如果支气管痉挛发生在术中，该如何处理？

分析：

1. 术后出现支气管痉挛的处理　全麻气管插管患者拔管后并发支气管痉挛是严重的并发症之一，若不能及时有效处理，导致严重缺氧和二氧化碳蓄积必威胁患者生命安全。拔管后并发支气管痉挛的抢救，应注重及时发现并诊断，给予果断综合处理。

（1）去除诱发因素（暂停刺激操作），同时呼叫帮助。

（2）辅助或控制呼吸：提高吸氧浓度、面罩加压给氧，喉罩对气管刺激小于气管导管，可考虑使用。必要时重新气管插管。

（3）及时使用支气管扩张剂：吸入用药可选异丙托溴铵喷雾剂、沙丁胺醇喷雾剂、沙美特罗替卡松喷雾剂等，静脉用药可选氨茶碱或者小剂量肾上腺素。

（4）丙泊酚有气道保护作用，可抑制受刺激的支气管收缩有效解除支气管痉挛。

（5）糖皮质激素可降低机体对各种致炎物质引起的血管反应和细胞反应，降低通透性，减少渗出，从而降低平滑肌的应激性，起到预防和治疗支气管痉挛的作用。

（6）纠正缺氧和二氧化碳蓄积：支气管痉挛可显著影响肺内气体交换，引起通气 – 灌注失调，导致低氧血症。许多支气管扩张药物的肺血管扩张作用可加重低氧血症。所以需加大 FiO_2，使 $PaO_2 \geqslant 8kPa$、$SaO_2 > 90\%$。严重支气管痉挛伴低氧血症和（或）高碳酸血症者可能需要控制呼吸，则宜选择适当通气模式和通气参数，并加强监测。

（7）维持水、电解质酸碱平衡等。自主呼吸患者发生支气管痉挛时可因呼吸用力和大量出汗，易发生脱水。严重支气管痉挛者可发生呼吸性酸中毒。应注意维持水、电解质与酸碱平衡。

2. 术中出现支气管痉挛的处理　首先，正确快速地诊断，去除诱因；其次是加压给氧，以避免缺氧。对于区域麻醉，充分镇静的前提下给予肌松药有助于鉴别通气困难是支气管痉挛引起还是呼吸肌紧张或咳嗽所致。如果是气管内插管，确定气管位置，排除是否存在气道梗阻，或者胃内容物的误吸。

另外，下列方法可根据情况选择：

（1）100% 氧气吸入，停止手术或刺激，同时呼叫帮助。

（2）通过加深麻醉可以缓解大部分支气管痉挛，对于不能缓解的可以静脉给予或吸入拟交感类药物和抗胆碱药。

（3）在使用 β 受体激动药时应常规预备抗心律失常药如利多卡因。

（4）严重支气管痉挛不适合高浓度吸入麻醉药，因为药物很难在气道中运输，而且在未达到所需的支气管扩张效果以前可能已出现严重的低血压。

（5）快速推注糖皮质激素，最好用氢化可的松琥珀酸钠 100 ~ 200mg 静脉注射，但并不能立即减轻症状。

（6）伴低血压者可静脉注射肾上腺素，既升高血压又扩张支气管，单次剂量 20 ~ 100μg，之后可酌情持续输注，输注时密切监测心率、血压和支气管扩张剂的影响。

（7）酌情慎用氨茶碱（氨茶碱不是治疗支气管痉挛的一线用药，它的安全范围小，治疗指数窄，体内消除速率个体差异较大，常易引起严重的毒副反应），不推荐和 β 受体激动药同时使用，吸入麻醉可以升高血浆中茶碱的浓度，可引起心律失常，必要时可分次小剂量给予氨茶碱（每次 < 50mg，总量 250mg）。

（8）调整呼吸参数，保证有效的潮气量，必要时手控加压通气。

（9）利多卡因（5mg/kg）雾化吸入可抑制组胺诱发的支气管收缩，但其缺点是先有激惹气道引起气道张力增高的过程，利多卡因和沙丁胺醇（1.5mg）复合吸入则可以提供更好的气道保护作用，效果优于单用利多卡因或沙丁胺醇雾化吸入。

📋 病例资料

在确定患者为支气管痉挛后，立即给予肾上腺素 20μg，甲强龙 40mg，氨茶碱 0.25g。潮气量设置 450ml，实际潮气量 270 ~ 300ml，呼吸频率 12 次 / 分，气道压 30cmH$_2$O。30 秒后心率 80 次 / 分，SpO$_2$ 97%，患者唇色转红。由于患者不耐管，右美托咪定 30μg 滴注，给予罗库溴铵 10mg、丙泊酚 5mg/（kg·h）持续泵注。

◎ 病例分析

问题四：在麻醉苏醒室中，对于伴有支气管痉挛的气管插管患者，不能耐受气管导管时应该如何处理？

分析：

对于不耐管的患者，适度的镇静可减轻焦虑，改善呼吸做功，尽可能避免诱发支气管痉挛。伴有低血压者可给予肾上腺素。镇静过程中避免反复过度吸痰，刺激气道。可选择的镇静药物有：

1. 丙泊酚具有确切的气道保护作用，1 ~ 2mg/kg，舒张气管平滑肌。临床使用范围主要通过抑制迷走神经间接舒张气管平滑肌；高浓度具有直接舒张气管平滑肌的作用，动物实验表明其能缓解抗原诱发哮喘的大鼠的气道痉挛，还可以减少气道渗出。

2. 氯胺酮具有明显气道保护作用，能显著抑制气道反应性和气道炎症，舒张各种刺激因素诱发的气道平滑肌收缩。

3. α$_2$ 受体激动剂右美托咪定具有抗焦虑、抑制交感神经，减少分泌物且无呼吸抑制作用。尽管其对清醒插管和麻醉苏醒有益，但是没有资料表明它在哮喘患者中的作用。

📋 病例资料

经过 2h 的治疗后，14：30 两肺听诊仍然布满哮鸣音，给予多次沙丁胺醇喷剂导管内喷入。血气分析：pH 7.16，PaCO$_2$ 65.2mmHg，PaO$_2$ 284mmHg，BE −5mmol/L。调整呼吸机参数，适当增加分钟通气量。并持续输注肾上腺素 80μg/h，继续输注丙泊酚，心率维持 80 ~ 90 次 / 分，血压 90/60mmHg 左右。15：00 再次给甲强龙 40mg，氨茶碱 0.25g

滴注。

15：30 双下肺呼吸音清，上肺仍有哮鸣音。给予头孢西丁钠 2.0g、沐舒坦 15mg 静脉滴注，沙丁胺醇喷入导管内数次。继续维持小剂量肾上腺素和丙泊酚持续泵注。

病例分析

问题五：插管患者如何使用沙丁胺醇气雾剂？

分析：

支气管痉挛的患者使用选择性短效 β_2 受体激动剂，首选沙丁胺醇气雾剂，每揿约 $100\mu g$，一般用量为 2 揿，吸入后 5 ~ 6min 起效，30 ~ 60min 达到最大作用，持续 3 ~ 4h。少有 β_1 受体兴奋心血管反应。

经气管导管给药大部分药物沉积在气管导管内壁，到达气道的剂量不足 10%，因此需要 4 ~ 5 揿，甚至更多。对于气道高反应者，在喷入沙丁胺醇后常给予 3 ~ 5ml 生理盐水冲洗气道，再吸出。

该患者使用的喉罩属于声门上通气，因此尽管使用沙丁胺醇喷雾数次，但效果不明显。且无法使用生理盐水冲洗。

病例资料

间断双肺听诊，哮鸣音逐渐减少，降低镇静药浓度，尝试呼叫患者苏醒，但患者睁眼后，双肺哮鸣音加重，继续镇静。直至 18：20 双肺呼吸音清，停止输注丙泊酚。18:30 患者完全清醒，拔除气管导管，停止输注肾上腺素。给予鼻导管吸氧，观察 1h 后，患者生命体征平稳，送回病房。

病例分析

问题六：对于此类严重支气管痉挛的患者，术前就存在气道高反应的状态，拔管可以尝试深麻醉下拔管术。深麻醉状态下拔管有何优势，其适应证、禁忌证各有哪些？深麻醉下拔管如何确保患者的安全？

分析：

1. 深麻醉状态下拔管的优势

（1）气管拔管同样能引起应激反应，深麻醉下拔管可有效地预防，特别适用于合并冠心病和高血压的患者。应激反应是由于各种应激因素使肾上腺能神经过度兴奋，压力感受器功能受累以及肾素、血管紧张素、醛固酮系统失衡所致血中儿茶酚胺增加，可增加心脏负担，心肌缺血，破坏心肌氧供需平衡，对老年患者，尤其是冠心病及高血压患者潜在危险性大。

（2）能预防浅麻醉下拔管引起的喉痉挛、支气管痉挛。

（3）可以避免中耳手术、眼内手术、腹腔和腹股沟疝缝合术后因咳嗽和屏气而导致的不良后果。

总之深麻醉下拔管可减少拔管操作刺激引起的咳嗽、减少喉气管损伤和减轻心血管反应。

2．深麻醉状态下拔管适应证和禁忌证：

深麻醉状态下拔管的适应证：严重高血压、冠心病患者、严重哮喘患者（可降低喉痉挛和支气管痉挛的风险），也可用于接受中耳手术、眼内手术的患者。

深麻醉状态下拔管的禁忌证：气管插管困难者、有误吸风险者、手术导致气道水肿或气道难以维持的患者。

3．深麻醉状态下拔管确保患者安全性的措施

（1）拔管前必须先吸尽残留于口、鼻、咽喉和气管内分泌物；拔管后应继续吸尽口咽腔内的分泌物。

（2）确保肌肉松弛药的残余作用已消失殆尽。

（3）麻醉性镇痛药的呼吸抑制作用已消失。

（4）咳嗽、吞咽反射活跃，自主呼吸气体交换量接近正常。注意：在深麻醉状态下拔管时，一定要注意患者肌松药是否代谢完全。

问题七：预防围手术期支气管痉挛的措施有哪些？

分析：

1．术前仔细评估　识别气道高反应的患者，制订合理的麻醉方案，将预防支气管痉挛放在首位。气道高反应性患者术前戒烟至少1周，也有研究认为2周会有明显效果。常规吸氧、抗炎、解痉、平喘治疗，预防和控制呼吸道炎症。积极改善全身状况，并选择最佳时机施行手术。急诊患者也要进行适当处理，改善缺氧状况。

2．气道高反应性患者，尽量选用局麻或椎管内麻醉。采用椎管内麻醉时，平面不宜超过T6水平。面罩、鼻导管吸氧应列为常规措施。局麻药中添加1：（20万～60万）肾上腺素、静脉给予类固醇类激素并辅以一定的镇静及术后充分镇痛均有助于预防区域麻醉术中和术后支气管痉挛的发生。

3. 气管痉挛多发生在全麻诱导期和拔管期，因此在全麻插管和拔管过程中，需积极采取措施，尽可能减弱气道反应，避免发生支气管痉挛。可采取措施包括：①全身麻醉诱导前吸入 β_2 受体激动药或应用抗胆碱药；②正确选择麻醉药物，如应用丙泊酚、氯胺酮和吸入麻醉药诱导及维持，但有过敏性体质者应慎用丙泊酚，禁用硫喷妥钠、吗啡、琥珀胆碱，尽量选用不释放组胺的肌松药，慎用阿曲库铵和新斯的明；③插管前静脉注射麻醉性镇痛药及利多卡因（1.5 ~ 2mg/kg）可减轻气道反应性，但也有资料报道插管前3min静脉给予1.5mg/kg利多卡因不能抑制诱发哮喘患者支气管收缩，而在插管前15 ~ 20min吸入沙丁胺醇则可有效地抑制；④气管内注入利多卡因可避免引起支气管痉挛；⑤插管不宜过深；⑥全身麻醉要维持足够的深度；⑦吸痰及拔管时保持一定麻醉深度，也可持续滴注利多卡因下拔管。

病例点评

围手术期的支气管痉挛往往是突发的，但若仔细回顾病史和麻醉操作过程总能发现诱因，找出原因。防患于未然总是较发作后再处理更有意义。前面详细阐述了围手术期支气管痉挛的常见诱因及预防措施，本病例术前有上呼吸道感染和分泌物的增多，术前就应该预估到患者可能处于气道高反应中，术前应用抗胆碱药，一方面舒张支气管平滑肌，另一方面抑制腺体分泌，减少分泌物对气道的刺激，这些作用对于气道高反应患者预防支气管痉挛是有利的。另外，诱导时预防性静脉应用利多卡因可降低插管应激，预防插管时的支气管痉挛。这些预防措施在本病例都没有采用，这是今后可改进的地方。

本病例拔管后发生支气管痉挛，麻醉医生使用喉罩来控制气道不是很妥当。虽然这个病例使用喉罩还能维持通气，但通常来说，支气管痉挛后气道阻力明显增大，喉罩通气的密闭性会降低，漏气会比较明显，从而大大降低了通气效率，甚至会导致无法通气，对于紧急的需要迅速逆转的低氧合状态尤为不利。气管导管无疑是更好的选择，尽管其对气道的刺激性较喉罩大，但稍深的麻醉可以改善这一缺点。其加压通气效果确切，经气道使用支气管扩张气雾剂的效果也较喉罩好，同时也能预防反流误吸，毕竟在插管之前已经进行过面罩加压通气，胃内积气不能排除。

另外拔管的时机和技巧也是应该考虑的问题，对于正常患者较为"理想"的拔管指征也许会导致气道高反应者发生支气管痉挛。尽管"早一点"还是"迟一点"拔除气管导管仍有争议，但这并不是关键问题所在，重要的是麻醉医生要能准确地预测拔管时可能发生的意外情况，让一切都在自己的掌控之中，而不是去套用教科书的拔管指征。深麻醉下拔管尽管能避免过度的气道刺激，但必须麻醉医生有足够的临床经验，确保患者自主呼吸能力的恢复，并且做好重新气管插管的所有准备。有时可能拔管后还需要借助一些声门上气道（如口咽通气道或鼻咽通气道甚至是喉罩）来维持患者的通气和氧合。患者对鼻咽通气管道的耐受性要好一些。若想"迟一点"拔管，就必须保证拔管前气道的"安宁"，让患者能很好地耐受气管导管，从而等待其呼吸功能逐渐恢复。此时可借助短效阿片类药物和（或）右美托咪定，在可唤醒的浅麻醉状态下拔管。对于没有困难气道的气道高反应或哮喘患者，深麻醉下拔管不失为一种更好的选择，因为支气管痉挛远比肌松未恢复处理起来更为棘手。

总之，术前识别气道高反应患者，尽量去除和避免引起围手术期支气管痉挛的各种诱因，预防性地使用抗胆碱药和降低气道反应的药物，掌握好拔管时机。麻醉医生也要在支气管痉挛发生后能做出快速诊断和处理，确保患者安全。

（陈颖洁　聂玉艳）

要　点　Keypoint

1. 对于存在支气管痉挛高危因素（近期上呼吸道感染、吸烟、哮喘等）的患者，术前应制订有针对性的麻醉方案，避免麻醉操作和用药不当诱发支气管痉挛。

2. 在浅麻醉状态下插管、拔管、吸痰以及气管插管过深刺激气管隆嵴等均可使副交感神经节后纤维释放乙酰胆碱，诱发支气管痉挛。

3. 发生支气管痉挛时，应去除诱因、控制呼吸避免缺氧、及时吸入或静脉应用支气管扩张剂。全身麻醉状态下可用吸入麻醉药加深麻醉；非麻醉状态下可给予患者适度镇静，降低气道反应性。

4. 拔管时机的选择应个体化，深麻醉下拔管可减少对患者气道的刺激，适用于严重高血压、冠心病、哮喘以及行中耳手术、眼内手术的患者。深麻醉状态下拔管的禁忌证包括气管插管困难、有误吸风险以及气道存在不稳定因素的患者。

5. 术前应用抗胆碱药，一方面舒张支气管平滑肌，另一方面抑制腺体分泌，减少分泌物对气道的刺激，这些作用对于气道高反应患者预防支气管痉挛是有利的。

参考文献

[1]Woods BD，Sladen RN.Perioperative considerations for the patient with asthma and bronchospasm[J].Br J Anaesth，2009，103：57-65.

[2] 庄心良，曾因明，陈伯銮.现代麻醉学（第3版）[M].北京：人民卫生出版社，2011：1510-1514.

[3] 王倩钰,杨冬,郐娟.全身麻醉器官插管后重度支气管痉挛"寂静肺"成功救治1例 [J].国际麻醉学与复苏杂志，2019，40（5）：463-466.

[4]Seifert PC.Crisis Management of Hypoxia in the OR[J].AORN J，2016，104（4）：342-353.

[5]Westhorpe RN，Ludbrook GL，Helps SC.Crisis management during anaesthesia：bronchospasm[J].QualSaf Health Care，2005，14（3）：e7.

[6] 余奇劲，肖兴鹏.围麻醉期突发事件的挑战 [M].北京：中国科学技术出版社，2016：179-183.

病例 8　卵巢良性肿瘤术后低氧血症

病例资料

患者女性，32岁，身高156cm，体重86kg，因"卵巢肿瘤"入院。

术前白蛋白58g/L，D-二聚体7.67，余各项实验室检查正常范围内。胸片提示双下肺部分不张可能，两侧胸腔积液（病例8图1左）。查体腹部膨隆，B超提示盆腹腔巨大囊性混合结构：大小52mm×50mm×44mm，盆腹腔大量积液。术前一天分别行胸腔、腹腔闭式引流，两个部位引流量均<200ml。患者几日前咳嗽咳痰，静脉滴注抗生素治疗现好转，咳嗽症状消失，仍有少量白痰。患者糖类抗原（carbohydrate antigen，CA）125为545U/ml（正常值<35U/ml），高度怀疑卵巢恶性肿瘤可能，拟行剖腹探查瘤体减灭术。

17:00患者入手术室，常规监测心率（HR）86次/分，无创血压（BP）108/77mmHg，测量时间间隔3min，吸空气血氧饱和度（SpO$_2$）97%。患者主诉平卧位胸闷，改头高位后好转。纯氧预氧合3min，SpO$_2$100%，开始麻醉诱导，静脉注射舒芬太尼（35μg）、丙泊酚（120mg）、罗库溴铵（50mg），可视喉镜直视下气管插管，插管顺利，连接麻醉机行容量控制通气，通气参数设置为潮气量（Vt）460ml，频率（RR）12次/分，气道峰压32mmHg，改压力控制容量补偿模式，通气参数设置为气道压30mmHg，呼气末正压5mmHg，采用静吸复合维持麻醉。右侧桡动脉穿刺置管，开始有创动脉压监测。手术开始。

进腹后，放腹水5000ml，BP 70/42mmHg，HR 98次/分，SpO$_2$100%。静脉注射去氧肾上腺素80μg，后以800μg/h持续静脉泵注，BP维持在110/70mmHg左右。术中冰冻快速病理示卵巢纤维瘤，手术范围缩小，行左侧附件切除术、大网膜部分切除术、肠粘连松解术。19:00静脉追加罗库溴铵30mg，19:20准备关闭腹腔时，静脉注射羟考酮5mg。

20:00手术结束，手术历时3h，术中补液1500ml，出血量200ml，尿量300ml。

计划将患者转运至麻醉后恢复室（PACU），换床后患者呛咳，呼之睁眼，能听指令抬手、握拳、张嘴，遂拔除气管导管，嘱其咳嗽，配合良好。

由手术室转运至PACU距离较远，耗时3min。抵达PACU，患者嘴唇颜色暗红，呼之不应，立即放置口咽通气道，呼吸机辅助通气，同时麻醉护士连接监护，SpO_2 87%，HR 94次/分，辅助通气效果不佳，SpO_2缓慢下降最低至46%，快速放置49号Slipa喉罩控制通气，SpO_2缓慢上升至70%，呼叫同事支援。观察SpO_2不再上升，决定再次行气管插管。静脉注射丙泊酚90mg，再次可视喉镜下气管插管，插管顺利。连接呼吸机，参考喉罩通气时氧合情况，考虑可能存在肺不张，故行压力控制通气，通气参数设置压力25mmHg，RR 10次/分，PEEP 7mmHg，氧浓度100%。听诊双上肺呼吸音清，下肺呼吸音未及。5min后，SpO_2 99%，HR 87次/分，BP 97/67mmHg，转运至ICU继续观察。

23：00 在ICU中持续输注丙泊酚（28ml/h）维持镇静，输注去氧肾上腺素（400μg/h）维持循环。BIPAP模式通气，吸气压力15mmHg，RR 10次/分，氧浓度60%。血气分析显示 pH = 7.37，PCO_2 31.9mmHg，PO_2 361mmHg，CGLU 7.1mmol/L，BE 5.9mmol/L，钾3.2mmol/L。床旁胸片报告：胸腔大量积液，下肺不张（病例8图1右）。实验室检查异常指标：乳酸2.4mmol/L，白蛋白24mg/L，钾3.2mmol/L。采取补充白蛋白、静脉补钾、调整电解质平衡等治疗措施。

5：00 患者已停用去氧肾上腺素输注，循环稳定，遂停用丙泊酚输注。待自主呼吸恢复，出现人机对抗，改自主呼吸模式，氧浓度80%，但SpO_2持续下降至91%，因此静脉注射丙泊酚50mg，继续以丙泊酚（30ml/h），右美沙美（30μg/h）持续静脉泵注，呼吸机控制通气。

8：00 行双侧胸腔穿刺，引流胸腔积液约1000ml。实验室检查异常指标也好转：乳酸2.1mmol/L，白蛋白38mg/L，钾3.5mmol/L。

12：00 停用所有药物，患者恢复自主呼吸，吸空气SpO_2 97%左右，拔除气管导管。平卧位面罩吸氧，氧流量4L/min，SpO_2 99%。此时患者意识清醒，对答切题。

观察6h后安返病房。

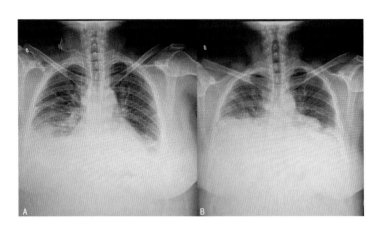

病例 8 图 1　患者手术前后的胸片

注：术前检查（A）：提示双下肺部分不张可能，两侧胸腔积液，右侧为主。术后当晚床旁摄片（B）：提示两侧胸腔大量积液，下肺不张。

病例分析

问题一：针对存在胸腔、腹腔积液的患者，术前评估需要特别关注什么？

分析：

该患者虽然手术前一天进行了胸腔和腹腔的引流，但引流量并不多，分别仅200ml，然而术中开放腹腔后吸引腹水 5000ml，ICU 中胸腔引流胸水 1000ml，这提示在引流之后又有大量的胸腹腔积液生成。

B 超在麻醉科临床工作中应用日益广泛，针对存在胸腔、腹腔积液的患者，麻醉前应用 B 超再次评估患者的胸腔积液水平，有利于更全面地了解患者情况。因此麻醉医生有必要了解肺部超声评估胸腔积液的基本知识。

目前二维超声设备均适合肺部检查，肺脏是气与水的紧密结合体，几乎所有病变都伴随气与水的相互消长，超声无法穿透肺，胸膜产生伪影，肺超声多是基于伪影分析，而肺脏随呼吸运动，肺超声多为动态征象。基于以上特点目前我们常用实时的 B 型和时间—运动的 M 型两种超声模式：B 型由线阵换能器扫描一个解剖平面并显示二维图像；M 型记录朝探头方向来回运动的结构图像。

胸腔积液，B 超下通常为低回声或无回声区，以壁胸膜和脏胸膜及肋骨的声影为界，M 模式下显示为"正弦曲线征"，肺在低黏滞度液体中的漂浮运动（病例 8 图 2）。而 B 模式下长轴曲阵探头扫描,则表现为脏胸膜和壁胸膜之间低回声区（病例 8 图 3）。大量胸腔积液时多用 B 模式横截面扫描可以测量胸膜间最大距离，估计液体量。肺影像如病例 8 图 4、5。病例 8 图 4 回声均匀倾向于漏出液，病例 8 图 5 回声非均质参考临床情况，判断为渗出液或血液，以上均有胸腔引流指征。

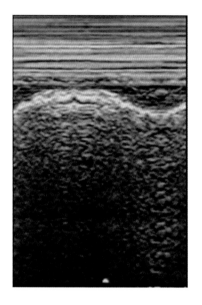

病例 8 图 2　胸腔积液的超声图像

M 模式下显示为"正弦曲线征"，可见肺在低黏滞度液体中的漂浮运动。

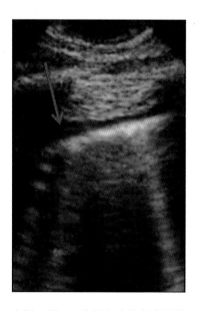

病例 8 图 3　胸腔积液的超声图像

B 模式下长轴曲阵探头扫描，脏胸膜和壁胸膜之间低回声区。

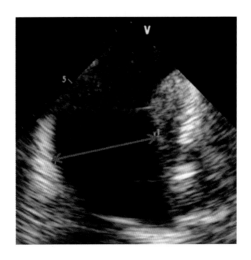

病例 8 图 4　胸腔积液的超声图像

B 模式横截面扫描（左侧为后胸壁，右侧为肺）回声均匀倾向于漏出液，肺部分实变。

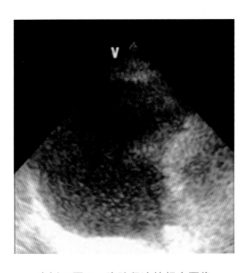

病例 8 图 5　胸腔积液的超声图像

B 模式横截面扫描（左侧为后胸壁，右侧为塌陷的肺）回声非均质参考临床情况，考虑渗出液或血液。

　　问题二：合并大量胸水和腹水的卵巢肿瘤一定是恶性的吗？该病例大量胸腹水的机制是什么？

分析：

该病例盆腔肿瘤合并胸水和大量腹水，并且 AFP 呈一定程度的增高，术前高度怀疑卵巢恶性肿瘤，但病理显示为良性卵巢纤维瘤。这是一位典型的梅格斯综合征患者。

梅格斯综合征（Meigs syndrome）是一种少见的妇科合并症。发病年龄以中老年为主，其中 40 ~ 60 岁多见，青春期罕见。临床三大特征表现：盆腔肿瘤、腹水、胸腔积液（右侧为主），患者多因腹水和（或）胸腔积液而就诊。卵巢纤维瘤为较常见的良性卵巢肿瘤，10% ~ 15% 的纤维瘤表现为腹水，只有 1% 的卵巢纤维瘤同时出现腹水和胸腔积液。这种罕见的综合征可能与恶性卵巢肿瘤、癌性腹膜病或恶性胸、腹腔积液的假梅格斯综合征（Pseudo-Meigs syndrome）相混淆，很难在手术前做出准确的诊断。通常一旦手术切除肿瘤后，胸腔积液、腹水会消退。

梅格斯综合征和假梅格斯综合征产生大量胸腔和腹腔积液的病理生理机制尚不清楚，但已有几种理论提出。腹水一般认为是由卵巢肿瘤表面分泌的淋巴产生的。特别是，一个体积大但柄较细的肿瘤可通过间歇性扭转产生更多的淋巴。释放的淋巴液来不及被腹膜吸收，腹水就会迅速产生。

胸腔积液的产生，目前认为是腹水通过主要存在于右侧隔膜的先天性缺损或淋巴管过载迁移到右侧胸腔。因此，右侧胸水的发生率很高。这也可以解释肿瘤切除后胸腔积液消失的原因。在一些报道的病例中，胸腔积液量大于腹水，而卵巢癌引起的大量腹水并不总是与胸腔积液相关。近年来，有研究认为血管内皮生长因子（VEGF）、成纤维细胞生长因子（FGF）、炎症细胞因子白细胞介素 -6 与腹水和胸水的产生有关。这三个因素都具有强大的血管通透性增强特性，并与其他妇科异常（如卵巢过度刺激综合征和卵巢癌）的毛细血管渗漏和胸腹水的形成有关。特别是，这些因子在腹水中的浓度明显高于血清，这表明介导卵巢或腹膜血管高通透性的生长因子是局部释放的，而非全身性的。

问题三：该病例术后低氧血症可能的原因是什么？

分析：

术后低氧血症是麻醉手术后患者早期最常见的并发症之一。术后低氧血症的发生可能涉及的因素：术前因素包括高龄、吸烟、肥胖以及术前心肺功能障碍等；术中因素包括麻醉中高浓度吸氧、术中输液和输血过量等；术后因素包括术后伤口疼痛、胸廓运动受限、气道不畅和机体氧耗增加等。术后低氧血症对患者心、肺、脑等重要器官有很大的临床副效应，并可导致严重的围手术期意外发生，有效的预防并及时发现和处理是将低氧血症的发生率及风险减少到最低限度的关键。

本病例术前 B 超显示盆腹腔巨大囊性混合结构，盆腹腔大量积液，但术前无呼吸窘迫，仅平卧位不适。麻醉苏醒期出现低氧血症，术后胸片示下肺完全不张可能，之后引流了胸腔积液 1000ml。大量胸腔积液导致膈肌活动度降低、肺不张、肺容量减少，从而导致了麻醉苏醒时的呼吸功能障碍，在胸腔闭式引流之后好转。麻醉药残余作用也是该病例术后低氧血症的可能诱因之一，但术后第一天早晨，手术时所用的麻醉药均已代谢完毕，停止维持镇静所需的丙泊酚后患者苏醒，自主呼吸恢复却无法维持正常的氧饱和度，所以考虑大量胸腔积液为该患者发生术后低氧血症的主要原因。

机械通气是治疗严重低氧血症最主要最有效的措施。要定时根据动脉血气分析结果调整呼吸参数设置，防止通气不足或明显过度通气，必要时吸痰，保持呼吸道通畅。自主呼吸恢复到一定程度后，可采用双水平气道内正压（Bi-level Positive Airway Pressure，BiPAP）进行脱机前的呼吸支持治疗，吸入氧气浓度（FiO_2）一般 < 60%。

问题四：该病例的麻醉管理有哪些需要改进的地方？
分析：

梅格斯综合征是一种预后良好的良性疾病。呼吸管理、血流动力学问题和腹部高压是该综合征的主要麻醉风险。对这些风险的精细管理有助于患者平稳渡过围手术期而尽快康复。

通过血管活性药物的应用，术中该病例的循环基本平稳，不过该患者的麻醉管理仍然存在几方面的不足：

首先，术前对胸腔、腹腔积液的情况了解不够深入全面，对术后可能造成的不良影响如低氧血症，没有预判；其次，因为缺乏对术后低氧血症的预判，拔管时机的选择有些着急，增加脱氧环境的血氧饱和度评估，可以避免患者二次插管的惊险情况；最后，术后早一点实施胸腔闭式引流，可能会缩短患者的机械通气时间，加快术后康复。

👍 病例点评

卵巢恶性肿瘤引起患者大量腹水、胸水的情况非常多见，但卵巢良性肿瘤引起大量胸腹水的病例（即梅格斯综合征）临床上还是比较少见的。大量胸腔积液会压迫肺组织，影响胸廓活动和肺扩张，一方面导致通气减少，另一方面也会引起通气/血流失调，影响换气功能。由于盆腔肿块体积和腹水的进行性增加，腹部压力增高也可引起梅格斯综合征患者呼吸窘迫。

尽管有一些病例报道梅格斯综合征患者术前存在大量胸腹水，导致呼吸急促甚至低氧血症，通过胸腔引流和卵巢肿瘤切除术，术后患者呼吸窘迫迅速改善。但也有病例报道患者术前仅少量胸腔积液，无呼吸窘迫症状，然而手术结束时因大量胸腔积液导致术后严重低氧血症。这与我们的这一例患者类似。

本例患者术前一天接受了胸腹腔引流，但引流之后又有大量的胸腹水生成。在麻醉前患者并无呼吸窘迫症状，仅平卧位胸闷，改头高位后好转，结合手术进腹后放腹水 5000ml（量非常大），说明麻醉前胸腔积液量虽然有、但应该是不多的，患者平卧时胸闷的症状主要是大量腹水所致，术后发现的大量胸水应该主要是手术过程中产生的。术中机械通气时较高的 FiO_2 和 PEEP 有助于维持 SpO_2 为 100%，也就掩盖了胸腔积液的影响。术后一旦没有了 PEEP，FiO_2 也降低，则患者很快就会发生低氧血症。

这个病例提示我们，当卵巢肿瘤（尤其是良性肿瘤）患者合并大量腹水和胸腔积液（尤其是右侧）时，就应该考虑梅格斯综合征。由于胸腔积液和腹水可在短时间内迅速产生，因此术前和术后都需要精细的麻醉管理。尽管说一旦手术切除肿瘤后，梅格斯综合征患者的胸、腹水会消退，但我们仍需警惕全身麻醉苏醒期出现呼吸功能障碍导致严重的低氧血症。对此类患者应在仔细评估呼吸功能后再决定是否拔除气管导管。评估的方法包括手术临近结束暂停 PEEP 一段时间机械通气情况下的血气分析、恢复自主呼吸时脱氧情况下氧饱和度等，必要时可行肺部超声的监测。

（杨　晨　黄绍强）

要　点　Keypoint

1. 对于存在胸、腹腔积液的患者，麻醉前应用 B 超再次评估其胸腔积液水平，有利于准确了解患者最新的病情。

2. 当卵巢肿瘤（尤其是良性肿瘤）患者合并大量腹水和胸腔积液（尤其是右侧）时，应该考虑梅格斯综合征。

3. 梅格斯综合征患者胸腔积液的产生，可能是腹水通过主要存在于右侧隔膜的先天性缺损或淋巴管过载迁移到右侧胸腔，也可能与卵巢释放生长因子、白介素 -6 等炎症因子致使局部血管通透性增加有关。

4. 由于梅格斯综合征患者的胸、腹水可在短时间内迅速产生，因此术中和术后都需要精细的麻醉管理，特别需警惕全身麻醉苏醒期患者出现呼吸衰竭。

参考文献

[1]Mojoli F，Bouhemad B，Mongodi S，et al.Lung Ultrasound for Critically Ill Patients.Am J Respir Crit Care Med，2019，199（6）：701-714.

[2]Hahm TS，Ham JS，Kang JY.Unilateral massive hydrothorax in a gynecologic patient with pseudo-Meigs'syndrome-A case report.Korean J Anesthesiol，2010，58（2）：202-206.

[3]Balbi GC，Musone R，Compagna R，et al.Meigs'syndrome and "Meigs'pseudo-syndrome." Report of 2 cases.Minerva Ginecol，2001，53（1 Suppl 1）：110-113.

[4]Abbott TEF，Pearse RM，Chew MS.Prevention of postoperative pulmonary complications in the hypoxaemic patient-gathering the evidence for noninvasive respiratory support.Eur J Anaesthesiol，2020，37（4）：263-264.

[5]庄心良，曾因明，陈伯銮.现代麻醉学（第3版）[M].北京：人民卫生出版社，2010：1360-1369.

病例 9

过敏性休克复苏后，我们还能做些什么？

病例资料

患者女性，36岁，体重59kg，身高165cm，因"子宫肌瘤"入院，拟全麻下行阴式子宫肌瘤切除术。术前血常规、心电图及肝肾功能无明显异常。6个月前于外院行静脉麻醉下取卵术，麻醉顺利，其余既往史无殊。

患者入手术室后开放静脉，先后滴注抗生素头孢呋辛100ml、奥硝唑100ml，常规监测心率（HR）76次/分，无创血压（BP）108/77mmHg，测量时间间隔3min，血氧饱和度（SpO_2）99%。

12:25 静脉注射舒芬太尼（35μg）、丙泊酚（120mg）、顺式阿曲库铵（10mg）进行麻醉诱导，可视喉镜直视下气管插管，插管顺利，连接麻醉机行容量控制通气，通气参数设置为潮气量（Vt）460ml，频率（RR）12次/分，此时患者的气道峰压为40cmH$_2$O，呼气末二氧化碳分压（PetCO$_2$）26mmHg，HR 117次/分，怀疑麻醉过浅，遂静脉注射丙泊酚30mg，气道压仍然为40cmH$_2$O，换手控通气感觉阻力大，检查气管导管位置，导管头端距离门齿的刻度为20cm，将通气模式改为压力控制通气，通气参数设置为气道峰压28cmH$_2$O，RR 12次/分，麻醉机显示患者Vt 350ml左右。此时考虑患者小气道痉挛可能，静脉注射甲强龙40mg。

12:28 监护仪自动测量BP 63/34mmHg，静脉注射去氧肾上腺素120μg，呼叫上级医生，30s后复测BP 57/32mmHg，HR 97次/分。此时考虑过敏性休克可能性更高，立即静脉注射肾上腺素100μg，然后将氢化可的松100mg用生理盐水稀释到20ml缓慢静脉注射，应用七氟烷吸入麻醉扩张支气管，因此停止了丙泊酚的输注，检查患者面部未见皮肤及黏膜的异常表现。

病例分析

问题一：术中过敏反应的主要临床表现有哪些？需要与哪些疾病相鉴别？

分析：

术中过敏反应的临床表现涉及心血管系统（低血压、循环衰竭）、呼吸系统（喉水肿、支气管痉挛）、消化系统（腹痛、腹泻）和皮肤黏膜（广泛的荨麻疹、丘疹、瘙痒、唇舌肿胀）。然而，并不是每个患者都会出现所有体征。统计显示，半数病例心血管系统体征是唯一的表现，18% 的病例出现单一的呼吸道表现。皮肤黏膜体征通常被认为是过敏的标志性表现，但在术中并不容易首先被发现，因为潮红、荨麻疹和血管神经性水肿只有在恢复循环容量和灌注或移除手术敷料后才会变得明显。

该病例在全麻诱导后出现了呼吸和心血管系统的体征，最初表现为气道压高、心率增快，此时并没有皮肤黏膜的体征，血压是间隔 3min 自动测量，插管后的测量数值尚未获得，所以根据气道压和心率的表现首先考虑可能存在麻醉过浅引起气道痉挛，但加深麻醉后未见丝毫改善，随后的血压监测显示严重的低血压，其程度不可能用麻醉过深来解释，患者没有合并基础性疾病，手术尚未开始，因此不存在影响鉴别诊断的术中其他因素，所以最有可能的就是严重过敏反应。通常，围手术期发生的低血压、心动过速或心动过缓以及支气管痉挛、皮肤潮红或丘疹等症状可能的原因很多见病例9 表 1。过敏反应的诊断往往依赖于排除更常见的原因，然后做出推定诊断，期间需要仔细鉴别。

病例 9 表 1　围手术期过敏反应的鉴别诊断

与外科手术有关	大量出血
	羊水栓塞
	催产素过量使用
	骨水泥植入综合征
	肠系膜牵拉综合征
与麻醉过程有关的	麻醉剂相对过量
	腰麻 / 硬膜外麻醉引起的血管扩张
	因困难气道反复插管导致的喉部水肿
	气管内插管位置不当引起的气道刺激
	误吸
	皮下气肿

续表

与患者合并疾病有关	未确诊或治疗不充分的哮喘
	肺栓塞
	高反应性气道，例如吸烟者、呼吸道病毒感染期间
	肥大细胞增多症患者在无特定过敏原情况下发生过敏/超敏反应
	慢性荨麻疹或血管性水肿患者
	遗传性血管性水肿
与药物相互作用有关	三环类抗抑郁药治疗所致诱导期低血压
	血管紧张素转换酶抑制剂引起的血管性水肿（起病于术后 1 ~ 8h）
	药物非特异性组胺释放作用引起的一过性皮疹、潮红、瘙痒

病例资料

12：31 BP 78/57mmHg，HR 89 次/分。改回容量控制通气，设置 Vt 460ml 时患者气道峰压为 33cmH_2O，与之前比较有所下降，再次静脉注射肾上腺素 100μg，然后以 1mg/h 的剂量开始泵注，根据血压调整剂量。

12：35 BP 98/56mmHg，HR 84 次/分，患者的气道压进一步下降至 26cmH_2O，PetCO_2 上升至 34mmHg。患者呼吸循环逐步稳定，手术开始。此时检查患者头颈、上胸部及手臂，仅手臂见大面积潮红，未见明显斑丘疹凸起。其余部位被手术敷料覆盖，未检查。

12：40 动脉穿刺成功，有创动脉血压 112/57mmHg，HR 85 次/分，其后生命体征保持平稳。

12：50 手术结束。患者带管转入 ICU，继续以丙泊酚（6ml/h）、右美托咪定（30μg/h）持续静脉泵注维持镇静，肾上腺素（60μg/h）持续泵注维持循环的稳定。听诊患者双肺呼吸音对称清晰，容量控制通气模式下，设置 Vt 460ml 时，患者气道压 20cmH_2O。进一步检查患者全身皮肤黏膜，除面部略潮红，四肢腹壁等部位未见异常。

病例分析

问题二：过敏反应的处理要点是什么？
分析：
过敏反应的处理原则首先是尽可能避免可疑过敏原的继续暴露，对该患者而言，最值得怀疑的是抗生素和肌松药，后续均已不再接触；然后是根据过敏反应严重程度进行对症处理：如果高度怀疑是过敏反应，早期低剂量肾上腺素和液体输注，仍然是主要的治疗方法；患者出现明显的血流动力学不稳定或呼吸困难时，对循环和呼吸系统的积极支持是关键。2020 年 Current opinion of anesthesiology 发表了丹麦学者的文章，针对不同程度的过敏反应给出了相对应的处理意见（病例 9 表 2），值得我们参考。

在救治过敏反应过程中，稀释的肾上腺素应该在监测患者的同时采用由小剂量开始滴定方式给药。对于不太严重的 Ⅱ 级反应，建议起始剂量为 10 ~ 20μg，必要时增加到 50μg；Ⅲ 级反应时，起始应用 50μg 的肾上腺素，如果需要，可以增加到 100μg，或静脉持续泵注；Ⅳ 级反应时，治疗应遵循高级生命支持（ALS）指南，包括心肺复苏（CPR）和 1mg 肾上腺素推注。国际围手术期可疑过敏反应（the International Suspected Perioperative Allergic Reactions，ISPAR）小组建议，当收缩压降至 50mmHg，或排除了其他原因（如通气或监测问题时），$PetCO_2$ 降至 3kPa（20mmHg）以下时，应开始心肺复苏以保护主要器官的灌注。

病例 9 表 2　过敏反应分级和相应的处理建议

反应分级	临床表现	处理建议
Ⅰ级 皮肤／黏膜表现	广泛性荨麻疹伴或不伴血管性水肿	不需要肾上腺素
Ⅱ级 中度单器官或多器官受累	中度低血压／心动过速或心动过缓、中度支气管痉挛、胃肠症状／体征、黏膜皮肤体征	肾上腺素 20μg 静脉注射，如无效增加至 50μg；输注 0.5L 晶体液，如无效重复使用
Ⅲ级 危及生命的多器官受累	严重低血压（降低幅度超过基础值的 50%）／心动过速或心动过缓、严重支气管痉挛、严重胃肠道症状黏膜皮肤体征	肾上腺素 50μg 静脉注射，无效增加至 100μg，如无效再加倍，后持续输注； 输注 1L 晶体液，如无效重复输注； 加压素：低血压持续超过 10min 后考虑； 糖皮质激素和抗组胺药：仅在初始的复苏之后考虑； 胰高血糖素：服用 β 受体阻滞剂者考虑； SBP < 50mmHg 或 $PetCO_2$ < 3 kPa（20mmHg）时开始胸部按压
Ⅳ级	心脏骤停	高级生命支持； 肾上腺素 1mg 静脉注射，按指南重复

📖 病例资料

16：00 考虑到患者入 ICU 以来肾上腺素剂量逐渐减小至停用，患者循环保持稳定。

遂停用镇静药物。

17：00 患者完全清醒，肌力恢复，拔除气管导管。患者主诉无任何不适，追问病史，幼时曾有过敏性哮喘病史，13 岁后至今未发作。

第二天安返病房。

病例分析

问题三：该病例在诊疗过程中是否存在不足？

分析：

该病例术前问诊不够全面，后追问病史得知该患者幼年时患有过敏性哮喘。如果术前知晓患者有过敏性哮喘病史，可能在全麻诱导后患者一开始出现气道阻力明显增高时，就会高度怀疑过敏反应，及时应用肾上腺素，实现患者尽早复苏。

术前评估应针对围手术期过敏反应的高危因素详细询问。目前已知的高危因素有：①既往有与麻醉相关但未确诊病原的过敏反应史、过敏性哮喘病史；②合并皮肤病（如肥大细胞病、慢性荨麻疹、血管性水肿等）；③患有慢性肺病或心血管疾病的老年患者过敏反应更为常见和严重；④对日常生活中接触到的某些物质过敏也可能增加围手术期过敏的风险（病例 9 表 3）。如牙膏、清洁剂、洗发剂、止咳药等化学制品中多含有季胺基团，可以与琥珀胆碱等肌松药以及吗啡等含有相似季胺基团药物产生交叉过敏反应；热带水果与乳胶存在交叉反应，热带水果严重过敏的患者乳胶过敏的风险增加。了解这些就可以在麻醉前做好充分的准备。

此外，在发现气道高阻力，怀疑小气道痉挛时，应该及时进行双肺的听诊，以尽早明确支气管痉挛。

病例 9 表 3　手术室内一些潜在致敏物的易感人群

过敏物质	易感人群
肌松药	对牙膏、洗涤剂、洗发水过敏
	对止咳药（福尔可定）过敏
	对化妆品过敏
天然乳胶	对热带水果（香蕉、鳄梨等）过敏
	先天畸形需要多次手术干预的患儿
明胶	对猪肉、羊肉等过敏
丙泊酚	对鸡蛋、大豆乳剂过敏

问题四：围手术期常见的过敏原有哪些？该病例最可疑的过敏原是什么？

分析：

分析过敏原时应该把反应发生前 1h 内静脉注射的所有药物以及反应发生前 2h 内通过其他途径（口服、肌肉内、皮下、硬膜外、脊椎、皮肤/黏膜局部）暴露的所有药物/物质纳入考虑。目前已知麻醉期间常发生过敏反应的物质及其发生率见病例 9 表 4。分析该患者接触和应用的所有药物，我们认为抗生素以及顺式阿曲库铵可能性最大。

病例 9 表 4　围手术期常见过敏原

种类	药物/物质	发生率（%）
肌松药	司可林、罗库溴铵、阿曲库铵	69.2
乳胶制品	乳胶手套、止血带	12.1
抗生素	青霉素等	8.0
镇静药	丙泊酚、依托咪酯	3.7
血浆代用品	右旋糖苷、明胶	2.7
阿片类药品	吗啡	1.4
其他	抑肽酶、鱼精蛋白	2.9

📋 病例资料

患者恢复良好，于术后第三天出院。造成引起该患者此次过敏反应的过敏原并未明确，建议患者其 4～6 周之后，来我科行过敏原筛查皮肤试验，以帮助确定过敏原。

术后两个月时该患者至我科。

过敏原检测经过：分别用 OT 针取生理盐水、罗库溴铵（5mg/ml）、顺式阿曲库铵（1mg/ml），头孢呋辛（1.5g/100ml），各 0.1ml。为该患者行皮肤试验，选择患者前臂皮肤 4 个点分别进行皮内注射。

5min 后，患者诉喉咙痒，前臂出现皮肤斑块和丘疹，顺式阿曲库铵点为甚（病例 9 图 1）。

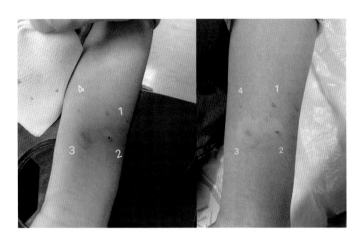

病例 9 图 1 皮内试验注射完成后 1min（左）和 5min（右）时前臂皮肤的表现

注：图中数字表示相应的药物注射点：1. 生理盐水；2. 罗库溴铵；3. 顺式阿曲库铵；4. 头孢呋辛。

马上给患者连接心电监护，监测 BP 122/58mmHg，HR 87 次 / 分，SpO_2 98%。同时开放静脉，静脉推注甲强龙 40mg，5min 后静脉滴注氢化可的松 100mg，前臂皮肤症状逐渐消退。但患者面色潮红，主诉鼻塞，继续观察半小时，生命体征始终平稳，鼻塞等不适消失后离开。

病例分析

问题五：过敏原检测的方法有哪些？皮肤试验为什么要在过敏反应发生 4 ~ 6 周后进行？

分析：

目前临床上可以采用的过敏原检测方法包括特异性 IgE 抗体的检测、激发试验和皮肤试验。

特异性 IgE 抗体的检测常用的是直接检测针对致敏原的特异性 IgE 抗体，检测方法有酶联免疫吸附试验（ELISA）和放射性变应原吸附试验（RAST），这些方法的缺点是仅针对部分药物，如肌松药、丙泊酚、部分抗生素、洗必泰、明胶、乳胶、吗啡等，不能检测所有可疑的药物，并且不及皮肤试验敏感，过敏反应发生后尽早采血检测可提高敏感性。近年来发展起来的间接测量特异性 IgE 抗体的方法包括白细胞组胺释放试验、嗜碱性粒细胞活化试验。研究表明，流式细胞术嗜碱性粒细胞活化试验具有特异、高效、安全、省时等优势。但特异性 IgE 抗体的检测需要相应的设备，相当多的医院并没有开展这项工作。

激发试验（provocation test）是模拟自然发病条件、以少量致敏原引起一次较轻的变态反应发作、用以确定变应原的试验。尤其在皮肤试验或其他试验不能获得肯定结果时，此法可排除皮肤试验中的假阳性反应和假阴性反应。激发试验可分为特异性激发试验和非特异性激发试验。非特异性激发是用组胺或甲基胆碱做雾化吸入，以观察患者对Ⅰ型变态反应的敏感性，从而进行病因分析或疗效判定；特异性激发是用抗原做试验，对明确变应原有一定价值。根据患者发病部位的不同，可以进行不同器官的激发试验，常做的是支气管激发试验（BPT）、鼻黏膜激发试验和结膜激发试验。

皮肤试验包括点刺试验、皮内试验和斑贴试验，是最简便和安全的检测过敏原的方法。曾经认为皮肤试验是检测IgE介导过敏反应的金标准，其机制是变应原进入皮肤，在高敏患者，立即引起皮肤内肥大细胞脱颗粒，释放组胺等活性物质，导致局部毛细血管扩张，通透性增强，也就是皮试阳性。最近的研究表明，肥大细胞特异性受体（MAS-related G protein-coμpled receptor X2，MRGPRX2）激活是非IgE介导过敏反应的重要一种，也会引起皮试阳性。

皮肤试验的时间：过敏反应发生4~6周后。

当发生严重过敏反应时，机体的肥大细胞和嗜碱性粒细胞脱颗粒释放大量炎症介质，这些炎症介质作用于效应组织和器官，引起过敏反应。如果在过敏反应发生后很快进行皮肤试验，肥大细胞和嗜碱性粒细胞内耗竭的炎症介质尚未恢复，很容易出现假阴性的结果，而在4~6周后，患者体内肥大细胞和嗜碱性粒细胞活性物质水平基本恢复正常，此后进行过敏原筛查的皮肤试验，就能得到较为准确的结果。

问题六：过敏原筛查时，皮肤试验应该如何实施？

分析：

进行过敏原筛查时，皮肤试验的方法如下：

1. 皮肤试验的注意事项

（1）皮肤测试在过敏反应发生4~6周后实施。

（2）皮试前三天需停用抗组胺类药、ACEI、血管收缩药、NSAIDs、神经镇静剂。

（3）没必要停类固醇类药物。

（4）试验过程中密切监护患者生命体征并备好抢救药物。

2. 实施步骤

（1）皮肤点刺试验（skin prick test，SPT）

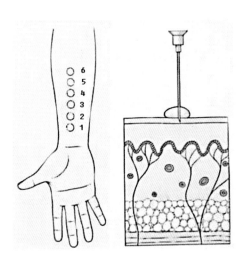

病例9图2　点刺试验示意图

具体方法：将少量含高度纯化过敏原的液体滴于患者前臂，再用点刺针轻轻刺入皮肤表层，患者完全没有痛苦，如被蚊叮咬一样。标记所用皮试液名称，两种点刺液间距不小于3cm。以生理盐水作阴性对照，组胺作阳性对照。用点刺针垂直点在每一液滴中，轻压刺破表皮，1s后将针提起，15min后将液滴擦去，观察至少1h（病例9图2）。

阳性的判断标准：点刺部位出现皮丘，皮丘＞0.5cm，触感硬；或点刺部位出现红晕、风团，直径＞1cm；或局部改变不明显，但局部和全身有痒感。

如果所有药物的点刺实验阴性，则将最为可疑的药物稀释后进行皮内实验。

（2）皮内试验（Intradermal test，IDT）

具体方法：用皮内针头刺入表皮浅层后进针2～3mm，皮下注射0.02～0.05ml皮试液，产生4～6mm的皮丘。每一试区的间距至少为3cm。

阳性的判断标准：20～30min后皮丘较最初增大至少3mm，且周围潮红。

点刺试验与皮内试验的比较见病例9表5。常用麻醉药的最大皮试液浓度见病例9表6。

病例9表5　点刺试验和皮内试验比较

	点刺试验	皮内试验
简便性	+++	++
假阳性	罕见	可能
假阴性	可能	罕见

续表

	点刺试验	皮内试验
敏感性	+++	++++
特异性	++++	+++
致过敏	+	++
安全性	++++	++

问题七：该病例过敏原筛查过程中存在哪些问题?

分析：

该皮肤试验存在以下几个方面的问题：首先，试验方法的选择应该先做点刺试验，当点刺试验结果全部阴性时，再选择高度怀疑的药物进行皮内试验，因为皮内试验敏感性高而特异性低，并且更易导致组胺释放而出现假阳性反应；其次，操作中4种试验药液皮内注射不应在同一只前臂上同时进行，皮内注射点间隔距离小，阳性结果容易混淆；最后，试验中药液浓度取临床常规浓度，而用于皮内试验该浓度并不恰当，应稀释后再进行。综合以上几点，此次皮肤试验的结果可能存在假阳性。

病例9表6　常用麻醉药最大皮试液浓度

药物浓度	皮肤点刺实验	皮内实验
咪达唑仑 5mg/ml	5mg/ml（原液）	0.5mg/ml（1：10）
异丙酚 10mg/ml	10mg/ml（原液）	1mg/ml（1：10）
氯胺酮 10mg/ml	10mg/ml（原液）	1mg/ml（1：10）
依托咪酯 2mg/ml	2mg/ml（原液）	0.2mg/ml（1：10）
吗啡 10mg/ml	1mg/ml（1：10）	0.01mg/ml（1：1000）
芬太尼 0.05mg/ml	0.05mg/ml（原液）	0.005mg/ml（1：10）
舒芬太尼 0.005mg/ml	0.005mg/ml（原液）	0.0005mg/ml（1：10）
瑞芬太尼 0.05mg/ml	0.05mg/ml（原液）	0.005mg/ml（1：10）
阿芬太尼 0.5mg/ml	0.5mg/ml（原液）	0.05mg/ml（1：10）
顺式阿曲库铵 2mg/ml	2mg/ml（原液）	0.02mg/ml（1：100）
罗库溴铵 10mg/ml	10mg/ml（原液）	0.05mg/ml（1：200）
泮库溴铵 2mg/ml	2mg/ml（原液）	0.2mg/ml（1：10）
维库溴铵 4mg/ml	4mg/ml（原液）	0.4mg/ml（1：10）
琥珀胆碱 50mg/ml	10mg/ml（1：5）	0.1mg/ml（1：500）

👍 病例点评

过敏性休克是一类发生率较低但可能带来严重不良后果的急症，因为术中有很多因素可能影响患者的呼吸和循环系统，而过敏性休克是小概率事件，通常不会被麻醉医生首先考虑，所以一旦发生严重过敏反应时，往往不能被及时诊断和系统处理，因此需要引起麻醉医生的高度重视，通过持续的学习、甚至经常性的模拟演练来熟悉它、掌握它。

对于过敏性休克的处理，肾上腺素是最有效的药物，除了通过激动 α 受体收缩血管、激动 $β_1$ 受体增强心肌收缩力从而升高血压外，还通过激动 $β_2$ 受体舒张支气管平滑肌、抑制肥大细胞和嗜碱性粒细胞脱颗粒释放炎症介质，因此治疗过敏性休克更有针对性。糖皮质激素在过敏反应治疗中的作用一直存在争议，目前国际上主流观点均认为：没有令人信服的证据支持或反对在过敏反应的紧急治疗中使用糖皮质激素。因此发生过敏反应时，即使要用糖皮质激素，也应作为二线药物使用，不能为了应用糖皮质激素而延迟肾上腺素的给药。

已经有较大样本的研究表明，严重过敏反应发生后，经积极复苏患者情况逐渐稳定，继续手术是合理的，除非后续的复苏措施妨碍手术的完成，或者手术操作妨碍后续复苏的实施。因此本例患者在肾上腺素持续输注维持生命体征稳定后手术开始。术后的康复过程也证实无特殊。

麻醉诱导过程中发生过敏反应时，由于在短时间内应用了多种药物，因此真正的过敏原往往难以确定。对于麻醉医生而言，将患者从突发的意外事件中抢救回来并积极地完成了原定的手术，患者术后也康复出院了，麻醉医生的任务应该就完成了。但对于患者而言，弄清楚本次严重过敏反应的元凶到底是什么其实非常有意义，尤其是年轻的患者，今后总会有各种可能再接触相关的某些药物，也还有较大的概率再接受手术和麻醉，因此几乎所有的发生严重过敏反应的患者都迫切希望查清楚过敏原。目前国内绝大多数的医院都没有开展涉及相关药物的过敏原检测，但由于皮肤试验相对简单，成本低且容易实施，因此我们科开展了这项工作，免费为有需求的患者进行过敏原筛查。

过敏原检测的目的，除了明确本次过敏反应的元凶外，还需要确定能安全使用的替代药物。因此对于本例患者，除了顺式阿曲库铵，术中并未使用的罗库溴铵也被纳入检测。采用皮肤试验进行过敏原检测时，常规的流程应该从安全性高、实施方便且假阳性率低的皮肤点刺试验开始。可以将所有需要排除的药物同时进行点刺试验，而当点刺试验全部为阴性时，才考虑从中选择最可疑的一种或几种药物进行皮内试验，皮内试验的敏感性高于点刺试验，但也更易导致组胺释放而出现假阳性，并引起全身性反应，因此不应该作为过敏原筛查的首先选择。本病例其实是我科不良事件登记中的一例，过敏原检测的方法选择不当。对于其检测结果的解读因此也存在一定的困难，该病例的过敏原基本确定是顺式阿曲库铵，但罗库溴铵是否可以安全替代？这个检测不好回答，因为罗库溴铵也发生了阳性反应（虽然皮丘的反应明显小于顺式阿曲库铵），但因为试验药物浓度较高、剂量偏大，有可能是假阳性。从检测结果还可以明确的是头孢呋辛这个抗生素并非该病例的过敏原。

该病例发生后，我们制定了过敏原检测的科室常规，并组织全科医生认真学习，以避免不规范的行为再次发生。

（杨　晨　黄绍强）

要 点 Keypoint

1. 过敏反应的临床表现涉及循环、呼吸、消化系统和皮肤黏膜组织。皮肤黏膜体征通常被认为是过敏的标志性表现，但在术中并不容易首先被发现，因为潮红、荨麻疹和血管神经性水肿只有在循环得到一定恢复或移除手术敷料后才会变得明显。

2. 肾上腺素是治疗过敏反应的首选药物。

3. 严重过敏反应发生后，经积极复苏患者情况逐渐稳定，继续手术是合理的，除非后续的复苏措施妨碍手术完成，或者手术操作妨碍后续复苏的实施。

4. 皮肤试验是最简便和安全的过敏原检测方法，为降低假阴性风险，应在过敏反应发生4～6周后进行皮肤试验。

5. 采用皮肤试验进行过敏原检测时，应该从安全性高、实施方便且假阳性率低的点刺试验开始，当所有药物点刺试验为阴性时，才考虑从中选择最可疑的一种或几种药物进行皮内试验。皮内试验的敏感性高于点刺试验，但也更易导致组胺释放而出现假阳性，并引起全身性反应。

参考文献

[1]Savic LC，Garvey LH.Perioperative anaphylaxis：diagnostic challenges and management[J].Curr Opin Anaesthesiol，2020，33（3）：448-453.

[2]Garvey LH，Ebo DG，Mertes PM，et al.An EAACI position paper on the investigation of perioperative immediate hypersensitivity reactions[J].Allergy，2019，74：1872-1884.

[3]Garvey LH，Ebo DG，Krøigaard M，et al.The use of drug provocation testing in the investigation of suspected immediate perioperative allergic reactions：current status[J].Br J Anaesth，2019，123：e126-e134.

[4]Hopkins PM，Cooke PJ，Clarke RC，et al.Consensus clinical scoring for suspected perioperative immediate hypersensitivity reactions[J].Br J Anaesth，2019，123：e29-e37.

[5]Sadleir PHM，Clarke RC，Bozic B，et al.Consequences of proceeding with surgery after resuscitation from intra-operative anaphylaxis[J].Anaesthesia，2018，73：32-39.

[6]Harper NJN，Cook TM，Garcez T，et al.Anaesthesia，surgery，and lifethreatening allergic reactions：management and outcomes in the 6th National Audit Project（NAP6）[J].Br J Anaesth，2018，121：172-188.

[7]Norred CL.Anesthetic-induced anaphylaxis[J].AANA J，2012，80（2）：129-140.

[8]朱揽月，纪木火，夏江燕，等.围手术期过敏反应的研究进展[J].临床麻醉学杂志，2018，34（6）：620-623.

病例 10 被疏忽的甲状腺功能减退患者

病例资料

患者女性，54 岁，身高 160cm，体重 68kg。因"宫颈高级别鳞状上皮内病变"行腹腔镜下全子宫切除术。既往史：26 岁育有一女后闭经，但否认甲状腺疾病、垂体瘤等病史。2 型糖尿病，不规则口服格列美脲、吡格列酮治疗，空腹血糖 7 ~ 8mmol/L。心电图：窦性心律，T 波改变；24 小时动态心电图：窦性心律，最快心率 86 次 / 分，最慢心率 47 次 / 分，单个室性早搏 3667 个，未见典型动态缺血型 ST-T 改变。术前血常规、肝肾功能、电解质等均在正常范围。

患者入手术室后神志稍显淡漠，考虑可能存在交流不畅，并未在意。入室 SpO$_2$ 为 93% ~ 95%，无创血压 130/78mmHg，心率 81 次 / 分。静脉推注 120mg 丙泊酚、40μg 舒芬太尼和 50mg 罗库溴铵进行麻醉诱导，气管插管成功后开始手术。术中静脉泵注 6mg/（kg·h）丙泊酚和 0.25μg/（kg·min）瑞芬太尼维持麻醉，手术开始 5min 后出现低血压，平均动脉压 40 ~ 50mmHg，心率 50 次 / 分，窦性心律，未见明显 ST-T 改变。间断静脉推注 100μg 去氧肾上腺素和 0.5mg 阿托品，血压维持于 90 ~ 100/50 ~ 60mmHg，心率 50 ~ 55 次 / 分。术中给予 0.25mg 帕洛诺司琼止吐，30mg 纳布啡镇痛。

手术时长 1.5h，12：00 手术结束后带管转运至麻醉苏醒室，连接患者自控静脉镇痛泵：0.67μg/ml 舒芬太尼 + 0.8mg/ml 纳布啡，总量 75ml，背景剂量 2ml/h，单次追加量 2ml，锁定时间 15min。

12：30 患者自主呼吸恢复，潮气量 400 ~ 500ml/ 次，呼吸频率 13 ~ 15 次 / 分，能配合指令性动作，故拔除气管导管。但拔管后患者意识淡漠，鼻导管吸氧（氧流量 5L/min）时 SpO$_2$ 85% ~ 90%，无创血压 143/82mmHg，心率 80 次 / 分，测耳温 36.6℃，食指末梢血糖 8.7mmol/L，更换为面罩吸氧（吸入氧浓度 60%），SpO$_2$ 可维持在 95% 以上。考虑患者存在麻醉药代谢不完全或者镇痛药物过量的可能，暂停镇痛泵，静脉推注100mg舒更葡糖钠，同时继续面罩吸氧等对症处理。

15：30患者情况有所好转，对答切题，配合指令性动作，脱氧5min SpO_2维持在95%，在麻醉护士陪护下转运回病房，连接心电监护，鼻导管吸氧（氧流量3L/min），SpO_2 95%～100%，血压138/81mmHg，心率82次/分。

18：30患者突然呼之不应，SpO_2下降至80%，血压148/85mmHg，心率90次/分，改面罩吸氧，调整吸入氧浓度为60%。18：35患者意识略有好转，嗜睡，呼之有应答，神经系统检查未发现阳性体征。急查血常规无异常，血红蛋白123g/L，电解质、肝肾功能、心肌酶谱、D-二聚体、凝血功能基本正常，静脉血糖7.8mmol/L，体温36.7℃。

再次翻阅患者病史和检查报告，发现其术前甲状腺功能：促甲状腺激素（TSH）2.41mIU/L，游离三碘甲腺原氨酸（FT_3）1.08pmol/L，游离甲状腺素（FT_4）1.26pmol/L。结合患者有产后闭经的既往史，考虑患者为中枢性甲状腺功能减退。甲状腺功能减退时麻醉药代谢减慢，可能导致患者意识改变、低氧血症，同时黏液水肿性昏迷不能除外。于是给予患者吞服左旋甲状腺素片（100μg），同时考虑到左旋甲状腺素起效慢，而中枢性甲减可伴有垂体功能减退和继发性肾上腺皮质功能减退，静脉给予100mg氢化可的松。19：10测动脉血气：pH 7.327，PaCO_2 49.7mmHg，PaO_2 101mmHg，SO_2 97.7%，BE 0.1mmol/L，HCO_3^- 23.9mmol/L。甲状腺功能：TSH 1.48mIU/L，FT_3 1.23pmol/L，FT_4 2.01pmol/L，总三碘甲腺原氨酸（TT_3）0.36nmol/L，总甲状腺素（TT_4）17.11nmol/L。20：30患者意识逐渐清醒，对答切题，能配合指令性动作，面罩吸氧后SpO_2维持在98%～100%。

第二日患者完全意识清醒，生命体征平稳。脱氧10min后测动脉血气：pH 7.432，PaCO_2 34.5mmHg，PaO_2 57.3mmHg，SO_2 91.5%，BE -1.1mmol/L，HCO_3^- 23.7mmol/L。血常规、电解质、肝肾功能、心肌酶谱、凝血功能基本正常。五日后患者顺利出院。

术后一个月电话随访，患者在外院进行甲状腺功能减退的治疗，定期随访甲状腺功能。

◎ 病例分析

问题一：术后患者出现意识障碍和低氧血症的原因有哪些？本例患者是什么原因导致的？

分析：

患者术中出现血流动力学不稳定，术后出现意识障碍和低氧血症，可能的原因包括心、脑血管意外、肺栓塞、代谢性因素、黏液水肿性昏迷。

本例患者术前 24 小时动态心电图提示窦性心律，无 ST 段或者 T 波的改变；否认高血压等危险因素，发生意识障碍和低氧血症后多次检查心肌酶谱基本正常范围，血压波动于 140 ~ 150/80 ~ 92mmHg，心率 80 ~ 90 次 / 分，故可以排除心血管意外。

患者术中血流动力学出现不稳定，需要血管活性药物维持，手术体位是头低脚高位，存在一定的脑血管意外风险。但患者术中、术后没有出现肢体运动和感觉障碍、言语含糊等脑血管意外表现，神经系统检查未发现阳性体征，也没有高血压等高危因素，在补充甲状腺素、糖皮质激素和对症处理后，症状体征在术后第二天完全好转，故可以排除脑血管意外。

患者术中血流动力学不稳定，术后反复出现低氧血症，存在肺栓塞的可能。但术后测 D- 二聚体、凝血功能均正常范围，低氧血症在吸氧、纠正甲状腺功能等对症处理后完全好转，故可以排除肺栓塞。

患者的血糖、电解质、体温等均正常范围，可以排除低体温、低血糖和电解质紊乱所致的意识、呼吸改变。

由于患者在麻醉苏醒后再次出现意识障碍和低氧血症，需考虑麻醉药残留的因素。患者两次甲状腺功能报告均提示游离甲状腺素、总甲状腺素明显下降，存在重度甲状腺功能减退，而促甲状腺激素在正常范围。结合患者 26 岁即发生产后闭经，考虑为中枢性重度甲状腺功能减退。严重的甲状腺功能减退会导致麻醉药代谢缓慢，继而出现术后意识障碍和低氧血症。此外，严重甲状腺功能减退的患者，在使用阿片类药物或镇静药物后可能会诱发黏液水肿性昏迷。但黏液水肿性昏迷的患者表现为认知功能和意识状态的严重受损，伴有低温、低氧血症、高碳酸血症、低钠血症、低血糖和癫痫发作，同时心脏收缩减弱、心输出量减少、心动过缓、低血压和心包积液。该患者没有类似症状出现，因此暂不考虑此诊断。

问题二：甲状腺功能减退在人群中的患病率是多少？病因有哪些？临床表现是什么？

分析：

1. 患病率　甲状腺功能减退症（hypothyroidism，简称甲减）是由于甲状腺激素合成和分泌减少或组织作用减弱导致的全身代谢减低综合征。甲减的患病率与促甲状腺激素（thyroid stimulating hormone，TSH）诊断阈值、年龄、性别、种族等因素有关。根据 2010 年我国十城市甲状腺疾病患病率调查，以 TSH > 4.2mIU/L 为诊断阈值，甲减的患病率为 17.8%，其中仅 TSH 下降的亚临床甲减患病率为 16.7%。

2. 病因　甲减病因复杂，包括原发性甲减、继发性甲减（又称中枢性甲减）、消耗性甲减和甲状腺激素抵抗综合征。原发性甲减最多见，约占99%，主要原因包括甲状腺自身免疫、甲状腺手术和甲亢应用I^{131}治疗后。中枢性甲减或继发性甲减则是由于下丘脑和垂体病变引起的促甲状腺激素释放激素（thyrotropin-releasing hormone，TRH）或者TSH的产生和分泌减少所致的甲减。垂体外照射、垂体大腺瘤、颅咽管瘤及垂体缺血性坏死是中枢性甲减的较常见原因。消耗性甲减是因为表达Ⅲ型脱碘酶（Type 3 deiodinase，D3）而致甲状腺激素灭活或丢失过多引起的甲减。甲状腺激素抵抗综合征（Syndrome of resistance to thyroid hormone，RTH）是由于甲状腺激素在外周组织实现生物效应障碍引起的甲减。

3. 临床表现　甲减患者的代谢率减低和交感神经兴奋性下降，临床表现也与此相关。发病隐匿，病程较长，病情轻的早期患者可以没有特异症状。典型表现是畏寒、乏力、嗜睡、表情呆滞、反应迟钝、记忆力减退、颜面和（或）眼睑水肿、少汗、关节疼痛、体重增加、便秘、女性月经紊乱或者月经过多、不孕。少数患者会出现胫前黏液性水肿。累及心脏时出现心包积液和心力衰竭。重症患者可以发生黏液性水肿昏迷。

根据TSH水平，亚临床甲减可分为两类：轻度亚临床甲减（TSH < 10mIU/L），重度亚临床甲减（TSH ≥ 10mIU/L），轻度亚临床甲减约占90%。亚临床甲减通常缺乏明显的临床症状和体征，但亚临床甲减会发展成为甲减。亚临床甲减可以引起脂类代谢紊乱和心脏功能异常，它与高血压、血脂异常、高血糖等因素一样，是缺血性心脏病的独立危险因素。

黏液性水肿昏迷是甲减的危重急症，病死率高，多见于老年患者。在发病之前常有一些诱因，如暴露在寒冷的环境中、感染、卒中、代谢紊乱、使用阿片类镇痛药或镇静药。临床表现为嗜睡、精神异常、木僵、昏迷，皮肤苍白、低体温、心动过缓、呼吸衰竭和心力衰竭等。预后差，病死率达到20%。

问题三：甲状腺功能减退如何诊断？治疗的原则是什么？

分析：

1. 诊断　血清TSH和游离甲状腺素（free thyroxine，FT$_4$）、总甲状腺素（total thyroxine，TT$_4$）是诊断原发性甲减的一线指标。值得注意的是，许多非甲状腺的急性疾病会抑制血清TSH；危重患者，尤其是接受多巴胺注射或糖皮质激素治疗的患者，TSH、TT$_4$的水平也会出现异常。因此，甲状腺功能的检测结果需要在符合以下条件时才可靠：①甲状腺功能稳定≥6周；②下丘脑–垂体–甲状腺轴功能正常；③无近期或持续性疾病。

甲状腺功能减退的诊断思路如病例10图1所示。

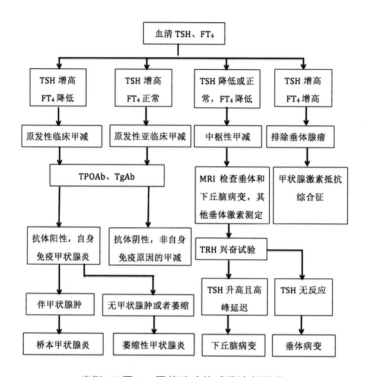

病例10图1　甲状腺功能减退诊断思路

注：TSH：促甲状腺素；FT₄：游离 T₄；甲减：甲状腺功能减退症；TPOAb：甲状腺过氧化物酶抗体；TgAb：甲状腺球蛋白抗体；TRH：促甲状腺激素释放激素。

2. 治疗　原发性临床甲减的治疗目标：甲减的症状和体征消失，血清 TSH 和 TT₄、FT₄ 水平维持在正常范围；而继发于下丘脑和垂体疾病的甲减，以血清 FT₄、TT₄ 达到正常范围作为治疗的目标，不以 TSH 作为监测指标。左甲状腺素（Levothyroxine，L-T₄）是甲减的主要替代治疗药物，甲减替代治疗药物的剂量取决于患者的病情、年龄、体重，个体化给药。不推荐单独应用三碘甲腺原氨酸（Liothyronine，L-T₃）或者 L-T₄/L-T₃ 联合用药作为甲减的替代治疗药物。

轻度亚临床甲减患者，如果伴甲减症状、甲状腺过氧化物酶抗体（Thyroid peroxidase antibody，TPOAb）阳性、血脂异常或动脉粥样硬化性疾病，应予 L-T₄ 治疗。重度亚临床甲减患者，主张给予 L-T₄ 替代治疗。治疗的目标和方法与临床甲减一致。

黏液性水肿昏迷的治疗包括：①去除或治疗诱因；②补充甲状腺素。这一类患者甲状腺素转换为三碘甲腺原氨酸可能会减少，所以除了给予 L-T₄ 外，还要静脉注射 L-T₃；③保温；④补充糖皮质激素，静脉滴注氢化可的松 200 ～ 400mg/d；⑤对症治疗：伴发呼吸衰竭、低血压和贫血采取相应的抢救治疗措施；⑥其他支持疗法。

问题四：甲状腺功能减退的手术患者如何进行术前评估？围手术期管理的重点是什么？

分析：

术前评估时，对于无症状、无甲状腺疾病史的患者术前无需常规检测甲状腺功能。对于正在接受治疗的甲状腺疾病患者，术前需要评估甲状腺功能，除非在过去 3 ~ 6 个月已记录到正常的甲状腺功能。对于甲状腺肿大的患者，需仔细评估气道的风险，必要时行影像学检查。

对于亚临床甲状腺功能减退或者 $TT_4 \geqslant 6.44nmol/L$ 的甲状腺功能减退患者，不太可能出现不良结局，推迟择期手术是不必要的。而 $TT_4 < 6.44nmol/L$ 的严重甲状腺功能减退患者，围手术期风险大大增加，应有效治疗后再进行择期手术；若须行急诊手术，应立即静脉注射 200 ~ 500mg $L-T_4$，而后每天静脉注射 50 ~ 100mg 维持。如果怀疑有黏液水肿性昏迷，应同时静脉注射 $L-T_3$。如果患者出现持续低血压、低心率和低体温，怀疑并发肾上腺功能不全，应在给予甲状腺激素之前或与甲状腺激素一起给予糖皮质激素。

对于口服 $L-T_4$ 后甲状腺功能恢复正常的患者，可以在术后暂停服药直到能够口服药物。因为 $L-T_4$ 的半衰期为 7 天，只有在错过 5 ~ 7 次口服剂量后，才应开始静脉补充 $L-T_4$，静脉注射剂量应为每日口服剂量的 60% ~ 80%。

病例点评

甲减的临床表现非常多样，具体情况取决于发病年龄及甲状腺激素缺乏的持续时间和严重程度，因此诊断依据主要是实验室检查结果。对于有甲状腺肿、自身免疫性疾病史、垂体或下丘脑病史、既往放射碘治疗和（或）头颈部照射史、甲状腺疾病家族史，以及使用可能损害甲状腺功能的药物（如碳酸锂、胺碘酮、氨基谷氨酰胺、α-干扰素等）的患者需要重点关注其甲状腺功能指标。

该患者入手术室后神志稍显淡漠，但由于本人否认甲状腺疾病史，患者的闭经病史我们也有所忽视，误将其作为无甲状腺疾病史的患者来处理，对患者的甲状腺功能异常报告也疏忽了。中枢性甲减是由下丘脑-垂体或其临近部位病变导致垂体前叶促甲状腺激素分泌受损，从而引起的甲状腺功能减退。席汉综合征是女性中枢性甲减最多见的病因，其次是鞍区和鞍上占位性病变、占位性病变手术和（或）放射治疗后。与男性比较，女性中枢性甲减患者多伴有闭经，且疲乏、畏寒、毛发脱落、嗜睡、面颊虚肿、皮肤苍白等，临床表现一般较男性突出。如果麻醉医生对其有深入的了解，术前仔细询问病史和体格检查，尤其是仔细审核各项实验室检查结果，应该是能够及时发现患者甲状腺功能减退的。

甲状腺功能减退患者手术需注意防范相关围手术期并发症，包括心脏或呼吸系统损害等。严重甲减患者心血管并发症的风险增加，包括心输出量减少（减少30%～50%）、术中低血压、冠状动脉事件、心动过缓、心律失常、QT间期延长导致的室性心动过速和尖端扭转型室性心动过速。呼吸系统并发症包括呼吸肌无力、阻塞性睡眠呼吸暂停、喉部黏液性水肿导致的困难气道。贫血和电解质异常也是甲减患者的常见表现，甲状腺功能减退会导致毛细血管通透性增加，液体转移到血管外，使患者的有效循环血容量减少，因此需准确评估患者的容量状态。甲减患者术后易出现肠梗阻、神经精神系统并发症、凝血障碍和伤口愈合缓慢。甲减使部分药物的清除率下降，如抗癫痫药、抗凝药、催眠药和阿片类药物，严重甲减患者对阿片类、镇静剂和麻醉药极度敏感。手术麻醉可能诱发黏液水肿性昏迷，其特征是精神状态改变、心动过缓、体温过低和代谢紊乱。

（耿炜莲　孙　申）

要点 Keypoint

1. 患者术后出现意识障碍和低氧血症，除了常见的循环、呼吸因素外，还要考虑到其他一些少见的原因如甲状腺功能减退，通过仔细询问病史、体检、核查实验室检查结果，应该可以找到证据。

2. 亚临床甲减可引起脂类代谢紊乱和心脏功能异常，它与高血压、血脂异常、高血糖等因素一样，是缺血性心脏病的独立危险因素。

3. 甲减患者的术前评估除了甲状腺功能外，还包括气道与肾上腺功能的评估。对于严重甲减患者，应有效治疗后再行择期手术；若须行急诊手术，应立即静脉注射甲状腺素。

4. 左甲状腺素起效慢，而中枢性甲减通常伴有垂体功能减退和继发性肾上腺皮质功能减退，因此紧急治疗时应立即应用糖皮质激素。

5. 甲减患者发生黏液性水肿昏迷的诱因包括寒冷、感染、代谢紊乱、使用阿片类镇痛药或镇静药，临床表现为嗜睡、昏迷、低体温、心动过缓、呼吸衰竭甚至心力衰竭。一旦发生需去除诱因，补充甲状腺激素（需考虑直接作用的T_3）和糖皮质激素以及对症支持治疗。

参考文献

[1] 中华医学会内分泌学分会 . 成人甲状腺功能减退症诊治指南 [J]. 中华内分泌代谢杂志，2017，33（2）：167-180.

[2]Shan Z，Chen L，Lian X，et al.Iodine status and prevalence of thyroid disorders after introduction of mandatory universal salt iodization for 16Years in china：a cross sectional study in 10 cities[J].Thyroid，2016，26（8）：1125-1130.

[3]Chaker L，Bianco AC，Jonklaas J，et al.Hypothyroidism[J].Lancet，2017，390（10101）：1550-1562.

[4]Himes CP，Ganesh R，Wight EC，et al.Perioperative evaluation and management of endocrine disorders[J].Mayo Clin Proc，2020，95（12）：2760-2774.

[5]Palace MR.Perioperative management of thyroid dysfunction[J].Health Serv Insights，2017，10：1178632916689677.

[6]Peramunage D，Nikravan S.Anesthesia for endocrine emergencies[J].Anesthesiol Clin，2020，38（1）：149-163.

病例 11　颈内静脉导管移位

病例资料

患者女性，49 岁，身高 165cm，体重 70kg，因"深部子宫内膜异位症"，拟在全麻下行腹腔镜下全子宫切除术。术前血常规、心电图及肝肾功能无明显异常，因术后需进行肠外营养，故准备在术前清醒状态下进行右侧颈内静脉穿刺置管。

消毒铺巾后开始穿刺操作，细针盲探并未穿刺到任何血管。床旁超声检查发现该患者颈内静脉位置较深。在超声引导下重新穿刺成功，回抽到暗红色血液，经穿刺针顺利置入导引钢丝至刻度 15cm 处，这个过程中未感到明显阻力。在导引钢丝引导下置入中心静脉导管后回抽见暗红色血液，连接补液后滴速正常。整个操作过程患者无咳嗽或明显不适主诉。

开始麻醉诱导，通过颈内静脉导管推注舒芬太尼 25μg 和丙泊酚 140mg，1～2 分钟后发现患者仍然处于清醒状态，未出现任何麻醉的征象。此时通过中心静脉导管进入患者体内的液体约 150ml。立刻停止通过该导管的输液，用 20ml 注射器连接导管，连续回抽出粉红色液体 50ml 左右，液体中含有白色脂肪乳。

病例分析

问题一：患者麻醉诱导失败的原因是什么？从中心静脉导管回抽出的粉红色液体是什么？

分析：

注射麻醉药后患者没有反应，麻醉诱导失败通常两方面的原因：一是用药错误，比如把其他含脂肪乳剂的药物当作丙泊酚；二是注射入体内的麻醉药并未进入循环系统进而作用于大脑。因为可能发生混淆的药物（比如氟比洛芬酯或脂肪乳剂）目前并未用于我们的临床实践，所以本病例不存在第一种情况，那就剩下第二种可能，即给药的导管不在中心静脉内。我们发现患者对全麻药无反应后立即从中心静脉导管回抽，并未回抽出暗红色血液，确认中心静脉导管并未在颈内静脉中。

怀疑中心静脉导管移位就应立即停止经该导管给药和补液，并仔细检查和分析导管位置。回抽的粉红色液体中含有白色脂肪乳，应该是少量血液与麻醉诱导时推注的丙泊酚以及输入平衡液的混合物。

病例资料

判断中心静脉导管移位后，立即开放外周静脉，给予舒芬太尼 $25\mu g$、丙泊酚 140mg 和罗库溴铵 50mg 重新进行麻醉诱导。第二次诱导插管顺利完成后，气管导管连接呼吸机，设置通气参数：潮气量 500ml，呼吸频率 12 次/分。此时气道压峰值为 $26cmH_2O$，$PetCO_2$ 为 $36cmH_2O$，生命体征平稳。听诊双肺呼吸音也清晰对称。手术正常进行，术中患者气道峰压在 $26\sim36cmH_2O$。超声下见右侧颈内静脉，但未找到导管，确认导管发生了血管外移位。

病例分析

问题二：术中明确颈内静脉导管发生血管外移位后是否可以拔除？
分析：

怀疑中心静脉导管移位后，应尽早做胸片或 CT 明确诊断，有助于争取处理的时间。近年来床旁超声的普及提高了快速诊断的效率。本病例在术中不具备 CT 检查的条件，但通过超声检查确认发生了导管血管外移位。然而与 CT 相比，床旁超声并不能准确地判断导管移位到何处，因此不能排除导管进入胸腔的可能。若贸然在机械通气时拔除颈内静脉导管，可能导致张力性气胸，因此我们考虑等手术结束后通过 CT 检查来明确中心静脉导管的确切位置，在患者恢复自主呼吸后拔除中心静脉导管。

病例资料

术中患者循环和氧合基本稳定。从该导管又陆续抽出约 200ml 粉红色液体。麻醉手术时间约 7h，顺利完成腹腔镜下全子宫切除术＋双侧输卵管切除术＋直肠部分切除术＋结肠直肠吻合术＋膀胱病灶切除术＋肠粘连松解术。因术后肠外营养需要，手术结束后在超声引导下完成左侧颈内静脉穿刺置管。术后 30min 患者苏醒，拔除气管导管。

胸部 CT 检查发现导管尖端位于右肺尖位置（病例 11 图 1A、B），双肺纹理增粗，但无气胸征象。因已近深夜，从安全角度考虑未立刻拔除颈内静脉导管。将患者送至 ICU 密切观察，给予头孢呋辛＋甲硝唑抗感染治疗。

术后第一天患者氧饱和度 99% ～ 100%。查体：心肺听诊无异常，下肢无水肿，腹部软。无胸闷、气急、呼吸困难主诉，但主诉侧身时右侧胸背部下方疼痛。床旁胸片示两侧少量胸腔积液，伴肺炎可能（病例 11 图 2）。给予兰索拉唑＋头孢呋辛＋哌拉西林钠他唑巴坦钠抗感染治疗，并拔除中心静脉导管。

导管拔除时穿刺点有一定量的出血，及时压迫止血。拔除即刻患者氧饱和度从 99% 下降至 90%，血压从 103/67mmHg 下降至 90/58mmHg，予吸氧、升压对症处理后很快恢复正常。

术后第二天查体：神清，双下肺呼吸音轻，下肢无水肿，腹部软。病人主诉活动时右侧胸部疼痛。行 CT 检查搬动患者时，氧饱和度再次从 98% 下降至 91%，吸氧后恢复正常。CT 示双下肺局部膨胀不全，双侧胸腔积液，右肺显著（病例 11 图 3）。

病例分析

问题三：该患者胸腔积液的性质是什么？应该如何处理？
分析：

该患者术后当晚胸部 CT 检查发现中心静脉导管尖端位于右肺尖，拔除该导管后，术后第二天 CT 检查显示右侧胸腔积液的密度与主动脉内血液接近，再结合拔除颈内静脉导管时有一定量的出血，因此考虑积液性质为血液。究其原因可能是颈内静脉导管穿破血管壁后又穿破胸膜，最终进入肺尖。导管未拔除时由于堵塞的作用，出血尚不明显；导管拔除后颈内静脉的血液从静脉破损处涌出，流入胸膜腔导致血胸。患者自主呼吸时胸腔负压会增大血液漏出量。

少量血胸可以自行吸收，因此如果血胸对循环和氧合没有影响，只需保守治疗，密切观察。若血胸的量较大，对循环或氧合产生了影响，或者虽然对呼吸和循环没有影响，但观察了 6 ～ 7 天仍不能吸收，即存在胸腔感染的风险，需及时行胸腔穿刺引流。

病例资料

请胸外科医生读片后认为胸腔积液量不多，可以先保守治疗等待自行吸收。术后第二天至第六天，患者胸痛症状逐渐减轻。

术后第 7 天，患者自述右胸背部疼痛再次加重，体位变换时更为明显，无胸闷、气急等症状。查体：右侧肩胛骨下角下方压痛、叩击痛，心脏听诊无殊，双肺呼吸音稍粗。体温 37.8℃，考虑血胸继发感染可能，给予左氧氟沙星＋阿米卡星抗感染治疗。再次 CT 检查发现右侧胸腔积液较上次有所增多（病例 11 图 4A），右下肺不张（病例 11 图 4B）。

请胸外科医生会诊，于下午 4 点左右进行胸腔穿刺引流，当晚引流出近 500ml 暗红色血性积液。术后第九天复查胸片显示双侧仅少量胸腔积液，未见其他异常（病例 11 图 5），患者无不适主诉，查体无殊，于是拔除胸腔引流管。拔管后患者一般情况可，后续恢复顺利，于术后第十四天出院。

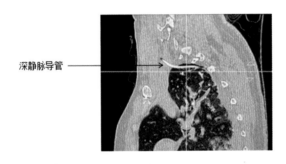

病例 11 图 1A　CT 矢状位图像显示中心静脉导管进入右侧肺尖组织

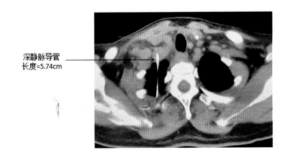

病例 11 图 1B　CT 横断位图像显示中心静脉导管进入右侧肺尖组织

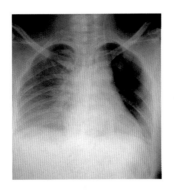

病例 11 图 2　胸片示两肺少量胸腔积液

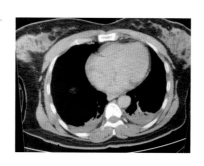

病例 11 图 3　双下肺局部膨胀不全，双侧胸腔积液

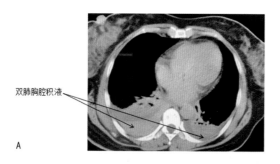

A

病例 11 图 4A　双侧胸腔积液

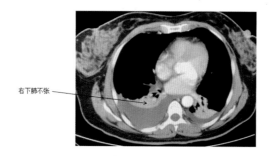

病例 11 图 4B　右下肺不张

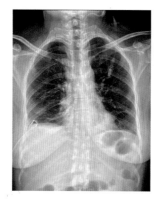

病例 11 图 5　胸腔穿刺引流治疗后胸片

◎ 病例分析

问题四：回顾整个病例经过，该患者中心静脉导管发生血管外移位的原因是什么？

分析：

本次操作使用的是国产中心静脉导管，导管前端相对较硬，因此穿刺针和导管都可能会穿破血管壁。如果是穿刺针穿破血管壁，多数发生在操作者置入导引钢丝时，固定穿刺针的手发生了移动，导致穿刺针穿破血管壁。如果是导管穿破血管壁，多数是放置导管时暴力操作导致。本病例麻醉医生在置入导管的同时回撤了导丝，可能导丝已完全回撤到导管内，因此导管头部在缺乏导丝引导的情况下，也存在误穿出颈内静脉至肺尖的可能性。而导引钢丝拔除后其"U"形头端完好无变形，且患者在颈内静脉穿刺置管过程中无明显不适主诉，未出现咳嗽胸痛等症状。我们分析穿刺针刺入肺尖的可能性更大，因为针远比导管尖端锋利，快速刺破胸膜时有可能不引起患者的不适。如果是导管钝性刺破血管和胸膜，患者的症状应该会比较明显。

本例颈内静脉穿刺是在患者清醒状态下实施的，除了操作过程中患者无不适主诉，未出现咳嗽、胸痛等症状外，该病例比较特殊的地方是（据操作医生所述）置管后接注射器回抽有暗红色血液，这些都导致操作者未能在第一时间发现导管移位。已经不在静脉内的导管，为何还能回抽出血？最有可能的解释是回抽的血量很少，只抽了一下，不超过1ml，看到有血就停止了，其实是把导管里原先存留的血抽出来而已，导管毕竟是先进入颈内静脉再穿破出去的。而术后出现的胸痛症状可能是从中心静脉导管推注的丙泊酚和静脉壁损伤后的出血刺激了胸膜，继而和肺组织形成粘连，随着呼吸运动产生的牵拉痛。

问题五：中心静脉导管发生了血管外移位，术中为何还能持续抽出粉红色血液？

分析：

术中经导管回抽液体总量约250ml，颜色呈现粉红色，而非鲜红或暗红色，提示血红蛋白含量低，可能是少量血液混合第一次诱导时注射的丙泊酚加上之前输注的平衡液所致。CT图像上测量穿出血管壁之外直至肺尖的导管长度为5.7cm，而该导管的侧孔距离导管尖端1～2cm，因此该导管侧孔应该也位于颈内静脉之外。回抽出血可能是周围肺组织小静脉损伤出血，也可能是从颈内静脉破孔流出的血液。

问题六：颈内静脉穿刺常见并发症及处理？

分析：

中心静脉穿刺置管常见并发症有感染、导管阻塞以及导管移位造成的严重后果等。文献报道颈内静脉导管移位的发生率为 5.01%，包括血管内移位和血管外移位。血管内移位的常见部位包括颈动脉、奇静脉、左上腔静脉、乳内静脉、椎静脉等。类似于本病例的导管穿破血管壁的血管外移位，导管可能会进入硬膜外腔、心包、胸膜腔、纵隔、胸导管等，常常难以判断，可能会导致严重后果。究其原因，主要还是与操作不当、解剖变异、血管壁异常等有关。在置管过程中的异常阻力和置管后患者的异常症状常提示操作者有导管移位的可能，应及时使用各种方法确认导管位置。

有病例报道右侧颈内静脉顺利穿刺置管后患者颈部逐渐肿胀，颈部 CT 证实中心静脉导管穿破血管壁后进入硬膜外腔，于是在手术室内立刻将导管拔除，几分钟后患者突发严重背痛，CT 提示大块硬膜外血肿压迫颈髓，急诊手术清除血肿后患者完全恢复。颈内静脉导管误入硬膜外腔常常是由于穿刺置管过深，临床表现为患者严重的背部疼痛。

中心静脉导管移位入心包会导致心包填塞，虽然罕见但往往是致命的。这是由于较硬的导管头端顶住心房或心室壁，随着每次心脏收缩，导管都会对心壁产生损伤，进而引起穿孔。导管进入心包腔后，会引起心包腔积液甚至积血，当达到 300～500ml 时，就会导致致命的心包填塞。如果留置中心静脉导管的患者突然出现胸痛、发绀、颈面部静脉怒张、呼吸困难、心动过速、低血压等表现，需考虑有心包填塞的可能。如遇到这种情况，需立即停止经中心静脉导管输液及给药，降低输液器高度至心脏水平之下，利用重力引出心包腔或纵隔内积液或积血；或者直接从导管尝试抽出液体。若失败则需做心包穿刺减压和外科修复。因此在置入中心静脉导管时需注意导管不要置入过深，术中做好导管固定并经常检查回血是否顺畅。

如果中心静脉导管进入纵隔和胸膜腔而未被及时发现，通过导管输液输血、拔除导管后血液流入胸膜腔均会导致血胸、水胸和水纵隔，自主呼吸时的胸腔负压会导致病情加重，表现为患者呼吸困难、胸痛、背痛。导管进入纵隔常是由于穿刺置管过深，进入胸膜腔常和穿破血管壁相关。少量的出血和积液会自行吸收，可以对症治疗。若出血量大、出现明显肺受压或感染症状则需积极处理，放置胸腔闭式引流。

胸导管汇入左侧头臂静脉的远端，如果穿刺到胸导管在左侧头臂静脉的开口处进行静脉置管而未被发现，可能会导致水纵隔和乳糜胸，后者会持续到拔除颈内静脉导管之后。必要时需进行手术修补。

因此，置入中心静脉导管后，即使在连接补液且液体滴速正常的情况下，也应常规测试导管头端是否位于血管腔内。最简单的方法是将输液瓶放置低于心脏水平，打开输液调节器，观察血液回流是否顺畅。本例的主要问题就是没有在置管后常规测试导管头端是否在血管内。除了传统的方法外，也可以通过观察中心静脉压（CVP）的波形和数值来判断导管位置是否正确，必要时可以借助影像学检查。目前临床上越来越多的推荐使用超声技术来帮助医生判断导管位置，床旁血管超声和经食道超声较传统的 X 线检查可以更方便迅速的诊断，也可以避免患者的放射线暴露。文献报道床旁超声诊断导管移位的灵敏度是 82%，特异度是 98%，诊断气胸的灵敏度和特异度均接近 100%，且较 X 线检查可以节约 58min 的诊断时间。

🖐 病例点评

这是一例罕见的中心静脉导管向血管外移位、穿破胸膜和肺尖导致血胸的病例。幸运的是，本例中一开始使用了这根中心静脉导管进行麻醉诱导，推注丙泊酚后患者保持清醒，提示导管并不在血管内。若直接使用外周静脉诱导，而这根中心静脉导管仅仅用作输血输液，后果可能不堪设想。Maisniemi 等报道过一例烧伤患者，术中使用右侧中心静脉导管的侧管补液，主管用来测定 CVP，机械通气时出现通气受阻，伴有心动过速，CVP 异常升高，后胸片证实导管移位入胸腔，右侧胸腔大量积液。也有病例报道在术后 10h 发现患者出现颈面部水肿合并纵隔、胸腔积液，患者表现为呼吸困难、低氧血症。这些病例都在术中或术后发生了中心静脉导管移位，给及时发现和处理带来更大的困难。

本病例的发现和处理还是比较及时的，术后拔除中心静脉导管和胸腔穿刺的时机选择也较为合理，避免了严重的后果。但本病例也有一些不足之处，如对中心静脉穿刺的规范和细节的把握尚有欠缺，对中心静脉导管位置未进行确认。这个病例再次强调了中心静脉置管后对导管位置确认的必要性。

中心静脉导管血管外移位有多种可能性和临床表现，需要操作者严格按照操作规范进行操作，熟悉解剖结构，一旦发生移位要仔细分析，借助必要的影像学工具准确诊断，及时处理，以避免对患者造成持续而严重的损害。

（孙　申）

要 点 Keypoint

1. 颈内静脉导管移位是颈内静脉穿刺常见并发症之一，包括血管内移位和血管外移位，如果判断失误，可导致严重后果，包括硬膜外血肿、心包填塞、血胸、水胸、水纵隔等。

2. 预防颈内静脉导管移位首先要熟悉解剖结构、规范操作。置管成功后及时确认导管位置。传统的方法是将输液瓶放置低于心脏水平，观察血液回流，简单而有效。

3. 一旦发现颈内静脉导管移位，应立即停止使用，明确导管位置，合理选择拔导管时机，避免对患者造成严重损害。

4. 少量血胸可自行吸收，如果对循环和氧合没有影响，只需密切观察。若血胸的量较大，对循环或氧合产生了影响，或者虽然对呼吸和循环没有影响，但6～7天仍不能吸收，则存在感染的风险，需及时行胸腔穿刺引流。

参考文献

[1]Ablordeppey EA，Drewry AM，Beyer AB，et al.Diagnostic Accuracy of Central Venous Catheter Confirmation by Bedside Ultrasound Versus Chest Radiography in Critically Ill Patients：A Systematic Review and Meta-Analysis[J]. Crit Care Med，2017，45：715-724.

[2]Srinivasan S，Govil D，Gupta S，et al.Incidence of posterior wall penetration during internal jugular vein cannulation：A comparison of two techniques using real-time ultrasound[J]. Indian J Anaesth，2017，61（3）：240-244.

[3]Gibson F，Bodenham A.Misplaced central venous catheters：applied anatomy and practical management[J].Br J Anaesth 2013，110（3）：333-346.

[4]Wu A，Helo N，Moon E，et al.Strategies for prevention of iatrogenic inferior vena cava filter entrapment and dislodgement during central venous catheter placement[J].J Vasc Surg 2014，59（1）：255-259.

病例 12 术中子宫体注射垂体后叶素致心搏骤停

病例资料

患者女性，45岁，身高167cm，体重58kg，因"发现子宫肌瘤2年"收入院，拟全身麻醉下行腹腔镜下子宫肌瘤剥除术。术前检查心电图、肝肾功能无明显异常，血常规报告显示血红蛋白Hb 93g/L。既往有轻度贫血病史2年，未服用药物，平时无胸闷、头晕等不适主诉。

患者入室后常规无创心电监护，HR 72bpm，BP 105/60mmHg，SpO$_2$ 99%。麻醉诱导采用舒芬太尼25μg、丙泊酚TCI靶浓度5μg/ml、琥珀胆碱80mg静脉注射。气管插管成功后以地氟醚6%吸入、瑞芬太尼0.2μg/（kg·min）静脉输注、顺式阿曲库铵5mg静脉注射维持麻醉。术者腹腔镜穿刺器穿刺成功后给予气腹压力10～14mmHg，开始手术。

手术开始时患者循环平稳，BP 100/45mmHg，HR 50次/分，此时呼气末地氟醚浓度为5.9%。手术医生向子宫体注射垂体后叶素6U（稀释至5ml），注射完毕后约30s，患者心电图突然变为一直线，氧饱和度波形也成一直线。

立刻行胸外按压并呼叫帮助，同时让手术医生停止手术并将气腹关闭，释放CO$_2$。按压10s左右，患者即恢复窦性心律，即刻测量无创血压，示93/44mmHg，心率为58次/分。

术者继续手术，刚一牵拉子宫，心率又下降至30次/分，立刻再次行胸外按压。10s左右患者心律恢复窦性，为54次/分。予阿托品0.5mg静脉注射，行右侧桡动脉穿刺置管直接测压。注射阿托品后心率升至90次/分，有创动脉压监测下手术继续进行。

其后手术顺利，持续1小时10分钟左右。患者术后复苏过程无异常，安返病房。

病例分析

问题一：导致患者心搏骤停的可能原因是什么？

分析：

根据患者的病史资料，从以下几个方面考虑。

首先，患者是中年女性，一般情况良好，既往没有心脏病病史。虽然有轻度贫血，但也不是由于急性失血引起的，轻度贫血已经有一段时间，机体已经适应这种变化。

其次，麻醉诱导顺利，由于麻醉药物的使用，其心率从基础的 72 次 / 分降低至 50 次 / 分。诱导时所使用的舒芬太尼、丙泊酚、琥珀胆碱均可减慢心率，尤其是琥珀胆碱，由于琥珀胆碱和乙酰胆碱分子非常相似，因此可以激活副交感神经节的烟碱样胆碱能受体及心脏窦房结的毒蕈碱样受体，引起心动过缓。

再次，腹腔镜气腹时，由于腹膜受到压力，也可能引起反射性心动过缓。

最后，由于是在注射垂体后叶素之后几乎立刻心率从 50 次 / 分直接降为零，最可能的原因就是大剂量垂体后叶素进入血管内导致血管急剧收缩、心脏泵血困难，加上诱导时的药物作用和气腹对腹膜的刺激，心搏骤停因此发生。

问题二：垂体后叶素的药理作用是什么？子宫肌瘤剥除术中应用可产生什么作用？

分析：

垂体后叶素（pituitrin）是从牛、猪的垂体后叶中提取的粗制品，内含缩宫素和血管加压素。缩宫素（oxytocin）是一种肽类激素，由垂体后叶分泌，在下丘脑的室旁核和视上核合成，由 9 个氨基酸组成，经神经垂体释放。缩宫素对子宫平滑肌有选择性作用，其作用强度取决于给药剂量和子宫的生理状态。对于非妊娠子宫，小剂量能加强子宫的节律性收缩；大剂量可引起子宫的强直性收缩。血管加压素（Vasopressin）又称抗利尿激素，是由下丘脑的视上核和室旁核的神经细胞分泌的 9 肽激素，经下丘脑—垂体束到达神经垂体后叶后释放出来，主要作用于加压素 2（V_2）受体，提高远曲小管和集合管对水的通透性，促进水的吸收，产生抗利尿作用。在较高的浓度下，也会作用于加压素 1（V_1）受体，并对包括冠脉血管系统在内的大多数血管产生普遍的收缩作用。加压素对心脏的影响包括冠状动脉血流量减少、交感神经张力改变以及对全身性血管收缩的反应性增强，这些变化导致了心输出量的减少以及心率降低。加压素也可收缩外周血管，并引起肠、胆囊及膀胱的收缩。加压素是尿液浓缩和稀释的关键性调节激素。

　　垂体后叶素的消除半衰期为 20min，在肝脏和肾脏中分解。虽然垂体后叶素的作用时间不长，但是对循环系统的影响却非常明显。妇科手术行子宫肌瘤剥除时，向子宫体注射垂体后叶素可以起到收缩子宫平滑肌、减少出血的作用。但如果吸收入血的量较多，患者的血流动力学变化是非常剧烈的。一般先是在缩宫素的作用下心率增快、血压下降，紧接着就发生血压急剧上升，心率反射性降低的情况。

　　问题三：本病例心搏骤停的处理是否得当？关于心肺复苏有哪些新的进展？

　　分析：

　　本病例中，发现心搏骤停后马上采取了以下措施：停止手术、释放气腹压力、胸外按压。这些措施都是及时有效的。美国心脏病学会 / 美国心脏协会（ACC/AHA）2020 版心肺复苏指南建议，对于心搏停止，应尽快给予肾上腺素。本病例在胸外按压后很快恢复了窦性心率，并未给予肾上腺素，说明引起心脏骤停的原因很快就消退了。假设该患者经胸外按压未很快恢复窦性心率，则应及早给予肾上腺素治疗。

　　2020 版心肺复苏指南强调肾上腺素早期给药的建议，是基于大量循证医学的证据。两项共 8500 余例到院前死亡（OHCA）患者参加的肾上腺素随机试验表明，肾上腺素可提高心肺复苏后自主循环恢复（ROSC）和患者生存率。3 个月的时间点对于神经系统恢复的评估最有意义，此时肾上腺素组存活者中神经系统预后良好的数量有轻度增加。最近一篇荟萃分析包含 16 项关于复苏给药时机的观察性研究，结果表明，对不可电击心律患者更早使用肾上腺素与 ROSC 之间存在相关性，尽管并未看到生存率普遍提高；对于可电击心律患者，支持优先进行除颤和 CPR，如果 CPR 和除颤初始尝试不成功，则给予肾上腺素。

　　2022 版心肺复苏指南提出了"头高位心肺复苏"。在动物实验中，与平卧位相比，头和胸部向上倾斜 30° 的猪在 CPR 期间，平均动脉压保持不变，但颅内压降低，脑灌注改善。一项临床研究跟踪了 2322 例院外心脏骤停患者在临床引入包括头高位 CPR 策略（即反向 Trendelenburg 体位 20°）及充分给氧但延迟正压通气两项措施之前、期间和之后的复苏成功率。结果表明，在引入该策略过程中，复苏成功率即上升，而之后被复苏成功的患者数量持续翻倍（相对风险 1.90，95% 可信区间 1.61 ～ 2.26）。本病例是在腹腔镜下行子宫肌瘤剥除术，常规手术体位是头低脚高位（Trendelenburg 体位），术中发生心搏骤停后，体位从头低脚高改为头稍高的反向 Trendelenburg 体位可能更好。

问题四：第二次发生极度心动过缓的原因是什么？可以采取什么预防措施？

分析：

在患者经历一次心搏骤停，胸外按压恢复窦性心率后，麻醉医生没有采取进一步的措施，直接让手术医生继续手术。但是，此时所有造成心动过缓、心搏骤停的危险因素并未完全去除，患者仍然处于心动过缓状态（54次／分），因此应观察一段时间、适当予以处理后再行手术，如给予胆碱能M受体阻滞剂阿托品提高心率。由于未纠正心动过缓即开始手术，发生了手术者牵拉子宫后第二次极度心动过缓，此次诱因主要是迷走反射亢进。

迷走神经是第十对脑神经，在体内分布广泛，参与多个系统功能调节。由于行程长、末梢分布广泛，不易区分，故名。由于心脏的副交感就是迷走神经支配，手术过程中牵拉刺激任何迷走神经支配的器官均有可能发生反射性迷走神经兴奋，传入延髓内副交感低级中枢（迷走神经脊核）后释放冲动，经迷走神经内副交感纤维到达心脏，从而引起心率减慢，即迷走－迷走反射。最典型的迷走－迷走反射是胆心反射、眼心反射，以及插管时可能发生的声门反射。对于子宫的刺激也会引起相似的迷走反射，临床上较为常见的人工流产综合征即是在人工流产术中，由于子宫颈被牵拉、扩张以及负压、刮匙对子宫壁的影响，刺激了分布在这些区域的神经末梢，迷走反射亢进，引起心动过缓、心率失常，从而出现恶心呕吐、胸闷、面色苍白等症状，严重者可能发生休克。

发生迷走－迷走反射的高危因素包括患者术前情绪紧张、贫血、心血管疾病、全身麻醉过浅、缺氧、高碳酸血症、电解质紊乱等。年龄因素也是一方面，有数据表明，60岁以上患者发生迷走反射的风险高于60岁以下患者；儿童也是迷走反射发生率高的人群，且年龄越小发病率越高。

预防迷走－迷走反射的措施包括：①术前纠正电解质紊乱状态，注意补液，尤其注意纠正低钾血症；②注意心脏原发疾病的诊断和治疗，术前调整患者心功能至合适的状态；③术前应用胆碱能M受体阻滞剂阿托品；④麻醉方式的选择方面，全麻优于硬膜外麻醉，因为硬膜外麻醉阻滞节段的交感神经被抑制，迷走神经则处于相对兴奋状态。此外，硬膜外麻醉下内脏感觉传入神经阻滞不完全，易受手术刺激诱发迷走反射；⑤如果患者已处于休克或低血压状态，更易发生迷走反射。应采取积极措施纠正休克或低血压状态。

问题五：子宫肌瘤剥除手术中子宫体注射垂体后叶素是必须的吗？是否有宫体注射的推荐剂量？有其他替代措施吗？

分析：

垂体后叶素中主要成分是血管加压素和缩宫素，用于子宫肌瘤剥除手术，通过收缩子宫平滑肌减少出血的作用在许多研究中被证明是非常有效的，但是安全的总剂量和浓度仍存在争议。2018 年发表的一项 Cochrane 荟萃分析提示，垂体后叶素 5 ~ 6U 是确保疗效而又不损害患者安全的最低剂量。而无论是使用原液还是稀释液，减少出血的效果是一样的。有专家建议垂体后叶素以 0.2U/ml 的浓度、4 ~ 6U 的剂量进行子宫体注射，但同时指出，垂体后叶素通过 V_1 受体介导的血管收缩可以在相似的剂量发生止血和心脏并发症。因此，如果血管加压素在一个推荐的剂量达到止血的目的，则理论上也可以在相同剂量和浓度下引起心脏并发症。因此，即使使用垂体后叶素的推荐剂量仍然不能避免心脏不良事件的发生，需要我们在临床工作中做好预防措施以及密切监护。

除了垂体后叶素外，目前用于减少子宫肌瘤剥除术中出血的药物性措施还包括：缩宫素、鸟氨酸加压素、米索前列醇、布比卡因和肾上腺素混合液、血管加压素和米索前列醇混合液、氨甲环酸等。发表于 2019 年的一项荟萃分析结果显示，尽管上述措施与空白对照组相比都能明显减少术中出血量，但是仅有缩宫素是减少输血的有效措施。

问题六：垂体后叶素还有其他不良反应吗？术中应用了垂体后叶素术后需注意什么？

分析：

垂体后叶素使用的不良反应主要涉及循环系统，除了心动过缓、心搏骤停以外，目前报道的还包括低血压、心肌梗死、肺水肿等。因此，使用了垂体后叶素的患者围手术期应该密切监护，尤其是有基础心脏疾病患者，以减少并发症的发生。

临床工作中，我们注意到高血压的患者如果术中注射垂体后叶素，手术结束苏醒拔管后，在复苏室内经常观察到患者呈现高血压状态，需要更加积极的降压治疗。除了心血管系统的不良反应之外，最常见的不良反应还包括恶心呕吐、术后疼痛，因此积极预防和处理相关不良反应也是必要的。由于子宫体注射垂体后叶素后子宫可能发生强直性收缩，患者术后子宫收缩痛可能非常剧烈。因此术后应该注意内脏痛的治疗，可以采用非甾体类抗炎药以及羟考酮、布托啡诺等阿片 κ 受体激动剂进行术后镇痛，以达到较好的效果。

病例点评

心搏骤停可分为原发性（心源性）心搏骤停和继发性（非心源性）心搏骤停。心源性心搏骤停，可能原因为冠状动脉硬化或痉挛引起的心脏短暂性缺血而导致的室颤。而非心源性心搏骤停为麻醉与手术期间最常见，与麻醉诱导不当、缺氧、急性气道梗阻或呼吸停顿、快速大量失血、酸碱平衡失调、电解质紊乱、血容量不足等有关。该病例手术期间发生了两次心率极度减慢甚至心搏骤停。一次是发生在子宫体注射垂体后叶素后，通过胸外按压使心率恢复至窦性，随后随着子宫牵拉再次出现心率极度缓慢。该患者既往无明显器质性心脏病史，基本可排除心源性心搏骤停。此外排除了麻醉药物使用过量、用药错误、低氧血症，低血容量、气体栓塞及电解质紊乱等可能原因后，考虑到是在注射垂体后叶素后几乎立刻发生了心率从 50 次 / 分降至零，最可能的原因就是垂体后叶素入血导致循环剧烈波动、心搏骤停。

腹腔镜子宫肌瘤剥除手术中为了减少出血，通常会在子宫宫体注射垂体后叶素。同时由于子宫肌瘤血供丰富，垂体后叶素容易吸收入血，引起血压的急剧波动，反射性的心跳减慢甚至骤停。本病例麻醉医生一直在关注手术进程，第一时间发现患者出现心搏骤停，及时进行心外按压，因此很快就恢复了窦性心律。类似的病例我们在之后也遇到了 3 例，心搏骤停的恢复是相似的。这些病例提醒我们，对于麻醉医生来说，当术者准备注射垂体后叶素时，需警惕该药物可能引起的循环剧烈波动，必须密切监护。当发生垂体后叶素注射后心率严重减慢甚至心搏骤停时，及时有效的胸外按压以及停止手术刺激是关键；此类心搏骤停是由于垂体后叶素引起，通常表现为血压明显增高，如果处理及时，并不需要常规使用肾上腺素。此外，心搏骤停经处理很快恢复窦性心律后，需要等患者心率血压调节至正常范围、酸碱电解质经检查确认没有明显异常、内环境稳定后再行手术，避免原先引起心搏骤停的原因没有完全消除而再次发生严重循环意外。对于术者而言，注射前必须告知麻醉医生，注射时需谨慎，将垂体后叶素原液稀释、分次注射、多次回抽。

（刘宇琦　焦　静）

要　点　Keypoint

1. 为了减少出血，在子宫肌瘤剥除手术中向宫体注射垂体后叶素是常用的措施；由于注射部位血供较丰富，垂体后叶素吸收入血可引起血压剧烈升高和反射性心动过缓、甚至心搏骤停。

2. 手术医生在向宫体注射药物前，应告知麻醉医生，注射时应将药液稀释，分次注射，反复回抽。

3. 麻醉医生应密切关注手术进程，一旦术中患者出现心率极度减慢甚至心搏骤停，应立刻暂停手术，实施心肺复苏。宫体注射垂体后叶素引起的心搏骤停通常在及时胸外按压后即可很快恢复窦性心律。

4. 心肺复苏成功后，手术不应立刻进行，需等患者生命体征恢复至正常范围、酸碱电解质经检查确认没有明显异常、内环境稳定后再行手术，避免原先引起心搏骤停的原因没有完全消除而再次发生严重循环意外。

参考文献

[1]Samy A，Raslan AN，Talaat B，et al.Perioperative nonhormonal pharmacological interventions for bleeding reduction during open and minimally invasive myomectomy：a systematic review and network meta-analysis[J].Fertil Steril，2020，113（1）：224-233.

[2]Muthukumar M，Mathews L，Vasantha N，et al.Intramyometrial vasopressin as a haemostatic agent：Is it really safe[J]？ Indian J Anaesth，2015，9（1）：51-53.

[3]余奇劲，肖兴鹏.围麻醉期突发事件的挑战[M].北京：中国科学技术出版社，2016.

[4]Kim JW，Kim G，Kim TW，et al.Hemodynamic changes following accidental infiltration of a high dose of vasopressin[J].J Int Med Res，2020，48（9）：300060520959494.

[5]Frishman G.Vasopressin：if some is good，is more better？[J].Obstet Gynecol，2009，113（2 Pt 2）：476-477.

[6]Kongnyuy EJ，Wiysonge CS.Interventions to reduce haemorrhage during myomectomy for fibroids[J].Cochrane Database Syst Rev，2014，（8）：CD005355.

[7]Gallos ID，Williams HM，Price MJ，et al.Uterotonic agents for preventing postpartum haemorrhage：a network meta－analysis[J].Cochrane Database Syst Rev，2018，25（4）：CD011689.

[8]Cohen SL，Senapati S，Gargiulo AR，et al.Dilute versus concentrated vasopressin administration during laparoscopic myomectomy：a randomised controlled trial[J].BJOG，2017，124（2）：262-268.

病例资料

患者女，47 岁，55kg，158cm，入院诊断为子宫肌瘤，拟在全麻下行腹腔镜全子宫＋双附件切除术。既往因"头晕、全身乏力"，外院就诊，诊断为"脑动脉硬化"，口服加巴喷丁 0.3g qd，否认其他慢性系统性疾病，否认打鼾史，日常体力劳动可。查体：张口 3 指，Mallampati 分级Ⅰ级，后仰不受限，心肺听诊无异常。术前血常规、心电图及肝肾功能无明显异常。

患者入手术室后常规监测，HR 68 次 / 分，BP 108/70 mmHg，SpO_2 100%。去氮给氧，静脉注射咪唑安定 1mg、舒芬太尼 25μg、丙泊酚 110mg 和顺式阿曲库铵 7mg 全麻诱导，可视喉镜下顺利插入 7 号钢丝加强型气管导管，固定气管导管，未放置牙垫。

术中使用七氟醚 1% ～ 3% 和瑞芬太尼 0.3μg/（kg·min）维持麻醉。手术历时 70min，术中补液 1250ml，出血 50ml，尿量 200ml。术毕前 10min 左右停用七氟醚，缝完皮后停瑞芬太尼。

手术结束 5min 后，患者体动挣扎，但意识不清，呼之不应，牙关紧闭，导致气管导管被夹闭。即刻呼救，并立即静脉注射丙泊酚 50mg，但 SpO_2 仍快速进行性下降至 80%，予琥珀胆碱 60mg，SpO_2 缓慢上升至 91%。此时 HR 92 次 / 分，BP 143/82mmHg。检查口腔发现固定导管胶布未脱落，但气管导管处有漏气，然而气管导管套囊压力正常。此时气管导管内见粉红色泡沫样痰。

置入可视喉镜，见导管套囊有一半脱出在声门外。立即套囊放气，重新插入气管导管并充气。机械通气后，SpO_2 上升至 99%。听诊：心律齐，未及杂音。双上肺及左下肺呼吸音较粗，右下肺呼吸音不清楚，未闻及明显湿啰音。

予地塞米松 10mg ＋甲强龙 40mg 静脉注射，患者转入苏醒室继续机械通气，设置潮气量 420ml，呼吸频率 12 次 / 分，FiO_2 100%，PEEP 5cmH$_2$O。持续输注丙泊酚和小剂量瑞芬太尼维持镇静。观察 3h 后，生命体征平稳，SpO_2 99%。听诊：双肺呼吸音较清，未闻及明显湿啰音；测动脉血气，氧分压 323mmHg，二氧化碳分压 39.3mmHg。

考虑患者氧合改善可以拔管，停丙泊酚和瑞芬太尼。10min 后，患者恢复意识，能完成指令动作，握手有力。遂拔除气管导管。拔管后，患者自述呼吸乏力，面罩吸氧 10L/min 时 SpO$_2$ 仅 88%，予以球囊面罩辅助通气后，SpO$_2$ 维持在 96%。予甲强龙 40mg、速尿 20mg 静脉注射。术中和术后液体入量共计 2050ml，尿量 1400ml。予以无创机械通气呼吸支持治疗（BIPAP 模式，吸入氧浓度 50%）后，SpO$_2$ 上升至 98%。

23：30 摄床旁胸片，提示双肺纹理增粗模糊，右肺有渗出。

采用 BIPAP 模式行无创正压通气至第二天上午 06：00 左右，期间缓慢降低吸入氧浓度至 35%，SpO$_2$ 维持 98%。停呼吸机后改为鼻导管吸氧，氧流量 3L/min，SpO$_2$ 98%，血压 105/76mmHg，心率 76 次/分。

术后第二天 8 点，转回病房继续予 3L/min 氧流量吸氧。术后第三天，患者自述呼吸乏力有所好转，行床旁胸片提示双肺纹理增粗，未见明显活动性病变。继续予以间断吸氧。术后第四天，患者呼吸乏力明显好转，可正常呼吸，停吸氧。术后第五天顺利出院。

◎ 病例分析

问题一：什么是苏醒期躁动？如何诊断？导致患者苏醒期躁动的原因是什么？如何预防和处理苏醒期躁动？

分析：

1. 定义和概况　全麻苏醒期躁动（emergence agitation，EA）也称之为苏醒期谵妄（emergence delirium，ED），指的是在全麻苏醒早期，即全麻结束从无意识恢复到完全有意识的期间发生的短暂的、自限性的、非波动性的神经运动兴奋的状态。其临床表现常常多种多样，主要有无意识的扑动、躁动、幻觉和定向力障碍等，此时患者往往处于意识分离的状态，不能遵从言语指令。EA 发病的持续时间都很短暂，文献报告在 40s 至 3min，并会随着患者的完全恢复意识逐渐好转。

尽管 EA 的持续时间较短，且有自限性，但也可能非常危险。EA 可导致伤口破裂出血、心脑血管意外、意外坠床和自行拔除气管导管或其他引流管等并发症。除此之外，EA 发生时，为避免意外发生，还需要额外医护人员和药物干预，增加了医务人员的负担和患者的住院费用。

EA 是临床上常见的全身麻醉并发症之一，可发生在各年龄的患者中，在儿童中尤为常见，发生率可高达 50% ~ 80%，成人患者的发生率在 3.6% ~ 22.2%。

2. 诊断标准　EA 的诊断目前并没有一个公认的金标准，主要使用一些 ICU（重症监护病房）镇静量表。临床上在成人中最常用的为里士满躁动镇静评分（Richmond agitation sedation scale, RASS）（病例13 表1）。RASS 分数范围为 -5 ~ +4，共 10 个级别，将患者的意识状态分为 5 个级别，一般 RASS 评分 ≥ 1，即可诊断为 EA。临床常用的量表还有赖克镇静躁动量表（Riker sedation-agitation scale, RSAS）、护理谵妄筛选评分（Nursing Delirium Screening Scale, NuDESC）和 ICU 意识错乱评估方法（Confusion assessment method for the ICU, CAM-ICU）等。

3. 机制　EA 的发生机制目前尚不清楚，目前研究主要认为是在全麻苏醒时的兴奋期，随着意识的恢复，对内外部刺激做出的过度反应。与成人 EA 相关的危险因素有很多。最新的荟萃分析显示，明确的危险因素有男性、吸烟、留置导尿管、术后疼痛，而吸入麻醉药物、年龄 > 65 岁、药物滥用史、术中使用苯二氮䓬类药物则是可能的危险因素。除此之外，某些特殊类型的手术，比如口腔科、五官科和头面部的手术也是 EA 的独立危险因素。

4. 预防　由于缺乏对 EA 发生机制的充分理解和高质量的前瞻性随机对照试验，目前并无统一且有效的 EA 预防策略。常用的预防手段主要针对可能引起这一现象的相关因素，方法包括：术前心理干预、术前用药避免使用抗胆碱能药物和苯二氮䓬类药物、术中避免使用吸入麻醉药、术后充分镇痛、保持呼吸道通畅和维持水电解质平衡等。另外也有一些药物可用来预防 EA，比如右美托咪定和瑞芬太尼等。有研究报道术前和术中使用右美托咪定可减少 EA 的发生，但用药的最佳时机和剂量仍有待进一步研究。临床使用过程中，需要注意右美托咪定的不良反应，包括拔管时间延迟、苏醒时间延长、心动过缓和低血压等。瑞芬太尼作为一个超短效 μ-阿片受体激动剂，能够抑制气管导管等不良刺激，可抑制拔管期间的呛咳和苏醒期躁动，并被英国困难气道协会推荐作为安全拔管策略之一。

5. 处理　EA 的处理仍然是临床上一大难题。对于发生 EA 的患者，主要根据发生原因进行相应的处理，在没有发现原因的时候首先注意的是加强护理，呼唤帮助，防止意外事件的发生；应排除因电解质紊乱、药物引起，或因低氧血症、高碳酸血症、中风、癫痫等引起的病理性的躁动；酒精和药物的戒断反应也可引起类似 EA 的症状，需予以鉴别；应着重注意去除不充分镇痛、膀胱过度充盈；另外可以采用一些药物补救干预，比如使用右美托咪定 0.5 ~ 1.0μg/kg 缓慢静脉注射 10min，或者可使用丙泊酚或低剂量的咪达唑仑加深麻醉，尝试一定时间后再次苏醒。

6. 本病例的原因分析　本例患者 RASS 评分为 2 分，诊断为 EA。造成该患者 EA 的主要原因可能是以下几个：第一，术中使用七氟醚。七氟醚导致 EA 的作用机制可能与七氟醚苏醒较快，但大脑不同区域恢复时间不一致有关。关于七氟醚麻醉后 EA 的报道主要集中在儿童，这可能与儿童吸入麻醉普遍使用七氟醚有关。近年来有研究比较了术中使用七氟醚和地氟醚对 EA 的影响，结果显示使用地氟醚替代七氟醚并不能降低 EA 的发生，提示可能所有的吸入麻醉药对 EA 都有相同的影响；第二，本病例中，术后镇痛可能并不完善。除了麻醉诱导时给予的舒芬太尼，此后并未给予长效的术后镇痛药物，且术中高剂量的瑞芬太尼持续输注可能导致术后痛觉过敏，造成患者苏醒期疼痛引起躁动；第三，患者身上留置的导尿管、引流管和气管导管等可刺激黏膜，引起不适和疼痛，造成 EA。

病例 13 表 1　里士满躁动镇静评分（Richmond agitation sedation scale，RASS）

分值	描述	定义
+4	有攻击性	明显的攻击性或暴力行为，对医护人员有直接危险
+3	非常躁动	试着拔出气管导管、静脉导管等各种导管
+2	躁动焦虑	身体激烈移动，无法配合呼吸机
+1	不安焦虑	焦虑紧张，但身体只有轻微的移动
0	清醒平静	清醒自然状态
−1	嗜睡	没有完全清醒，但可以保持清醒超过十秒
−2	轻度镇静	无法维持清醒超过十秒
−3	中度镇静	对声音有反应
−4	重度镇静	对身体刺激有反应
−5	昏迷	对任何刺激都没反应

注：RASS 评分 ≥ 1，即可诊断为苏醒期躁动。

问题二：经口气管插管如何避免患者咬管导致气管导管夹闭？怎么样才能做到安全拔除气管导管？钢丝加强气管导管是不是不容易被夹闭？

分析：

咬合的力量主要来自于双侧咬肌的收缩，咬肌最大力可达1221N，可夹闭气管导管、喉罩和口咽通气道。清醒拔管时推荐放置牙垫，防止患者苏醒期咬管，咬管会导致一些严重并发症。一旦发生咬管，气管导管被夹闭，应迅速将气管导管套囊泄气，使气体可从导管周围流动，避免因气道梗阻造成患者用力吸气时肺内极度的负压而导致负压性肺水肿。

根据 2012 英国的困难气道协会拔管指南和 2014 年国内气管导管拔管的专家共识

建议，通过患者气道拔管危险因素评估，可分为"低风险"和"高风险"拔管。本病例中患者并无打鼾，查体也无困难气道征象，应为"低风险"拔管。"低风险"气管导管的拔管，根据拔管时机不同，可以使用清醒拔管或者深麻醉拔管两种方法。清醒拔管总体上来说更加安全，也是临床上使用最多的。深麻醉拔管能减少呛咳和血流动力学波动，但若时机把握不当，可增加上呼吸道梗阻的概率。至于拔管时机如何掌握，可遵循以下流程进行操作，见病例13表2和病例13表3。

钢丝加强型气管导管的管壁有软钢丝支撑，能够抵抗外力，使导管有更好的柔韧性，可大弧度弯曲而内腔不变形缩小，尤其适用于头面部手术、俯卧位手术等气管导管容易弯曲的情况。其较聚乙烯导管更能受压而内腔不变形，但一旦被夹闭很难恢复原状。目前，并无研究和指南表明钢丝加强型气管导管能抵御咬管。相反，有文献报道，经口钢丝加强型气管导管被咬合后，出现破裂和夹闭，导致危险，临床上应格外引起注意。

本病例中，主麻医生过于相信钢丝加强型气管导管，在苏醒时未安放牙垫，导致患者苏醒躁动时咬管。此时可以先将气管导管套囊放气，同时加深麻醉使患者放松咬肌，保持气道通畅。

病例13表2 "低风险"拔管的深麻醉拔管步骤

顺序	步骤
1	无手术刺激
2	良好镇痛，无呼吸抑制
3	纯氧吸入
4	保证足够麻醉深度
5	合适的体位
6	吸引口咽部分泌物，最好在直视下
7	松套囊，如咳嗽加深麻醉
8	正压通气下拔除导管
9	再次确认呼吸通畅且充分
10	手法或口咽/鼻咽通气道保持气道通畅至患者清醒
11	持续面罩给氧至完全恢复
12	继续监测至患者清醒且自主呼吸完全恢复

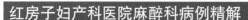

病例 13 表 3 "低风险"拔管的清醒拔管步骤

顺序	步骤
1	纯氧吸入
2	吸引口咽部分泌物,最好在直视下
3	置入牙垫
4	合适的体位
5	拮抗残余的肌松作用
6	保证自主呼吸规律并达到足够的分钟通气量
7	意识清醒,能睁眼并遵循指令
8	避免头颈部的移动
9	肺活量正压通气膨肺,松套囊拔管
10	面罩纯氧吸入,确认呼吸通畅且充分
11	持续面罩给氧至完全恢复

问题三:为什么会出现粉红色泡沫样痰?如何预防和治疗?

分析:

粉红色泡沫样痰主要见于急性肺水肿,因回流受阻肺瘀血和(或)肺血管通透性增高致使大量液体渗透至肺泡和肺间质,引起肺部换气障碍,严重低氧血症,持续时间过长,可危及生命。

急性肺水肿主要分为两大类,心源性肺水肿和非心源性肺水肿。临床上以心源性肺水肿常见,心源性肺水肿主要见于急性左心衰竭,患者多有心脏器质性疾病或循环超负荷,可出现呼吸困难、胸闷心悸,体格检查可有心率快、血压高、舒张期奔马律和肺部湿啰音等,实验室检查 B 型钠尿肽(B-type natriuretic peptide,BNP)升高。本例患者为中年女性,并无心血管基础疾病,术中并未大量补液,且病程中并无心衰的表现,故暂不考虑心源性肺水肿。非心源性肺水肿,可由气道梗阻(负压性肺水肿)、脓毒症、输血(输血相关性急性肺损伤)引起。此例患者,术前和术中并无感染迹象,且术中并未输血,应排除脓毒症和输血造成的肺水肿。患者为中年女性,既往体健,出现肺水肿前,有气道梗阻史,应首先考虑负压性肺水肿。负压性肺水肿(negative pressure pulmonary edema,NPPE),也称梗阻后肺水肿,是全身麻醉恢复期常见的危重症,因急性上呼吸道梗阻,试图用力吸气所造成的胸腔压或(和)跨肺负压的绝对值增大导致肺泡-毛细血管损伤造成的非心源性肺水肿。负压性肺水肿起病急,变化快,病死率高,若延迟诊断和治疗,死亡率高达 40.0%。据报道,在所有涉及气管插管和全身麻醉的操作中，负压性肺水肿的发生率在 0.05% ~ 1.00%。

　　负压性肺水肿发生的机制主要涉及三个方面：第一，肺泡 – 毛细血管膜应力衰竭：正常吸气时胸腔内跨肺负压为 –2 ~ –5cmH$_2$O，而成年男性发生上呼吸道梗阻时跨肺压可高达 –140cmH$_2$O。强大的胸腔负压可导致毛细血管内皮和肺泡上皮破裂。轻者出现血管内液渗出，重者使红细胞漏入肺泡，引起明显的肺泡或支气管出血；第二，前负荷增加：患者用力吸气产生巨大胸腔负压，回心血量明显增加，导致前负荷增加；第三，后负荷增加：上呼吸道梗阻时，缺氧刺激大量儿茶酚胺释放，使体循环和肺循环收缩，导致左、右心室后负荷增加。前后负荷增加，同时肺泡 – 毛细血管膜应力衰竭，三者相加导致肺水肿的发生。

　　负压性肺水肿诊断主要通过以下几点：①有上呼吸道梗阻的病史；②梗阻解除后数分钟或数小时内突然发生呼吸困难和缺氧；③粉红色泡沫痰；④胸部 X 片示弥漫性密度增高影、增宽的血管影和双侧、中心性肺泡和间质的浸润征。

　　负压性肺水肿尽管很严重，但为自限性疾病，病程可分为三期：急性渗出期，大量粉红色泡沫痰咳出，持续约 2h，其持续时间的长短与肺损伤程度呈正比；稳定期，吸收大于渗出，临床上最主要表现为氧合明显改善，持续约 4h；康复期，肺水肿症状完全消失，持续时间约 12h。

　　负压性肺水肿的预防措施非常简单，主要是避免上呼吸道梗阻。应慎重选择拔管时机并及时有效解除发生的上呼吸道梗阻，经口气管插管应使用牙垫，避免导管夹闭。

　　负压性肺水肿的治疗首先要解除上呼吸道梗阻，保持气道通畅，然后主要是对症支持治疗，最终目的是改善氧合，减轻肺水肿。常规措施包括吸氧和利尿，可使用无创呼吸机间断行面罩正压通气。对于氧合不能维持者，必须再次插管，并采取保护性通气策略和呼气末正压（PEEP）。PEEP 通过增加肺泡压与肺组织间隙压力，阻止肺毛细管内液体滤出，减轻肺水肿。同时 PEEP 可有效防止肺泡萎缩、塌陷和不张，保持呼气末肺泡相对开放，同时又能使已经塌陷的肺泡重新开放，增加功能残气量和有效气体交换面积，降低肺内分流，改善肺泡弥散功能。

问题四：该患者拔管后再次出现呼吸困难的原因是什么？拔除气管导管的时机应如何掌握？

　　分析：本例患者再次出现呼吸困难主要是因为拔管时机选择不当。患者负压性肺水肿后，经机械通气，氧合虽然好转，但肺水肿状况还未完全改善，病情还未稳定，仍需要一定时间才能恢复。此时一旦拔管，可能造成患者肺水肿进一步加重、呼吸衰竭，甚至危及生命。

行机械通气治疗的危重症患者，拔管应格外慎重。拔管是患者脱离机械通气的最后一步。在确定病情稳定、脱机试验成功、气道通畅且排除潜在的再插管困难因素之前，不应拔管。

脱离机械通气的临床标准可分为必要标准和可选标准。必要标准包括：①呼吸衰竭的病因已改善；②充分氧合。可根据以下指标：在吸入氧浓度 ≤ 40% 且 PEEP ≤ 5 ~ 8cmH$_2$O 的前提下，氧合指数（PaO$_2$/FiO$_2$）≥ 150mmHg 或 SpO$_2$ ≥ 90%。对于长期低氧血症的患者，可以使用 PaO$_2$/FiO$_2$ ≥ 120mmHg 的标准；③动脉血 pH > 7.25；④血流动力学稳定，无心肌缺血；⑤患者能够发起吸气用力。可选标准包括：①血红蛋白水平 ≥ 7 ~ 8g/dl；②核心温度 ≤ 38 ~ 38.5℃；③患者的精神状态为清醒或容易唤醒。

脱机试验，即自主呼吸试验（spontaneous breathing trail，SBT），是指在一个设定的时间段，让患者通过气管内导管自主呼吸，不联合任何呼吸机支持或联合最低水平的呼吸机支持。对 SBT 提供最低水平呼吸机支持的方法包括：低水平压力支持通气（如吸气压增加 5 ~ 8cmH$_2$O）、自动管道补偿或持续气道正压。成功的 SBT 是指完成 SBT 时患者达到了若干提前设定的生理标准（如心率、呼吸频率、血压和气体交换），这些生理标准可能提示患者是否达到拔管条件。尚不清楚 SBT 的最佳持续时间，但通常为 30min 到 2h。一般而言，一次持续 30min 的初始 SBT 足以确定是否能够停止机械通气。无论使用哪种 SBT 策略，临床医生必须确定 SBT 是成功的还是失败的。可能提示失败的客观标准包括：呼吸过速、呼吸窘迫（动用辅助呼吸肌、胸腹矛盾运动和出汗）、血流动力学改变（心动过速、高血压）、氧饱和度下降及精神状态改变（嗜睡、激越）。

👍 病例点评

这是一个因全麻苏醒管理不当造成负压性肺水肿的病例，经过积极处理，最后患者顺利康复。负压性肺水肿是全身麻醉苏醒期少见的并发症，发展迅速，病程往往在数分钟内。在成人患者中，55% 的负压性肺水肿是由围手术期喉痉挛引起。负压性肺水肿在 12 ~ 48 小时早期发现及时治疗，预后往往良好。

对于此病例的处理，麻醉医生有值得肯定之处，也有很多需要改进的地方。

首先，值得肯定的就是发现问题后及时的呼叫帮助。主麻医生在发现气管导管夹闭后，立刻呼叫了支援。在临床工作中，麻醉医生尤其年轻医生不光需要"知彼"——熟练掌握麻醉的专业知识技能，更要"知己"——了解自身的局限性。在处理自身能力之外事件时，尤其忌讳因怕丢人、怕挨骂或盲目自信，不呼叫支援，一个人蛮干。

在出现紧急情况时，更应该及时呼救，集合团队的力量一起来保障患者安全。

该病例处理中的不足之处包括几方面：

第一，全麻苏醒期管理欠佳，没有采取适当措施预防苏醒期躁动。必须认识到七氟醚麻醉后苏醒期躁动的发生率相比丙泊酚全凭静脉麻醉会明显增加，术中可适当联合应用右美托咪定或术后瑞芬太尼小剂量持续输注一段时间来预防苏醒期躁动。此外，充分的镇痛也是预防苏醒期躁动的重要环节。

第二，固定气管导管时未安放牙垫。钢丝加强型气管导管相较于普通气管导管来说，的确不容易因打折而夹闭。但是，当患者咬管时，两者并没有本质上的区别，都会被夹闭。因此，不管使用何种气管导管，经口插管时最好都安放牙垫。

第三，气管导管拔除时机过早。本例患者因为苏醒期躁动、气管导管咬合而发生负压性肺水肿，经一段时间机械通气症状缓解，血气分析的结果看上去氧合有所好转，但要准确判断氧合情况，应该将 PEEP 调为 0 后过 10 多分钟再做血气分析，如果氧合指数 > 300，那时再拔管才是稳妥的。本例拔管过早后发现实际氧合仍然较差，因此需要继续进行无创正压通气呼吸支持。

第四，肺水肿的治疗可以再优化一点。比如速尿的应用时机可以再早一点，在判断肺水肿之后就应尽快使用。呼吸治疗过程中 5cmH$_2$O 的 PEEP 偏小了，设置 8 ~ 10cmH$_2$O 左右可能更合适，有利于肺水肿症状的尽快改善。

总之，这个病例提醒我们必须重视全麻苏醒期管理，让患者安静平稳地苏醒应该是每一位麻醉医生追求的目标，因此需要尽可能采取一些措施，避免苏醒期躁动以及由此带来的其他并发症。

（陈佳伟 焦 静）

要 点 Keypoint

1. 已明确的苏醒期谵妄危险因素有男性、吸烟、膀胱刺激、术后疼痛，而吸入麻醉药、年龄 > 65 岁、药物滥用史、苯二氮䓬类药物是可能的危险因素。右美托咪定可用于谵妄的预防和治疗。

2. 负压性肺水肿是全麻恢复期严重的并发症，因急性上呼吸道梗阻，患者试图用力吸气所造成的胸腔压或（和）跨肺负压的绝对值增大，导致肺泡－毛细血管损伤造成的非心源性肺水肿。

3. 预防负压性肺水肿主要是避免上呼吸道梗阻。应慎重选择拔管时机并及时解除发生的气道梗阻，经口气管插管推荐使用牙垫，避免导管被夹闭。

4. 负压性肺水肿的治疗主要是在保持气道通畅基础上对症支持治疗，包括吸氧、利尿、无创正压通气。如氧合不能维持须气管插管，并采取肺保护性通气策略。

5. 行机械通气治疗的危重症患者，拔管需慎重。在确定病情稳定、脱机试验成功、气道通畅且排除潜在的再插管困难因素之前，不应拔管。

参考文献

[1]Tolly B，Waly A，Peterson G，et al.Adult emergence agitation：a veteran-focused narrative review[J].Anesth Analg，2021，132（2）：353-364.

[2]Sessler CN，Gosnell MS，Grap MJ，et al.The richmond agitation-sedation scale：validity and reliability in adult intensive care unit patients[J].Am J Respir Crit Care Med，2002，166（10）：1338-1344.

[3]Aldecoa C，Bettelli G，Bilotta F，et al.European society of anaesthesiology evidence-based and consensus-based guideline on postoperative delirium[J].Eur J Anaesthesiol，2017，34（4）：192-214.

[4]Wei B，Feng Y，Chen W，et al.Risk factors for emergence agitation in adults after general anesthesia：A systematic review and meta-analysis[J].Acta Anaesthesiol Scand，2021，65（6）：719-729.

[5]Popat M，Mitchell V，Dravid R，et al.Difficult airway society guidelines for the management of tracheal extubation[J].Anaesthesia，2012，67（3）：318-340.

[6]Liu EH，Yih PS.Negative pressure pulmonary oedema caused by biting and endotracheal tube occlusion——a case for oropharyngeal airways[J].Singapore Med J，1999，40（3）：174-175.

[7] 江辉，张雪，李世勇，等 . 全身麻醉恢复期负压性肺水肿治疗分析 [J]. 临床外科杂志，2018，26（11）：868-870.

[8]Akella P，Voigt LP，Chawla S.To wean or not to wean：a practical patient focused guide to ventilator weaning[J].J Intensive Care Med，2022，37（11）：1417-1425.

病例 14 术后恶心呕吐高危患者

病例资料

患者，女性，45 岁，身高 158cm，体重 60kg，因"子宫平滑肌瘤"，拟在全麻下行腹腔镜全子宫切除术。术前血常规、心电图及肝肾功能无明显异常。既往无呼吸、循环等系统疾病史。

患者入手术室后常规心电监测，静脉注射舒芬太尼 25μg、丙泊酚 2mg/kg、罗库溴铵 40mg 全麻诱导气管插管。诱导后静脉注射帕洛诺司琼 0.075mg、地塞米松 5mg。术中使用七氟烷及瑞芬太尼维持，间断补充罗库溴铵，结束前使用布洛芬 0.8g 静脉镇痛。手术历时 2.5h。

患者清醒拔管后转入 PACU，主诉切口疼痛，静脉给予羟考酮 2mg，同时行双侧腹横肌平面阻滞，疼痛缓解。10min 后患者出现呕吐，间断持续约 20min，给予昂丹司琼 4mg，恶心呕吐无明显缓解。测动脉血气显示 pH 7.359，HCO_3^- 22mEq/L，PCO_2 37mmHg，电解质、血糖正常，生命体征平稳。患者再次发生呕吐，给予胃复安 10mg，间隔半小时再给予胃复安 10mg，呕吐稍减轻，但仍间断出现恶心，再次给予氟哌啶醇 1mg，观察 20min 缓解，送返病房。

术后随访患者 24h 内间断干呕 10 次左右，无呕吐。详细追问病史，患者诉既往乘坐交通工具有剧烈呕吐史，服用苯海拉明后呕吐仍不能缓解。预防使用苯海拉明等抗晕动症药物不能避免。患者曾经三年前于外院行宫腔镜手术，术后连续剧烈呕吐 24h。自觉此次术后恶心呕吐较上次术后症状已明显缓解。

病例分析

问题一：术后恶心呕吐的病理生理学机制是什么？如何识别患者术后恶心呕吐的风险？

分析：

术后恶心呕吐（postoperative nausea and vomiting，PONV）通常是指在麻醉后苏醒室（post-anesthesia care unit，PACU）中或者在术后 24 小时内发生的恶心、呕吐或干呕。PONV 是一个对患者有重要意义的结局指标，患者常评价 PONV 比术后疼痛更糟糕。PONV 缓解或得到治疗后一般无后遗症，但可能会因此而需要在计划之外延迟转出恢复室或者出院后再入院。此外，恶心或干呕可能导致伤口裂开、食管破裂、误吸、脱水、颅内压增高和气胸。

1. PONV 的病理生理学 恶心和呕吐可能通过多种中枢和外周神经机制诱发。有 5 种主要的神经递质受体可介导恶心呕吐：毒蕈碱 M_1 受体、多巴胺 D_2 受体、组胺 H_1 受体、5- 羟色胺（5-hydroxytryptamine）-3 受体，以及神经激肽 1（neurokinin1，NK_1）-P 物质受体。所有这些受体都可能是预防或治疗 PONV 的靶点。

（1）中枢神经机制：与延髓中枢模式发生器（以前称为呕吐中枢）交换信息的高级皮质中心可触发恶心呕吐。在围手术期，恐惧、疼痛、焦虑、与环境诱因相关的条件性恶心，以及前庭系统刺激，都是可能导致恶心呕吐的中枢性刺激。

（2）外周神经机制：胃部创伤、血液或毒素对胃的直接刺激可诱发肠嗜铬细胞释放 P 物质和 5-HT，从而激活迷走和内脏神经 $5-HT_3$ 受体。迷走和内脏传入神经终止于脑干的孤束核，接近或在极后区以内，极后区又称化学感受器触发带。口腔或耳鼻喉手术后消化道内的血液以及肠道手术可能通过此途径导致恶心呕吐，但 5- 羟色胺能刺激导致恶心呕吐的机制尚未完全明确。

（3）药物和毒素：药物和毒素（包括麻醉药物和阿片类药物在内）导致恶心呕吐的分子和神经机制很复杂，尚未完全明确。阿片类药物和吸入性麻醉剂都可通过刺激延髓中第四脑室基底的极后区而导致恶心呕吐。极后区随后通过多巴胺和 5-HT 与中枢模式发生器进行信息交换，从而触发呕吐反射。

2. PONV 危险因素 根据大量循证医学证据，目前指南总结出 PONV 的独立危险因素，其中成年患者特异性危险因素包括女性、PONV 和（或）晕动症史、不吸烟和年轻患者。特定类型的外科手术可能与 PONV 风险增加有关，包括腹腔镜手术、减重手术、妇科手术和胆囊切除术。麻醉相关的 PONV 危险因素包括挥发性麻醉剂、氧化亚氮和术后使用阿片类药物。挥发性麻醉剂导致 PONV 具有剂量依赖性，在术后 2 ～ 6h 尤为突出。阿片类药物引起 PONV 也具有剂量依赖性，且与阿片类药物种类无关，该作用可持续存在于整个术后用药期间。

使用无阿片类药物的全凭静脉麻醉（TIVA）、多模式镇痛、无阿片类药物的区域阻滞、减少阿片类药物用量、围手术期使用 α_2 受体激动剂，均可降低 PONV 发生率。

具体危险因素见病例 14 表 1。

病例 14 表 1 成年患者 PONV 危险因素

证据分类	危险因素
总体肯定	女性（B1）
	PONV 或晕动症史（B1）
	不吸烟（B1）
	年轻患者（B1）
	全麻相比区域阻滞（A1）
	使用挥发性麻醉药或氧化亚氮（A1）
	术后使用阿片类药物（A1）
	麻醉时间（B1）
	手术类型（胆囊切除术、腹腔镜手术、妇产科手术）（B1）
存在争议	ASA 分级（B1）
	月经期（B1）
	麻醉医师的经验水平（B1）
	围手术期禁食水（A2）
未证实或相关性证据有限	BMI（B1）
	焦虑（B1）
	鼻胃管（A1）
	偏头痛（B1）
	吸氧（A1）

注：证据级别 A1：包含多中心随机对照研究，且荟萃分析支持结论。证据级别 A2：包含多中心随机对照研究，但试验数量有限，不足以进行荟萃分析。证据级别 B1：文献包含临床干预措施或条件的观察性比较。

3. PONV 风险评分　风险评分是对 PONV 发生可能性的客观评价方法，对患者进行 PONV 风险评估有助于分层管理，用经济而又合理的方法降低患者 PONV 的风险。住院麻醉患者常用的 PONV 风险评分有 Apfel 评分和 Koivuranta 评分。

简化 Apfel 风险评分（病例 14 表 2）基于 4 个预测因子：女性、PONV（或晕动症）史、不吸烟和术后使用阿片类药物。当分别存在 0、1、2、3 和 4 项危险因素时，对应的 PONV 发生率约为 10%、20%、40%、60% 和 80%。专家组将具有 0-1 项、2 项和 3 项（含）以上危险因素的患者定义为"低""中"和"高"风险组。Koivuranta 评分是在 Apfel 评分 4 个预测因子的基础上增加了"手术时间 > 60min"。

病例 14 表 2　简化 Apfel 风险评分

评分	PONV 发生率	风险组
0 项	10%	低危
1 项	20%	
2 项	40%	中危
3 项	60%	高危
4 项	80%	

问题二：识别患者为 PONV 高危患者后，应该如何预防 PONV 的发生？

分析：

1. 降低患者的 PONV 基础风险　2020 年 ASA 最新指南推荐的降低 PONV 基础风险略包括：①多模式镇痛，减少围手术期阿片类药物的使用；②优先使用区域阻滞；③优先使用丙泊酚作为主要的麻醉药；④避免使用挥发性麻醉剂；⑤日间手术患者充分补液。

（1）优化麻醉技术：①使用区域麻醉而不是全身麻醉。相比于单纯的区域麻醉，全身麻醉时 PONV 发生率更高。荟萃分析显示，硬膜外麻醉显著降低 PONV 风险，不过鞘内注射阿片类药物可能促使 PONV 发生。双侧腹横肌平面（TAP）阻滞可减少腹部手术后阿片类药物使用和 PONV 的发生；②应用丙泊酚全凭静脉麻醉（TIVA），而不是吸入性麻醉药。

一项系统性综述和荟萃分析显示，应用丙泊酚 TIVA 的 PONV 风险与吸入麻醉联合单次剂量的预防性用药（5- 羟色胺 3 受体拮抗剂和氟哌利多）相当。当与其他预防性用药联合时，丙泊酚 TIVA 可降低 PONV 风险。

（2）充分补液：临床实践中，成人静脉补液的决策通常取决于除 PONV 风险外的其他因素。关于成人静脉补液类型和量对 PONV 的作用，现有文献结果不一。2012 年一项 meta 分析纳入了 15 个随机试验、约 1600 例患者，发现与限制性静脉补液（0 ~ 2ml/kg）相比，采取宽松的术中晶体液补液方法（15 ~ 30ml/kg）可降低迟发 PONV 和总体 PONV 风险，但不能降低早发 PONV 的风险。2019 年的另外一项 meta 分析纳入了 41 个随机试验、共约 4200 例因门诊或短期住院手术而接受全身麻醉的平素体健患者，发现静脉补充晶体液至少 10ml/kg 与补充更少量的晶体液相比，不仅降低了 PONV 风险，还减少了对治疗 PONV 的需求。

（3）多模式镇痛：围手术期多模式镇痛包括区域麻醉技术、非甾体抗炎药（NSAIDs）、其他非阿片类辅助药物以及非药物治疗，可减少术后对阿片类药物的需求，从而降低

PONV 风险。在疼痛产生前预防性静脉注射对乙酰氨基酚可减少 PONV 的发生。随机对照研究和荟萃分析显示，围手术期应用 NSAIDs，联合术中使用小剂量氯胺酮可能节约术后吗啡用量，减少 PONV 发生。

（4）围手术期使用右美托咪定：使用 α_2 受体激动剂（可乐定或右美托咪定）可减少术后阿片类药物的用量和 PONV 发生。腹腔镜胆囊切除术中静脉输注右美托咪定 $1\mu g/kg$ 可降低 PONV 发生率，等效于静脉注射 8mg 地塞米松，且可明显减轻术后 24h 疼痛。

（5）新的干预措施：比较使用舒更葡糖钠与新斯的明拮抗肌松剂对患者 PONV 风险影响的研究发现，使用舒更葡糖钠可降低 PONV 风险。

2. 止吐药物的使用 目前有多种作用机制不同的止吐药可用于预防和治疗 PONV。对于存在 1 个或多个 PONV 危险因素的患者，推荐使用多模式预防。

（1）一般原则：①常用止吐药可将 PONV 风险降低约 25%。止吐药的绝对益处取决于基线风险大小，风险较高的患者比低风险患者获益更多；②作用于不同受体的药物产生的作用是相加作用，而不是协同作用。因为每种药物都会减少一定比例的 PONV 风险，所以每增加 1 种药物虽然止吐效应增强，但风险降低幅度逐渐缩小；③丙泊酚全凭静脉麻醉的止吐益处与吸入性麻醉联合一种止吐药物的益处大致相同。丙泊酚联合另一种药物如右美托咪定后可使阿片类药物用量减少，同时 PONV 风险会进一步下降；④所有止吐药都有不良反应，其中一些药物可产生严重不良反应（例如出现头痛、镇静和心电图 QT 间期延长）；⑤补救性治疗应采用预防用药时未使用过的止吐药类别，除非之前的药效可能已经消失。

（2）常见的止吐药物

1）5-HT$_3$ 受体拮抗剂常用于预防和治疗 PONV。此类药物无镇静作用，有利于术后应用。一些医生减少在术中使用 5-HT$_3$ 受体拮抗剂，而将其留作 PACU 中可能用到的补救性治疗。

第一代 5-HT$_3$ 受体拮抗剂：包括昂丹司琼、格拉司琼、多拉司琼，这些药物在等效剂量下预防 PONV 的效果相当。其中昂丹司琼因为费用低、不良反应不大，可能是该类止吐药中最常用的。这些药物都有可能延长心电图中的多个间期，尤其是 QT 间期，应避免用于有 QT 间期延长风险的患者（即存在先天性长 QT 综合征、充血性心力衰竭、缓慢性心律失常，或已经在使用可致 QT 间期延长药物的患者）。这些药物在手术结束时使用，单剂静脉注射。

第二代 5-HT$_3$ 受体拮抗剂：帕洛诺司琼具有独特且更强的受体结合亲和力，半衰期也更长约为 40h，预防 PONV 的效果相似。帕洛诺司琼的作用时间较长，因此可能对迟发性恶心呕吐或出院后恶心呕吐（postdischarge nausea and vomiting，PDNV）尤其有效。帕洛诺司琼似乎不会影响 QT 间期。通常建议成人剂量 0.075mg，于麻醉诱导时静脉给药。

2）神经激肽（neurokinin，NK）1 受体拮抗剂：NK$_1$ 受体拮抗剂是一类新型的长效止吐药，可能对预防 PONV 尤其有效。阿瑞匹坦是一种常用的 NK$_1$ 受体拮抗剂，有口服和静脉剂型。该药半衰期为 40h，剂量为成人术前口服 40mg，或者术前静脉给予 100 ~ 130mg。

3）糖皮质激素：地塞米松预防 PONV 的效果与昂丹司琼和氟哌利多相同，地塞米松有直接的止吐作用，并可减少术后疼痛和术后对阿片类药物的需求。地塞米松起效较慢，因此在麻醉诱导后给药要比手术结束时给药效果好。地塞米松的剂量为成人 4 ~ 8mg 静脉注射。

4）抗胆碱能药：东莨菪碱是一种抗胆碱能药，用于 PONV 预防时采用 1.5mg 透皮贴剂。东莨菪碱透皮贴剂（transdermal scopolamine，TDS）是一种持续释放的长效贴剂，在麻醉前至少数小时使用，其预防 PONV 的效果与昂丹司琼和氟哌利多相同，但禁用于闭角型青光眼患者。

5）抗多巴胺能药：抗多巴胺能类止吐药包括氟哌利多、氟哌啶醇和氨磺必利。氟哌利多和氟哌啶醇低剂量用于预防 PONV 的效果与昂丹司琼相同，不过这两种药物可增加镇静的发生率。氟哌啶醇和氟哌利多通常都是在手术结束时静脉给予 1 剂。氟哌利多为 0.625 ~ 1.25mg 静脉注射。氟哌啶醇剂量为 1mg 静脉注射、口服或肌内注射。发生 PONV 时，若之前未用过抗多巴胺能药物，可使用氨磺必利 1 ~ 2min 静脉注射 10mg 作为术后补救性止吐药。甲氧氯普胺是一种相对弱效的止吐药，很少用于成人和儿童 PONV 预防。

6）抗组胺药：茶苯海明和苯海拉明是抗组胺药，成人剂量是 1mg/kg 静脉注射，止吐效果与地塞米松、氟哌利多和 5-HT$_3$ 受体拮抗剂的止吐效果相似。茶苯海明的常见不良反应包括镇静、口干、头晕和尿潴留。

7）吩噻嗪类药：吩噻嗪类是治疗阿片类药物所致恶心呕吐最有效的药物。由于锥体外系作用以及大剂量使用时具有镇静作用，此类药物在 PONV 方面的应用受限。异丙嗪可麻醉诱导时静脉给予 6.25 ~ 12.5mg。

临床常用的预防 PONV 药物的剂量和给药时机见病例 14 表 3。

病例 14 表 3　预防 PONV 的止吐药剂量与给药时机

分类	药物	剂量	时机
5-HT$_3$ 受体拮抗剂	昂丹司琼	4mg IV；8mg PO or ODT	手术结束时
	多拉司琼	12.5mg IV	手术结束时；用药时机可能并不影响效能
	格拉司琼	0.35 ~ 3mg IV	手术结束时
	雷莫司琼	0.3mg IV	手术结束时
	托烷司琼	2mg IV	手术结束时
	帕洛诺司琼	0.075mg IV	诱导时
NK$_1$ 受体拮抗剂	阿瑞匹坦	40mg PO	诱导时
	卡索匹坦	150mg PO	诱导时
	罗拉匹坦	70 ~ 200mg，PO	诱导时
糖皮质激素	地塞米松	4 ~ 8mg IV	诱导时
	甲泼尼龙	40mg IV	
抗胆碱能药	东莨菪碱	经皮贴剂	术前夜或术前 2 h
抗多巴胺能药物	氟哌啶醇	0.5 to < 2mg IM/IV	
	氨磺必利	5mg IV	诱导时
	氟哌利多	0.625mg IV	手术结束时
	甲氧氯普胺	10mg IV	
抗组胺药	茶苯海明	1mg/kg IV	
吩噻嗪类药物	羟哌氯丙嗪（奋乃静）	5mg IV	
	异丙嗪	6.25mg IV	

注：IM：肌内注射；IV：静注；ODT：口腔速崩片；PO：口服；PONV：术后恶心呕吐。

问题三：该患者已经预防性应用了两种止吐药，术后出现严重的 PONV 如何进行补救？

分析：

当患者在 PACU 或手术室发生 PONV 时，应评估先前的预防用药。补救性治疗应使用与预防用药不同类别的药物，除非最初使用的药物作用已消失或给药剂量可能不足。例如使用的短效止吐药（如昂丹司琼或氟哌利多）已超过 6h，则在没有其他选择的情况下可考虑重复用药。与 PONV 预防不同，单个药物或联合用药用于 PONV 补救性治疗效果的证据比较有限。建议临床医师根据患者因素、预防措施和可使用的药物综合判断。

在 PACU 中，5-HT$_3$ 受体拮抗剂特别适合作为补救性药物，尤其是对于术中未应用过该类药物的日间手术患者，因为该药无镇静作用。对于阿片类药物引起的 PONV，静脉输注低剂量纳洛酮［0.25μg/（kg·h）］可减轻阿片类药物的不良反应包括恶心和呕吐，但不影响镇痛效果。此外，丙泊酚 20mg 也被证明可作为一种补救性治疗措施。有条件的还可以应用 NK$_1$ 受体拮抗剂。

👍 病例点评

术后恶心呕吐严重影响患者的就医体验，不少患者对 PONV 的恐惧比术后疼痛更显著。该病例围手术期麻醉管理的明显不足之处是术前 PONV 风险评估不充分。术前未详细了解到该患者既往有明显晕动症病史及严重 PONV 史，没有意识到她是一位 PONV 的高危患者。因此术中常规应用了吸入麻醉药及阿片类药物，术后又使用了阿片类药物进行镇痛，结果，虽然术中联合应用地塞米松 5mg、帕洛诺司琼 0.075mg 进行预防，在 PACU 仍然出现了剧烈频繁的恶心呕吐。

实际上该患者按照 Apfel 评分可达 4 分，Koivuranta 评分则为 5 分，其对应的 PONV 发生率约为 80%，是一个明确的 PONV 高危患者。根据指南推荐的管理流程（病例 14 图 1），此类患者应该从降低基础风险和强化预防性用药两方面考虑。在降低基础风险方面，术中应该尽量避免吸入麻醉药而采用丙泊酚全凭静脉麻醉，如果可能，通过联合右美托咪定、利多卡因等药物而减少术中阿片类药物的用量，并且术后通过神经阻滞以及 NSAIDs 的足量、规律应用，即多模式镇痛，降低术后阿片类药物的用量；强化预防性用药方面，本例患者只联合应用了两种预防性药物，而按照指南，至少应该应用 3 ~ 4 种作用机制不同的药物，除了帕洛诺司琼和地塞米松，还可以结合医院的实际情况，联合氟哌啶醇或（和）苯海拉明，有条件的，也可以应用 NK$_1$ 受体拮抗剂。这样充分的多模式、多层次的预防 PONV 的方案，可以大大降低 PONV 的风险，促进患者的术后康复。

此外，术前 2 小时适当饮用清液体、尽可能缩短围手术期禁饮禁食时间、充足的液体治疗等也是降低 PONV 风险的有效措施。

成人术后恶心呕吐管理流程

第一步：识别高危因素

| 女性 | 不吸烟 | 年轻 | 既往PONV史/情感障碍史 |

| 手术类型 | 阿片类药物镇痛 |

第二步：降低风险

尽可能减少笑气、吸入麻醉剂或大剂量新斯的明

减少阿片类药物/多模式镇痛（加速康复路径）

考虑采用区域麻醉

第三步：风险分层（依据危险因素判断风险等级并指导预防）

1-2 个危险因素给予2项预防措施

>2 个危险因素给予3-4项预防措施

第四步：预防措施

5-羟色胺受体拮抗剂	糖皮质激素
抗组胺药	多巴胺受体拮抗剂
丙泊酚麻醉	NK1 受体拮抗剂
针刺治疗	抗胆碱能药物

第五步：补救治疗

采用与预防措施不同的补救治疗方案

病例 14 图 1　成人术后恶心呕吐管理流程

对于术中已经应用过预防性药物、术后发生严重 PONV 的患者，补救性治疗应使用与预防性用药不同类别的药物。最近的荟萃分析表明，与 PONV 的预防相似，联合两种作用机制不同的药物（或技术）进行补救，效果优于单一的药物。研究发现咀嚼口香糖或可用于 PONV 治疗。因此如果患者仅出现恶心时，亦可建议其咀嚼口香糖缓解。此外，针灸在减轻 PONV 症状方面也有一定效果，必要时可以作为辅助治疗手段。

PONV 的防治是麻醉期管理的一个重要内容，也是加速术后康复（ERAS）的重要环节之一。应通过风险评估进行分层管理，对于高危患者一定要从降低基础风险及强化药物预防两方面来降低 PONV 的风险，从而改善患者体验。

（焦　静　黄绍强）

要 点 Keypoint

1. 术后恶心呕吐（PONV）是一个对患者有重要意义的结局指标，患者常评价 PONV 比术后疼痛更糟糕。

2. 有 5 种主要的神经递质受体可介导恶心呕吐 毒蕈碱 M_1 受体、多巴胺 D_2 受体、组胺 H_1 受体、5- 羟色胺 3 受体以及神经激肽（NK）1-P 物质受体。所有这些受体都可能是预防或治疗 PONV 的靶点。

3. PONV 的危险因素涉及患者、手术及麻醉三方面，其中，成年患者的特异性危险因素包括：女性、PONV（或晕动症）史、不吸烟、年轻患者；手术相关的危险因素主要是特定类型的手术（胆囊切除术、腹腔镜手术、妇科手术）；麻醉相关的危险因素包括吸入麻醉药和阿片类镇痛药。

4. 对患者进行 PONV 风险评估有助于分层管理，用经济合理的方法降低患者 PONV 的风险。对于高危患者，除了优化麻醉管理方案，降低基础 PONV 风险外，还需强化预防性用药，至少联合应用 3 ～ 4 种作用机制不同的药物。

5. 对于术中已经应用过预防性药物、术后发生严重 PONV 的患者，补救性治疗应使用与预防性用药不同类别的药物，除非之前的药物作用已消失。

参考文献

[1]Gan TJ，Belani KG，Bergese S，et al.Fourth Consensus Guidelines for the Management of Postoperative Nausea and Vomiting[J].Anesth Analg，2020，131（2）：411-448.

[2]Weibel S，Rücker G，Eberhart LH，et al.Drugs for preventing postoperative nausea and vomiting in adults after general anaesthesia：a network meta-analysis[J].Cochrane Database Syst Rev，2020，19，10（10）：CD012859.

[3]Apfel CC，Korttila K，Abdalla M，et al.A factorial trial of six interventions for the prevention of postoperative nausea and vomiting[J].N Engl J，2004，350（24）：2441-2451.

[4]Toner AJ，Ganeshanathan V，Chan MT，et al.Safety of Perioperative Glucocorticoids in Elective Noncardiac Surgery：A Systematic Review and Meta-analysis[J].Anesthesiology，

2017，126（2）: 234-248.

[5]Apfel CC，Heidrich FM，Jukar-Rao S，et al.Evidence-based analysis of risk factors for postoperative nausea and vomiting[J].Br J Anaesth，2012，109（5）: 742-753.

[6]Gan TJ，Jin Z，Meyer TA.Rescue Treatment of Postoperative Nausea and Vomiting : A Systematic Review of Current Clinical Evidence[J].Anesth Analg，2022，135（5）: 986-1000.

病例 15　成骨不全患者行剖宫取胎麻醉

病例资料

患者女，26 岁，身高 111cm，体重 35kg，因胎死宫内准备施行剖宫取胎术。

患者患有成骨不全症，自幼常无明显原因多次、多部位发生肢体骨折。既往共有 7 次下肢骨折史，无法正常直立行走，日常活动需借助工具轮椅辅助。

术前访视患者胸廓、脊柱、四肢均严重畸形，巩膜颜色无异常。气道评估提示唇舌肥大，牙齿发育不良。咬上唇试验评分 2 级、甲颏距离基本正常、改良 Mallampati 分级为 2 级，张口度为两指基本正常，颈部活动度差。智力发育正常，听力尚好，沟通无障碍。患者术前血常规、凝血功能、肝肾功能、电解质均正常。术前心脏彩超基本正常，肺通气功能提示为限制性通气功能障碍。

术前准备插管所需设备如可视喉镜、各种型号气管导管及声门上装置、鼻咽口咽通气道等。另准备儿童袖带。

患者入室时 BP 130/89mmHg，HR 75 次 / 分，SpO$_2$ 98%。静脉给予地塞米松 5mg、舒芬太尼 20μg、丙泊酚 TCI 靶浓度 4μg/ml、罗库溴铵 40mg 进行麻醉诱导，可视喉镜置入见患者声门显露良好，选择 6 号气管导管置入顺利。气管导管套囊过声门后，观察患者口角处气管导管的刻度为 19cm，固定气管导管接呼吸机。由于患者存在胸廓畸形，术前肺功能提示存在限制性通气功能障碍，因此术中使用小潮气量 6 ~ 7ml/kg，设置潮气量（Vt）240ml，呼吸频率（RR）14 次 /min。听诊双肺呼吸音清，胸廓活动度好，双肺呼吸音大小一致。

术中使用瑞芬太尼、丙泊酚维持麻醉，BP 维持在 120/80mmHg 左右，HR 70 次 /min 左右，呼气末二氧化碳为 35mmHg 左右，气道峰压 18cmH$_2$O，手术进行约 65min。术毕患者呼吸恢复，意识完全清醒无躁动，拮抗残余肌松后顺利拔管，无其他不适主诉，生命体征平稳，安返病房。

病例分析

问题一：什么是成骨不全？其病因及发病机制是什么？临床如何分型？

分析：

成骨不全（Osteogenesis imperfecta，OI）是一种主要侵犯骨骼系统的罕见的先天性结缔组织疾病，也可累及眼、耳、皮肤等，又称脆骨病或脆骨 – 蓝巩膜 – 耳聋综合征。其特征为骨质疏松易骨折、关节松弛、牙质发育不全、蓝巩膜、耳聋。严重受累患者可在轻微创伤或无创伤的情况下出现多处骨折，病情最严重的 OI 婴儿在围生期即可死亡。轻型 OI 患者可能只表现为早发型骨质疏松或严重的绝经后骨矿物质丢失。

本病具有家族性和遗传性，但也有少数为散发病例，流行病学及遗传学研究显示其群体发病率约 1/25000 ~ 1/15000，多见于婴幼儿，且无性别差异。其主要由于 I 型胶原合成障碍引起。大多数 OI 的病因已经明确。在识别出分子学缺陷的患者中，OI 最常由编码 I 型胶原 α_1 链基因（*COL1A1*，位于 17q21.31-q22）和 α_2 链（*COL1A2*，位于 7q22.1）或参与 I 型胶原翻译后修饰蛋白的常染色体显性基因突变导致。临床表现的严重程度取决于突变的影响。I 型胶原纤维是原胶原分子的多聚体，每个原胶原分子都是含有一条 α_2 多肽链和 2 条 α_1 多肽链的三螺旋结构。I 型胶原是构骨、肌腱、韧带、皮肤和巩膜中的重要结构蛋白之一。因此 OI 的许多临床表现都是由骨质缺陷引起。该病起病较早，在婴幼儿时期即可出现数次非暴力性骨折，严重影响生长发育，根据表型不同而呈现不同症状，重症者可出现死胎，或者并发坠积性肺炎，或因胸廓畸形引发呼吸衰竭而死亡。

成骨不全症的分类：

目前有许多分类方法，应用最广泛的是 Sillence 于 1979 年根据遗传方式和临床表现将其分成 4 种类型（病例 15 表 1）。

病例 15 表 1　成骨不全分型

分型	遗传方式	临床表现
1 型	常染色体显性遗传	蓝色巩膜、轻至重度骨脆性、早期听力丧失、牙本质发育不全。其中又以牙齿正常为 A 型，成牙不全为 B 型
2 型	常染色体隐性遗传或散发	极度骨脆性、宫内骨折、呼吸衰竭、新生儿死亡
3 型	常染色体隐性遗传或散发	中至重度骨脆性、明显骨畸形、脊柱侧凸、不同巩膜颜色
4 型	常染色体显性遗传	巩膜颜色正常、轻至中度骨脆性及畸形、牙本质发育不全

本例患者骨质脆弱、多次骨折致骨骼畸形但巩膜和听力基本正常，根据成骨不全症各型的临床特点，考虑其为 4 型成骨不全。

问题二：成骨不全患者的麻醉方式如何选择？主要的麻醉风险是什么？

分析：

成骨不全患者的麻醉方式可根据手术部位和手术要求选择多种麻醉方式，例如效果完善的椎管内麻醉或全身麻醉均可满足此次剖宫取胎手术需要。但是这两种麻醉方式均存在不同风险。由于成骨不全患者多伴有骨质疏松易骨折、关节松弛、牙质发育不全等症状，施行全身麻醉的风险可能存在气管插管困难、拔管困难，同时有报道显示恶性高热可能与成骨不全症有关。一项针对美国和加拿大 150 名患有成骨不全妇女的调查研究表明，此前伴有成骨不全的孕妇在进行剖宫产时绝大部分采用的是全麻，但在后续的病例报道中发现全麻对该类患者可能产生严重的不良反应"如代谢率增加、术中高热或高热加重、产后大出血"等。因此在选择实施全身麻醉时需多方面评估患者。

对于剖宫取胎手术，虽然效果满意、平面完善的椎管内麻醉可完成手术，但是由于成骨不全患者经常伴有脊柱严重的侧凸、椎体压缩、脊柱严重畸形或凝血功能等症状和体征，明显增加定位及穿刺难度，并且局麻药剂量不易掌握、平面不易调控，故而对于此类患者，椎管内阻滞并不是合适的选择。也有报道严重成骨不全患者在超声引导下经肋缘多点腹横肌平面阻滞作为术中和术后基础镇痛，局部浸润麻醉作为补充，舒芬太尼和右美托咪定作为辅助用药，用于剖宫产术取得了安全、舒适、无痛的效果。

该患者存在骨骼发育异常，骨质疏松及多发性骨折病史，其胸廓脊柱四肢均存在明显畸形，明显增加了椎管内麻醉的操作难度，阻滞效果也不能确定，并且由于胎儿已死亡，麻醉药暴露对胎儿的影响已不存在，因此我们最终选择气管内插管全身麻醉。

问题三：成骨不全患者实施全身麻醉，从术前评估、术前准备、麻醉维持及苏醒拔管等方面的注意事项有哪些？

分析：

1. 术前气道评估　由于骨骼发育异常，成骨不全患者常伴有上呼吸道结构异常，因此存在困难气道可能。术前评估的重点是气道评估，包括困难插管的风险和误吸的风险。需对患者进行专门针对困难气道的面部特征评估和体表解剖标志测量的体格检查，进一步识别出可能与困难气道相关的生理特征。面部特征评估包括：张口度、下颌活动度、头颈部活动度、突出的上切牙、胡须和咬上唇试验等。体表解剖标志的测量包括改良 Mallampati 评分、甲颏间距、胸骨到颏骨间距、上下切牙间距、颈围、颈围与甲颏间距之比、身高与甲颏间距之比、颏舌间距等。

常用的气道评估方式如下：

1. 患者颌面部外观及特殊病史　先天性颅颌面畸形；创伤、感染、肿瘤致口腔颌面部畸形或缺损；烧伤后瘢痕粘连致口唇畸形；颞下颌关节强直；强直性脊柱炎；肥胖；颈短；小下颌；巨大舌体；气道附近结构异常等。

2. 咬上唇试验、下颌后缩和下颌前突　咬上唇试验通过要求患者用下切牙尽量咬上唇来评估下颌的运动范围。根据结果分为三个等级：1 级，下切牙超过上唇线上方；2 级，下切牙能够咬住上唇，但低于上唇线；3 级，下切牙不能咬住上唇的任何部分（病例 15 图 1）。对于没有牙齿的患者，则评估下唇是否可以抬起以覆盖上唇。

下颌后缩，是指下颌角到下巴尖端的距离 < 9cm，或外观明显的小下颌。

下颌前突是指嘱患者下牙移动超出上牙的程度，评估下颌骨的移动范围。

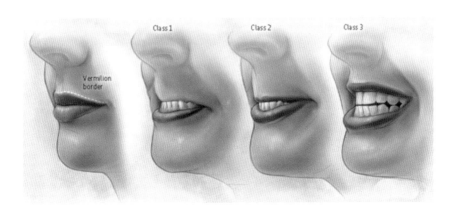

病例 15 图 1　咬上唇试验

摘　自：Detsky ME，Jivraj N，Adhikari NK，et al.This Patient Be Difficult to Intubate？ The Rational Clinical Examination Systematic Review.JAMA，2019，321（5）：493-503.

注：图中英文翻译：Vermilion border 唇缘；Class1 1 级；Class2 2 级；Class3 3 级。

3. 舌颏间距与甲颏间距　舌颏间距是指自然状态下舌骨与下颏之间的距离。甲颏间距是指头颈部过伸时甲状软骨上缘与下颏之间的距离（病例 15 图 2）。

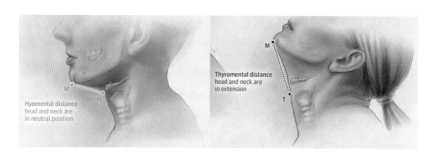

病例 15 图 2　舌颏间距与甲颏间距的测量

摘　自：Detsky ME，Jivraj N，Adhikari NK，et al.This Patient Be Difficult to Intubate？：The Rational Clinical Examination Systematic Review.JAMA，2019，321（5）：493-503.

注：图中英文翻译：M-H 舌颏间距；M-T 甲颏间距；Hyomental distance head and neck are in neutral position 舌颏间距是自然状态下舌骨与下颏之间的距离；Thyromentaldistance head and neck are in extension 甲颏间距是指头颈部过伸时甲状软骨上缘与下颏之间的距离。

4. 颈椎活动度及胸颏间距　颈椎活动度评估颈椎屈曲和伸展的程度以及颈部运动引起的任何神经系统症状。

胸颏间距是指在患者闭口及头颈最大后伸时，胸骨柄上缘与下颏之间的距离。

颈椎活动度更好的患者胸颏间距往往更长。

5. 张口度和改良 Mallampati 分级　上下切牙之间的最大距离称张口度。改良 Mallampati 分级将张口时口咽结构的可见性分为 4 级（病例 15 图 3）。

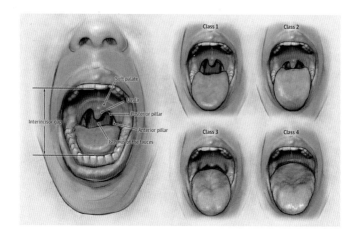

病例 15 图 3　张口度和改良 Mallampati 分级

摘自：Detsky ME，Jivraj N，Adhikari NK，et al.This Patient Be Difficult to Intubate？　The Rational Clinical Examination Systematic Review.JAMA.2019，321（5）：493-503.

注：图中英文翻译：Interincisor gap 上下切牙间距离；Softpalate 软腭；Uvula 悬雍垂；Posteriorpillar 后腭弓；Anteriorpillar 前腭弓；Isthmusofthefauces 咽峡；Class1 1 级；Class2 2 级；Class3 3 级；Class4 4 级。

6）牙齿异常：包括对突出、松动、缺失牙齿的主观评估。

虽然气道评估有多项内容，但是哪些危险因素和体格检查结果可以更好地预测困难气管插管，目前仍没有明确定论。2019年发表于JAMA的一项纳入62项高质量研究、包含33 559例患者的荟萃分析提示咬上唇试验3级（下切牙无法咬住上唇的任何部分）强烈预示插管困难。下颌后缩（下颌角到下巴尖端的距离＜9cm）是插管困难的良好预测指标。下颌前突不佳（下牙无法超出上牙）也是一个有效的预测指标。而较短的舌颏间距（＜3.5cm，注：不同研究定义的"短的舌颏间距"阈值不同）有助于预测插管困难。较短的甲颏间距（＜4～7cm），颈部活动度不佳（＜80°或＜90°），张口度小（＜2～5cm）及改良Mallampati评分为3级或4级对预测插管困难具有中等准确性，但是较低的Mallampati评分并不能排除插管困难。

2. 困难气道管理的准备

（1）对于已预料困难气道术前尽可能准备好：各种型号大小的面罩、口咽和鼻咽通及气管导管、可视喉镜、声门上工具、紧急有创气道工具、可用于插管的支气管软镜、喷射通气设备、各种型号的气管交换导管等工具。并熟悉困难气道处理步骤或流程图。

（2）对于已预料的困难气道，确保有擅长气道管理的人员在场，能立即协助并提供帮助。

（3）正确摆放患者的体位，全程吸氧。吸氧可通过鼻导管、面罩或声门上工具给氧。并进行常规监测。

3. 全身麻醉插管方式的选择　进行气管插管时，由于成骨不全患者存在骨质疏松、骨脆性增加，可能导致下颌骨骨折、牙齿损伤等风险。同时颈椎不稳定增加，更容易发生颈椎移位及颈椎骨折风险，进行气管插管时应尽量避免移动颈部。考虑到使用普通喉镜插管可能发生暴露困难，动作稍大可能引起骨折，在尽可能降低气管插管引起骨折及颈椎移位风险的前提下，建议使用可视喉镜进行气管插管。对于术前评估提示困难气道的患者，完善的表面麻醉下纤维支气管镜引导清醒气管插管是安全的选择，既保障了气管插管成功又能显著降低损伤的发生概率。

4. 麻醉药物选择　成骨不全患者可能存在代谢异常，有报道显示恶性高热可能与成骨不全有关。恶性高热（malignant Hyperthermia，MH）是一种以常染色体显性遗传为主要遗传方式的临床综合征，其典型临床表现多发生于应用挥发性吸入麻醉药，如氟烷、异氟烷、七氟烷、地氟烷和（或）去极化神经肌肉阻滞药琥珀酰胆碱之后。MH多发生于合并先天性疾病如特发性脊柱侧弯、斜视、上睑下垂、脐疝、腹股沟疝等的患者，因此原发性成骨不全患者发生恶性高热的概率可能高于正常人群。对于此类恶性高热的易感人群，关键是预防为主，避免MH发作，应做到以下几点。

（1）麻醉前仔细询问家族史：对全身麻醉患者，特别是计划使用挥发性吸入麻醉药和琥珀酰胆碱者，应详细询问是否有可疑 MH 麻醉史及家族史。应高度关注有麻醉中和麻醉后出现不明原因死亡家族史的患者。

（2）评估患者对 MH 的易感性：有异常高代谢类、麻醉不良反应病史的患者、与MH 患者有血缘关系的亲属和患有先天性骨骼肌肉疾病的患者，是术中发生 MH 的高危人群。如果术前有不明原因的乳酸脱氢酶（LDH）或 CK 显著升高，也应提高警惕。

（3）避免使用诱发 MH 的麻醉药物：一般情况下，局部麻醉药物均可安全使用。如果必须实施全身麻醉，应避免使用禁用药物，如氟烷及所有挥发性吸入麻醉药及琥珀胆碱。可安全使用的药物有：苯二氮䓬类药物、巴比妥类药物、麻醉性镇痛药物、非去极化肌松药、丙泊酚等。此外去极化肌松药引起的肌颤在此类患者中还可能造成病理性骨折。

5. 体位摆放　由于患者的结缔组织和骨脆性增加，极易发生骨折，因此麻醉期间在摆放体位时应倍加小心。术中应将患者肢体放置功能位后妥当固定，与手术床接触部位使用棉垫保护，特别是骨质突出部位，避免额外的压迫和损伤。必须避免突然移动肢体造成意外骨折。

6. 术后苏醒及拔管　对于成骨不全的患者拔管同样存在风险，应严格掌握拔管指征。大体上气管拔管可以粗略分为"低风险"和"高风险"两大类。而拔管方式可分为深麻醉下拔管及清醒拔管。

（1）气管拔管危险因素的评估

1）气道危险因素：①困难气道：包括诱导期间已预料的和未预料的困难气道，如病态肥胖、阻塞性睡眠呼吸暂停综合征等；②围手术期气道恶化：例如解剖结构的改变、出血、血肿、手术或创伤导致的水肿以及其他非手术因素导致的气道恶化。口腔颌面外科手术、头颈部手术、及其他原因导致肺水肿或呼吸道痉挛等；③气道操作受限制：术后因为各种固定装置导致气道操作困难或无法进行，如与外科共用气道、下颌骨金属丝固定、植入物固定、头部或颈部活动受限等。

2）肌松残余：术中使用肌肉松弛药物的患者，术后肌松残余发生率为 2% ~ 64%。

3）手术的特殊要求：部分手术要求患者平稳苏醒，避免呛咳和躁动。

4）人为因素：工具准备不充分、缺乏经验以及与患者沟通障碍等。

5）手术并发症：腔镜手术造成高碳酸血症或全身广泛性皮下气肿或肺二氧化碳栓塞。

6）一般危险因素：患者的整体情况也需要引起关注，它们可能导致延迟拔管。

包括呼吸功能受损、循环系统不稳定、神经功能受损、低温或高温、凝血功能障碍、酸碱失衡及电解质紊乱等。

（2）拔管的分类:根据拔管危险因素的评估结果,可将拔管分为"低风险"和"高风险"拔管。

1）"低风险"拔管:指常规拔管操作,患者的气道在诱导期间无特殊,手术过程中无气道相关风险增加,再次气管插管较容易,患者常规禁食且不存在一般危险因素。

2）"高风险"拔管:指患者存在一项或多项拔管危险因素,包括术前为困难气道、术中气道管理风险增加、术后再插管受限、饱胃等,拔管后可能需要再次插管且再次插管困难的情况。

（3）对于高风险拔管患者的拔管准备

1）评估并优化气道情况。手术结束拔管前需要重新评估并优化气道情况,并制订拔管失败情况下的补救措施以及重新插管计划。

2）评估并优化患者一般情况。拔管前肌松药的作用必须被完全拮抗以最大限度地保证足够通气,并使患者气道保护性反射完全恢复,便于排出气道分泌物。维持血流动力学稳定及适当的有效循环血容量,调节患者体温、电解质、酸碱平衡及凝血功能至正常范围,提供良好的术后镇痛,防止气道不良反射的发生。

3）评估并优化拔管的物品准备。拔管操作与气管插管具有同样的风险,对于高风险拔管,在拔管时应配置与插管时相同级别的设备及人员。

4）拔管方式可分为深麻醉下拔管与清醒拔管。深麻醉下拔管能减少呛咳以及血流动力学波动,但会增加上呼吸道梗阻的发生率。深麻醉拔管是一种更高级的技术,常应用于气道容易管理且误吸风险较低的患者,也可用于哮喘等气道激惹状态的患者。而清醒拔管则为等待患者呼吸恢复,意识完全清醒无躁动,拮抗残余肌松后拔管。

5）对于减轻拔管期应激反应的方法还有静脉注射右美托咪定、静脉或气管内应用利多卡因、头抬高以及与地面呈 60° 拔管等。

（4）成骨不全患者为高风险拔管患者,需要避免由于苏醒期躁动或剧烈呛咳及挣扎而导致继发性骨折。同时其可能存在气道发育欠完善,拔管后存在气管软化塌陷等可能,因此存在多项气管拔管危险因素,所以评估为"高风险"拔管。

病例点评

原发性成骨不全是一种罕见疾病,临床麻醉处理首先要求麻醉医师对此类疾病有所认识。该类患者主要是由于结缔组织紊乱即胶原形成障碍而引起的疾病,其许多临床表现都是由骨质缺陷引起的。特征表现为骨骼脆性增加、骨质疏松、牙齿生长异常、蓝色巩膜、关节松弛和脊柱弯曲等。术前需详细了解病史，整个麻醉过程各个环节都要警惕由于该疾病特征即骨质疏松对麻醉管理的影响，要做好应对准备。

本例患者经过术前评估特别是气道评估后，最终选择了全身麻醉。有报道显示，椎管内麻醉成功用于成骨不全患者剖宫产手术。而此例患者为剖宫取胎手术，同时其存在明显的脊柱侧弯，增加椎管内操作难度，操作不当容易引起椎体骨折等不良并发症，因此首选全身麻醉。

其次，经过对于该患者术前的气道评估提示：患者唇舌肥大，牙齿发育不良。咬上唇试验评分 2 级、甲颏距离基本正常、改良 Mallampati 分级为 2 级，张口度为 2 指基本正常，颈部活动度差，考虑到使用普通喉镜插管可能发生暴露困难，动作稍大可能引起骨折。在尽可能降低气管插管引起骨折及颈椎移位风险的前提下，使用熟悉的气道管理工具，因此最终选用直接诱导后可视喉镜插管，而非清醒气管插管。

而该患者全身麻醉诱导时首选使用静脉麻醉药丙泊酚和非去极化肌松药罗库溴铵及舒芬太尼。术中维持采用丙泊酚联合瑞芬太尼全凭静脉麻醉，间断追加罗库溴铵提供足够的肌松。吸入麻醉药有诱发恶性高热的风险因此避免使用。

对此类患者各种操作都应注意动作轻柔，术中重视体位摆放，术毕拔管期避免躁动，从而避免继发性骨折。对于术前存在的骨折及关节脱位等应行影像学检查诊断，以避免术后不必要的医疗纠纷。

（焦　静　黄绍强）

要 点 Keypoint

1. 成骨不全是一种主要侵犯骨骼系统的罕见的先天性结缔组织疾病，可累及眼、耳、皮肤等，又称脆骨病或脆骨－蓝巩膜－耳聋综合征。其特征为骨质疏松易骨折、关节松弛、牙质发育不全、蓝巩膜、耳聋。

2. 成骨不全患者的麻醉方式可根据手术部位和要求来选择，每种麻醉方式均有各自的风险。全身麻醉容易发生气管插管困难、下颌骨骨折、牙齿损伤及颈椎骨折等并发症，恶性高热的风险也增加。而椎管内阻滞时，由于此类患者常伴有脊柱畸形、椎体压缩，定位及穿刺难度明显增加，并且局麻药剂量不易掌握、阻滞平面不易调控。

3. 在众多的气道评估方法中，咬上唇试验3级（下切牙无法咬住上唇的任何部分）强烈预示插管困难，下颌后缩（下颌角到下巴尖端的距离＜9cm）是插管困难的良好预测指标。

4. 对成骨不全患者实施任何操作都应注意动作轻柔，术中重视体位摆放，术毕苏醒拔管避免躁动，以降低继发性骨折的风险。

参考文献

[1]Prockop DJ，Kivirikko KI.Heritable diseases of collagen[J].N Engl J Med，1984，311（6）：376-386.

[2]Etich J，Rehberg M，Eckes B，et al.Signaling pathways affected by mutations causing osteogenesis imperfecta[J].Cell Signal，2020，76：109789.

[3] 邢川，李春竹.成骨不全症诊断与治疗的研究进展.疑难病杂志[J]，2020，19（2）：212-216.

[4]Porsborg P，Astrup G，Bendixen D，et al.Osteogenesis imperfecta and malignant hyperthermia.Is there a relationship?[J].Anaesthesia，1996，51（9）：863-865.

[5]Detsky ME，Jivraj N，Adhikari NK，et al.This Patient Be Difficult to Intubate？ The Rational Clinical Examination Systematic Review[J].JAMA，2019，321（5）：493-503.

[6]Stynowick GA，Tobias JD.Perioperative care of the patient with osteogenesis imperfecta[J].Orthopedics，2007，30（12）：1043-1049.

病例 16　系统性红斑狼疮患者合并雷诺综合征

病例资料

患者女性，28 岁，身高 160cm，体重 55kg，因"宫腔粘连"收入日间病房，拟在全麻下行宫腔镜检查及粘连松解手术。术前血常规、心电图及肝肾功能无明显异常。既往有系统性红斑狼疮（SLE）病史 5 年，服用泼尼松 1.5 片（7.5mg）/ 日治疗，病情稳定。患者自述明确诊断为 SLE 后不再工作，一直休息在家，可完成日常家务。

患者入手术室后常规监测，HR 92 次 / 分，BP 118/70mmHg，但血氧饱和度（SpO_2）无波形及数值，更换其他手指进行监测依然如此，更换监测的传感器探头也无变化。检查发现患者双手发绀、冰冷，考虑其长期服用糖皮质激素，手术当日因为禁食而停药，因此，静脉注射甲强龙 40mg，同时加厚覆盖的被单、予热水袋暖手等保暖措施，但 15min 后仍未见好转。

将指夹式的血氧饱和度探头更换成一次性血氧饱和度传感器贴于患者额头，监护仪出现脉搏波形及 SpO_2 数值，不过波形基线时有漂移，SpO_2 数值也不稳定，在 95% ~ 98% 间波动。

决定开始麻醉和手术，静脉注射丙泊酚 2mg/kg、瑞芬太尼 1μg/kg、琥珀胆碱 30mg 进行全麻诱导，置入喉罩后连接麻醉机机械通气，以丙泊酚和瑞芬太尼持续输注维持麻醉。手术随之开始。麻醉诱导过程和术中患者的血流动力学平稳，手术开始后发现患者手指末梢循环逐渐好转，发绀减轻，于是尝试再次监测手指的 SpO_2，结果显示出稳定的脉搏波形，SpO_2 数值为 99%。

手术 10 余分钟结束，术后带喉罩通气管入麻醉恢复室，连接呼吸机继续呼吸支持。连接监护仪后，常规指夹式的 SpO_2 监测数值为 99%，BP 及 HR 均正常。5min 左右患者清醒，拔管，之后监护仪上脉搏波再次消失，双手的手指又测不到 SpO_2 数值，但 BP 及 HR 等监测指标均在正常范围。患者无不适，因此未做任何处理，密切观察约 1h 左右安返病房。

术后随访无特殊。

病例分析

问题一：该患者术前进行常规 SpO_2 监测时无法测到指端脉搏，提示发生了雷诺综合征，其病因和发病机制是什么？诱发雷诺现象的因素有哪些？

分析：

雷诺综合征（Raynaud's syndrome，RS），又称为雷诺现象（Raynaud's phenomenon，RP），是一种由于受到寒冷或情绪变化等刺激后肢端皮肤颜色间歇性由苍白到发绀、潮红、最后到正常的现象，伴随疼痛或紧绷感。

RS 可以单独出现或是其他疾病的一部分。单独出现时，RS 也被称为"雷诺病（Raynaud's disease）"或"原发性 RP"，其病因不明，可能是由于血管的神经调节紊乱引起。继发性 RS 通常由自身免疫性疾病引起，如系统性红斑狼疮、硬皮病、结节性多动脉炎、皮肌炎、类风湿关节炎、多肌炎、混合性结缔组织病、乙型肝炎抗原所致的血管炎、药物所致的血管炎及干燥综合征等。

RS 的病因及发病机制目前尚未完全明确，其发病机制主要涉及血管、血管内和神经异常三个方面：

血管：在原发性 RP 中，血管异常是功能性的，主要是血管内皮细胞功能障碍，表现为血管内皮细胞产生的舒张介质如一氧化氮（NO）、前列腺素等合成减少，血管收缩介质如血管紧张素、内皮素等合成增加，血管舒缩稳态平衡被打破。在继发性 RP 中不止是血管内皮细胞功能异常，还包括血管内膜纤维化和肌层肥厚等血管结构异常。

血管内机制：RS 患者体内血小板异常聚集和活化，导致血管收缩剂和血小板聚集因子（如血栓素、五羟色胺等）水平升高，诱发血管痉挛，并导致活性氧自由基产生，进一步加重血管内皮损伤，血管痉挛、氧化应激、内皮损伤这一恶性循环则使血管痉挛进一步加重。对于继发性 RP 患者，纤溶系统也常存在缺陷，导致微循环内血栓形成，最终可导致血管闭塞、肢体溃疡、坏疽形成。

神经异常：在 RP 患者中由于神经末梢来源的降钙素基因相关肽（CGRP）减少、血管平滑肌中 α_2 受体密度增加等原因，血管收缩与舒张平衡被打破，交感神经介导的缩血管反应增强，冷刺激后皮肤血管明显收缩以减少热量损失，从而诱发疾病发作。有研究表明，在 RP 患者中急性情绪变化导致的应激反应更强，前臂血管收缩更剧烈，受累血管中内皮素水平增加，这也解释了情绪激动可诱发 RP。

问题二：雷诺综合征的流行病学有什么特点？

分析：

RS 比较少见，欧洲一项流行病学调查显示，人群中 RS 的患病率女性为 1.8% ～ 21.1%，男性为 0.5% ～ 16%。

发病年龄多在 20 ～ 30 岁，很少超过 40 岁，好发于寒冷季节、寒冷地区。好发人群：有 RS 家族史的年轻女性，RS 具有一定的遗传性。

问题三：雷诺综合征对麻醉管理有哪些影响？

分析：

由于发作时肢端小动脉痉挛，手足缺血发绀，围手术期出现 RS 主要影响麻醉医生对患者氧合情况的监测和判断。一些病例报道显示，麻醉和手术过程中由于雷诺现象出现，SpO_2 显著下降（或者无法监测到结果）且不易纠正，可能会引起麻醉医师的误判。因此，术前访视和评估时应仔细询问患者日常生活中有关的症状和体征，尤其是合并自身免疫性疾病的患者。如果有任何既往发生雷诺现象的提示，就要尽量做好围手术期保温工作，从手术室环境温度的控制、被单对肢体的覆盖、输液加温和用加温毯空气加温等几方面综合考虑。此外，还要尽可能考虑术前如何缓解患者的紧张焦虑情绪。

除了低温和紧张焦虑外，文献报道的术中诱发雷诺现象的因素还包括椎管内阻滞（尤其是引起低血压时）、输注未加温的库血、单肺通气以及体外循环脱机过程中。

椎管内麻醉阻滞了胸腰段的交感神经，使下肢和躯干部的外周血管扩张，血压下降。上肢的血管交感神经张力代偿性增加，在一些易感患者就可能导致指端血管痉挛。此外，接受椎管内麻醉的患者，常因阻滞范围内的血管扩张、热量随血液再分布时从中心至外周、再丢失在环境中而出现低体温和寒战，诱发雷诺现象。另外，药物也与雷诺现象的发生有关。当使用血管收缩剂纠正低血压时，可增加交感神经张力而诱发雷诺现象。

在一例体外循环脱机过程中出现雷诺现象的病例报道中，肾上腺素的应用可能是其诱因之一。该病例在外周脉搏氧饱和度波形消失的同时，脑氧饱和度也急剧降低，左侧从 66% 降低至 38%，右侧从 62% 降低至 27%，提示可能发生脑灌注的降低。患者的循环比较稳定，血气分析提示氧合也正常。静脉注射 40μg 硝酸甘油后脑氧饱和度很快恢复，脉搏波形重新出现，SpO_2 为 100%。随后持续输注硝酸甘油 [0.6μg/（kg·min）] 至手术结束。虽然低脑氧饱和度状态大约维持了 20 多分钟，但患者苏醒后没有出现神经并发症。通常我们认为 RS 主要引起肢端小动脉痉挛收缩，但该病例提示血管痉挛可能同时累及中枢神经系统或其他重要内脏器官，因此当这类患者进行心脏手术或其他大手术时，推荐进行脑氧饱和度的监测。

问题四：如果没有一次性的血氧饱和度传感器，应如何监测该患者氧合状态？

分析：

一次性血氧饱和度传感器目前有很多厂家生产，应用时可以缠绕在手指上，也可以贴在额头或其他部位皮肤上。正常情况下缠绕手指的监测效果优于贴在皮肤上，因为皮肤上易受干扰，波形基线不稳。但在雷诺现象肢端小动脉痉挛的特殊情况下，通过额头皮肤监测脉搏氧合就是一个更好的选择。

如果没有一次性血氧探头，在已经做好保温工作的基础上可以进一步考虑用药物或麻醉技术来抑制患者交感神经活性。右美托咪定是一个较好的抗交感药物，临床实践发现应用右美托咪定之后患者的四肢是温暖的，说明血管扩张了。如果监护仪（比如飞利浦）有"灌注指数"这个监测指标，也可以观察到输注右美托咪定后灌注指数明显增高。因此可以在麻醉前输注右美托咪定来缓解痉挛的肢端小血管，以利于 SpO_2 的监测。

如果没有右美托咪定，还可以考虑区域阻滞的方法，如患者是行腹部（包括腹腔镜）或下肢手术，可以选择椎管内阻滞（根据手术需要可联合全身麻醉），椎管内阻滞后下肢血管扩张，将血氧探头放置在下肢的脚趾，就能很好地监测 SpO_2。

本例患者术中在手指的血氧监测数值后来也显示出来，就是由于麻醉完善后交感神经被抑制，痉挛收缩的外周小血管逐渐舒张的缘故。

此外，留置动脉导管测血气也是一种监测血液氧合状态的方法，但无法做到连续和实时监测。

问题五：该患者术后又出现了雷诺现象，因考虑手术已经结束、患者苏醒且无其他不适，所以没有进一步处理。如果要治疗指（趾）端的小动脉痉挛，可采用什么方法？

分析：

对于症状轻微的 RS 患者，通过加温保暖、控制紧张焦虑情绪等措施通常可以缓解肢端小血管的痉挛。如果处理无效，就应考虑药物治疗。目前常用的治疗药物可减少疾病的发作次数，减轻疾病发作时的严重程度，但对潜在的病因无效。

钙通道阻滞剂：二氢吡啶类（如硝苯地平、尼卡地平、尼莫地平等）较非二氢吡啶类（地尔硫草、维拉帕米等）钙通道阻滞剂有更强的扩血管作用，可作为 RS 的首选药物。研究表明，给予硝苯地平 30 ~ 60mg/d 可降低 RS 发病频率达 66%，发作时严重程度也减轻。其他二氢吡啶类钙通道阻滞剂如氨氯地平、尼卡地平也常用于治疗RS，效果与硝苯地平有一定差异。

血管紧张素转换酶抑制剂（ACEI）及血管紧张素 II 受体拮抗剂（ARB）：依那普利、卡托普利作为 ACEI 类代表药物治疗 RS 时能够使肢端皮肤血流增加，但对发作频率及严重程度的治疗效果报道不一。也有研究发现口服 ARB 类药物氯沙坦 50mg/d 和硝苯地平 40mg/d 都能降低发病频率及减轻严重程度，但氯沙坦效果明显更佳且不良反应更少。总体来说，此类药物对 RS 的治疗是有益的。

硝酸甘油：硝酸甘油可经口服、静脉滴注或局部应用等方式来治疗 RS，但因其可导致头痛、低血压等并发症而不作为 RS 的一线治疗。局部应用硝酸甘油油膏可明显改善患者症状，但维持作用短暂，发病频率及发作时间和安慰剂对比并无明显差异。

前列腺素类似物：前列腺素具有抗血小板和血管舒张的作用，临床上常用来治疗严重肢端缺血的患者。有研究者连续 5 天静脉给予伊洛前列素来治疗合并肢端溃疡的RS 患者，发现其能够明显减轻患者症状并促进溃疡愈合，但对 RS 治疗无效。此类药物不良反应较多，临床上选择应慎重。

其他治疗药物包括磷酸二酯酶抑制剂西地那非、选择性 5- 羟色胺再摄取抑制剂氟西汀、内皮素受体拮抗剂波生坦、肾上腺素能受体拮抗剂等。常用药物的剂量和不良反应见病例 16 表 1。

病例 16 表 1　雷诺现象的常用药物治疗

药物	剂量	不良反应
硝苯地平	10 ~ 30mg tid 口服	心动过速、低血压、心悸、便秘、焦虑
氨氯地平	5 ~ 20mg qd 口服	头痛、恶心、面色潮红、心悸、眩晕
氯沙坦	25 ~ 100mg qd 口服	眩晕、头痛、腹泻
硝酸甘油	40μg 静脉注射，需要时 0.6μg/kg/min 静脉输注	低血压、头痛
氟西汀	20 ~ 40 mg qd 口服	失眠、恶心、腹泻、震颤
前列环素	0.5 ~ 8ng/（kg·min）静脉输注	腹泻、头痛、皮疹、低血压
伊洛前列素	0.5 ~ 2.0ng/（kg·min）静脉输注	头痛、皮疹、低血压
波生坦	62.5mg tid 口服	头痛、治疗头 6 周 Hb 降低、面色潮红、水肿、低血压、心悸、肝酶升高

问题六：系统性红斑狼疮患者如果实施较大的手术，术前应做哪些准备工作？重点需要注意什么问题？

分析：

SLE是一种女性常见的病因未明的自身免疫性疾病，常累及多个器官系统，其中肾脏和心脏的损害最为常见。因此术前应着重对肾脏、心血管系统等功能进行详细的评估，并采取相应措施。除急诊手术外，择期手术应选在SLE的缓解期。感染也是SLE常见的并发症，麻醉和手术各环节都应该严格无菌操作，尤其是预防性使用抗生素应严格执行。

这类患者因长期服用糖皮质激素，导致垂体-下丘脑-肾上腺轴抑制，以至于肾上腺皮质可能无法对手术创伤这种重大应激做出相应的反应，围手术期出现肾上腺皮质危象（以顽固性低血压为主要表现），尤其是长期大剂量激素治疗者，如果在围手术期未及时应用激素，术后数日内可能病情恶化而危及生命。因此SLE患者重点还需关注其糖皮质激素的用量及是否存在肾上腺皮质萎缩及功能丧失。一般来说服用泼尼松<5mg/d（或其他等效剂量的糖皮质激素）或者服用任何剂量的激素未超过3周，都不会引起垂体-下丘脑-肾上腺轴的明显抑制，而服用泼尼松>20mg/d（或其他等效剂量的糖皮质激素）超过3周，就会引起垂体-下丘脑-肾上腺轴的明显抑制，而介于这两种情况之间时，可能需要请相应专科医生进行更专业的评估。

对于肾上腺皮质功能抑制的患者进行大型手术，目前常规推荐在术前应用氢化可的松100mg，此后50～100mg q8h×3次，然后每天减半至常规剂量。减量的前提是患者生命体征平稳、无严重并发症。不过近年来也有一些研究显示，长期服用糖皮质激素的患者，仅需在围手术期继续服用其常规剂量药物（或等效剂量其他药物），而不必使用应激剂量。无论如何，这一问题仍需特别关注，一旦患者出现不明原因低血压或其他意外情况，都应排除是否存在肾上腺皮质功能抑制。

病例点评

这个病例，由于是做一个相对简单的短小手术，我们利用一次性血氧饱和度传感器贴在患者额头仅仅解决了围手术期监测的问题，但这种传感器贴在额头皮肤的方法获得的脉搏波形易受干扰，基线常发生漂移，SpO$_2$数值也不稳定，所以并非最佳解决方案。好在该患者麻醉诱导后肢端小动脉痉挛很快缓解，发绀减轻，常规指夹式的血氧探头又可以稳定地监测到SpO$_2$数值，从这一点来讲，诱发该患者雷诺现象的最主要原因还是交感兴奋，而非环境温度。因为在这个过程中环境温度和体温都没有明显变化，只有丙泊酚和瑞芬太尼对交感神经的抑制作用，并且，麻醉苏醒后该患者又出现了雷诺现象，也进一步佐证了这一点。

虽然我们也进一步考虑了如果该患者要实施大的手术，围手术期需要注意哪些问题，但都是从麻醉的角度出发，并没有从治疗患者的角度考虑问题。经过后来查找文献、认真学习，我们才意识到这个病例处理的不足之处在于没有对其肢端小动脉痉挛进行有效治疗，尤其是术后再次发生雷诺现象时。病例 16 表 1 中列出的常用治疗药物相当一部分是口服给药，可能不适合围手术期使用，硝酸甘油和前列环素等作用短暂，适合麻醉前或术中发生雷诺现象时持续输注应用，用于术后可能也不是最佳选择。硝苯地平可以舌下含服，10 ~ 15min 起效，可以作为该患者术后治疗尝试的首选。如果应用硝苯地平（或其他钙通道阻滞剂）对其进行治疗并证实有效，那这个病例的围手术期管理就比较完美了。

（黄绍强）

要点 Keypoint

1. 围手术期发生雷诺综合征主要影响对患者氧合的监测和判断，通过应用一次性氧饱和度传感器监测额部皮肤 SpO_2 是一个可行的选择，还可通过药物（右美托咪定）或麻醉技术（区域阻滞）抑制或阻断交感神经活性来扩张肢端小血管，以利于常规的 SpO_2 监测。

2. 对于合并雷诺综合征的患者，应尽可能从多方面做好围手术期保温工作，术前还需注意缓解患者的紧张焦虑情绪。

3. 雷诺综合征除了引起肢端小动脉痉挛收缩，还可能累及中枢神经系统或其他重要内脏器官，因此当此类患者行心脏或其他大手术时，推荐行脑氧饱和度监测。

4. 雷诺综合征患者的药物治疗首选二氢吡啶类钙通道阻滞剂（如硝苯地平、尼卡地平），其他还包括血管紧张素转换酶抑制剂、血管紧张素 II 受体拮抗剂以及硝酸甘油等。给药途径可根据实际情况选择静脉、口服或舌下含服。

5. 对于系统性红斑狼疮患者，术前应仔细评估肾脏、心血管系统等功能，此外还需重点关注肾上腺皮质功能及糖皮质激素用量。

参考文献

[1] 徐丽莉，刘莉，李羽.硬膜外麻醉后发生雷诺现象一例 [J].临床麻醉学杂志，2011，27（9）：918.

[2]Aron JH，Fink GW，Swartz MF，et al.Cerebral oxygen desaturation after cardiopulmonary bypass in a patient with raynaud's phenomenon detected by near-infrared cerebral oximetry[J].Anesth Analg，2007，104（5）：1034-1036.

[3]Liang Y，Gu M，Wang S，et al.Perianesthesia management of Raynaud's phenomenon —— a case report[J].J Perianesth Nurs，2010，25（4）：221-225.

[4]Zhang X，Coté CJ.Raynaud's phenomenon in a child presenting as oxygen desaturation during transfusion with cold blood[J].Paediatr Anaesth，2008，18（12）：1208-1210.

[5] 汪海洋，张一凡.雷诺综合征的诊治进展 [J].重庆医学，2017，46（19）：2721-2724.

[6] 阮侠，李虹，黄宇光.长期使用糖皮质激素患者的麻醉 [J].临床麻醉学杂志，2010，26（10）：913-914.

病例 17

难以纠正的低钠血症——血卟啉病

病例资料

患者女性，26 岁，身高 161cm，体重 59kg，平素月经规律，14 岁初潮，5 ~ 6/30 天，量中，轻度痛经。末次月经：2020 年 12 月 10 日，行经如常。诉 12 月 17 日进食砂锅后，开始出现腹痛，伴恶心呕吐，12 月 18 日晚出现发热，最高体温 38.5℃，自行口服药物治疗（具体不详），后至今未再出现发热。12 月 19 日开始停止排气排便，无法进食，伴有呕吐。未婚否认性生活史。

12 月 21 日于某中心医院就诊，查血常规：白细胞 4.36×10⁹/L，血红蛋白 119g/L，中性粒细胞 68.6%。肝功能：天门冬氨酸氨基转移酶 84U/L，钾 5.07mmol/L。考虑"急性胃肠炎"，但对症处理效果欠佳。下腹部 CT 示盆腔积液，左侧附件区囊性灶。建议妇科就诊。

12 月 23 日于某三甲综合性医院急诊就诊，查血常规：白细胞 4.4×10⁹/L，血红蛋白 111g/L，中性粒细胞 69.50%，血 HCG < 1IU/L。肝功能：丙氨酸氨基转移酶 67U/L，天门冬氨酸氨基转移酶 53U/L，电解质：钾 4.7mmol/L，钠 128mmol/L，氯 93mmol/L，尿酮体 4+。腹部 CT：阑尾积气伴炎症可能，左侧附件区囊性灶，盆腔少量积液。泌尿系统 B 超：输尿管未见明显占位。予以护胃，补液，抗炎，解痉治疗，患者主诉症状无明显缓解。一天后患者低钠低氯也未纠正（钠 127mmol/L、氯 92mmol/L），建议其妇科就诊。

12 月 25 日深夜来我院就诊，妇科超声：左卵巢内囊性结构。盆腔积液。急诊拟"下腹痛（待查）"收治入院。患者急性起病，精神差，无排气排便。入院后给予抗感染及对症治疗，腹痛不缓解。肛查：子宫举痛明显。患者精神状态差，于是诊断"急腹痛、黄体囊肿破裂不排除、卵巢扭转不排除"，于 12 月 26 日拟在全麻下行急诊腹腔镜探查术。

入室后进行常规监测，血压 93/55mmHg，心率 103 次 / 分，脉搏氧饱和度 96%，使用 18G 套管针开放右贵要静脉，采用快速顺序诱导，静脉推注咪达唑仑 2mg、舒芬太尼 25μg、丙泊酚 80mg 和罗库溴铵 50mg，可视喉镜插管顺利，呼气末 CO_2 波形正常。采用容量控制模式，潮气量 480ml，呼吸频率 10 次 / 分，麻醉维持采用丙泊酚 6mg/（kg·h）及瑞芬太尼 0.2μg/（kg·min）持续输注。查询术前检测的生化全套发现患者血钠 124mmol/L，给予静脉滴注 3% 高渗盐水 100ml 纠正低钠血症。

术中见盆腔积血约 100ml，左侧卵巢内可见一直径约 2cm 的黄体囊肿，表面可见一破口，表面少量渗血；阑尾、胆囊、结肠旁沟未见明显异常，回肠轻度扩张。考虑左侧黄体囊肿破裂、不完全性肠梗阻、低钠血症。

手术历时 80min，术中出血 < 200ml，输注醋酸林格氏液 800ml，PACU 内复查血钠 126mmol/L，生命体征稳定，肌松和意识恢复好，遂拔除气管导管。患者神清无明显不适主诉，状态明显改善，安返病房后继续观察，嘱再予静脉滴注 3% 高渗盐水 100ml 并监测血钠浓度。

术后患者尿量较多，7h 尿量 2200ml，腹痛缓解，双下肢腰背部酸痛明显。高血压：最高 150/106mmHg，予尼卡地平、厄贝沙坦、氢氯噻嗪降压。

术后追问家属（患者好友）得知，患者系领养，出生情况及家族史不详，幼时生长发育与同龄人无异，平素有顽固性便秘，喜饮用大量水，控制后不超过 1.5L/d。既往多次腹痛发作均在月经期前十余日。2018 年因右侧卵巢囊肿破裂于上海市第六人民医院行腹腔镜下右卵巢囊肿剥除术。2019 年 3 月、11 月因"腹痛"在日本就诊，日本医生口头告知可能"低钠血症"，予治疗十余日后好转。2020 年 7 月因"腹痛"大阪医院就诊，影像学提示：右卵巢囊肿，输卵管堵塞积液，子宫内膜炎，予抗炎治疗后好转。

12 月 27 日早晨 06：30 患者自述头晕、心慌、气短、全身发麻。精神萎靡，呼之能应，对答切题，转入本院 ICU 治疗。患者手术前后 7 天血钠浓度的变化见病例 17 表 1。

病例 17 表 1 术后患者血钠浓度

	12.23（外院）	12.26（术前）	12.26（PACU）	12.27（术后 4h）	12.27（转 ICU）	12.28（ICU）	12.29（转院前）
血钠（mmol/L）	128	124	126	127	122	120	124

病例分析

问题一：低钠血症的定义、分类及常见病因是什么？

分析：

低钠血症指血清钠低于 135mmol/L，临床表现主要以神经功能障碍为主：

轻度：130 ～ 135mmol/L，无明显症状。

中度：125 ～ 130mmol/L，恶心、呕吐、纳差、头痛。

重度：< 125mmol/L，呕吐、呼吸窘迫、嗜睡、癫痫样发作、昏迷（Glasgow 评分 ≤ 8 分）。

大脑通过减少其细胞内渗透活性物质如钾和有机溶质以试图恢复脑容量的过程需 24 ～ 48h，故以 48h 作为急性和慢性低钠血症的界限。急性低钠血症起病 < 48h，慢性低钠血症 ≥ 48h。急性低钠血症更易发生脑水肿，急性重度低钠血症病死率高。

根据低钠血症的病理生理学机制，可将其分类：

1. 假性低钠血症　Pseudohyponatremia 是 2018 年公布的呼吸病学名词，血浆中一些固体物质增加，单位血浆中水含量减少而导致的低钠血症类型。正常血浆含 7% 容积的固相物质（即含水量为 93%），在实际检验时，为了减少所需血标本量，通常在检测前对血清标本进行稀释。因稀释仅对溶液的液相部分而言，固相部分无法稀释，当血液中固相物质如脂肪和蛋白增加，所计算的离子水平将被低估。所以假性低钠血症常见于高脂血症和高球蛋白血症患者，其血浆渗透压正常。

2. 非低渗性低钠血症　①等渗性低钠血症；②高渗性低钠血症。血清含有其他渗透性物质使有效渗透压增加，吸引细胞内的水至细胞外液而导致细胞外液稀释所致低钠血症。

3. 低渗性低钠血症　测得的血浆渗透压 < 275mOsm/（kg·H_2O）常提示为低渗性低钠血症，也是临床和指南主要涉及的类型，根据患者的循环血量状况，低渗性低钠血症又分为：

（1）容量不足，与腹泻、多尿、出汗或第三间隙漏出有关。

（2）容量正常，即抗利尿激素异常分泌综合征（SIADH）。

（3）容量过多，如充血性心衰、肾衰、水中毒等。

问题二：对于重度低钠血症，推荐的补钠方案是什么？
分析：

对于严重的低渗性低钠血症，2014 年欧洲危重病学会（ESICM）、欧洲内分泌学会（ESE）和以欧洲最佳临床实践（European Renal Best Practice，ERBP）为代表的欧洲肾脏病协会和欧洲透析与移植协会（ERA-EDTA）共同制定了欧洲低钠血症临床诊疗指南，给出了详细的处理流程：

第1h推荐立即静脉输注3%高渗盐水150ml（20min以上），20min后复查血钠浓度，并再次静脉输注3%高渗盐水150ml，可重复以上治疗直到达到血钠浓度增加5mmol/L。1h后血钠水平升高>5mmol/L且症状有改善，推荐停止输注高渗盐水，可对因治疗。

需要重点指出的是第一个24h限制血钠升高超过10mmol/L。有下列情况之一者需停止输注高渗盐水：症状改善，血钠升高幅度达10mmol/L，血钠达到130mmol/L。之所以要强调补钠上升速度，主要是避免出现补钠过快导致中枢神经系统脱髓鞘病变。

严重低钠血症的管理建议最好制备3%盐水备用，以免不时之需或紧急情况下的配置错误；对于体重异常患者，可考虑2ml/kg的3%盐水输注，不拘泥于150ml。如果患者同时有低钾血症，纠正低钾血症则可能使血钠增加。血钠纠正幅度过快过大，可导致神经渗透性脱髓鞘。只要继续3%高渗盐水输注，建议每隔4h检测1次血钠。

病例资料

查血浆渗透压249mOsm/（kg·H$_2$O）↓，尿渗透压479mOsm/（kg·H$_2$O），BUN 8.3mmol/L，Cr 65μmol/L，UA 0.164mmol/L，proBNP 1119pg/ml↑，红细胞比容28.5%↓，TSH 0.52mIU/L，FT3 2.40pmol/L↓，FT4 17.60pmol/L，ACTH 40.6pg/ml，皮质醇21.65ug/dl，醛固酮223pg/ml。患者血浆渗透压下降明显，容量基本正常，属于低渗性低钠血症。

患者低钠血症纠正效果差，12月29日请华山医院ICU主任会诊后，认为该患者目前顽固性重度低钠血症的病因可能是中枢性低钠血症，结合尿量基本正常范围，尿钠水平偏高，应属于抗利尿激素分泌不当综合征，明确诊断需要进一步的针对性检查和后继的特异性治疗，遂转入该院内分泌科。

病例分析

问题三：中枢性低钠血症如何分类？如何进行鉴别诊断？
分析：
1. 中枢性低钠血症主要分以下2类：

（1）脑耗盐综合征（CSWS）：是由于下丘脑受到直接或间接损伤造成水肿、缺血，导致心钠肽（ANP）或脑钠肽（BNP）增多，抑制肾小管对钠和水的吸收，使大量的钠、水经尿液排出，形成低血容量低渗性低钠血症，且缺钠重于缺水。

（2）抗利尿激素分泌不当综合征（SIADH）：由于丘脑下部受损后精氨酸加压素

（AVP）过量分泌，促进水的重吸收，使细胞外液量增加，引起"稀释性"低钠血症；细胞外液容量增加，使醛固酮的分泌受到抑制，肾小管对水、钠的重吸收减少，是等容量低渗性低钠血症。

2. 鉴别诊断　SIADH 与脑耗盐综合征的鉴别依赖于对细胞外容量的准确估计。低血容量的常见症状通常只在脱水程度中等到严重时出现。中心静脉压可能是细胞外容量的不可靠的指标。

脑耗盐综合征患者的尿钠浓度相对较低，尿量通常很高；SIADH 患者的尿钠浓度相对较高，尿量可正常。脑耗盐综合征对氟氢可的松治疗有效，而 SIADH 对氟氢可的松治疗无效，对托伐普坦治疗有效。加压素受体拮抗剂是一类新型药物，也被称为 vaptans，包括托伐普坦（美国 Otsuka 制药）、考尼伐坦（Vaprisol，安斯泰来）、lixivaptan（Cornerstone Therapeutics），以及 satavaptan（赛诺菲）。上述药物已批准用于治疗 SIADH。

问题四：抗利尿激素分泌不当综合征的定义以及常见病因？
分析：

1. 定义　抗利尿激素不适当分泌综合征（syndrome of inappropriate antidiuretic hormone，SIADH）是一种等容量性低渗性低钠血症，属于中枢性低钠血症。

机体排泄过多水的能力取决于肾功能、肾血流灌注和 AVP 分泌的抑制因素。在低血容量状态下 AVP 适当分泌，而此时的血容量降低可能明显或不明显，当血容量的维持建立在损失血浆渗透压基础上（或维持血容量以降低血渗透压为代价）时，正常血容量或高血容量状态下的 AVP 分泌即为"不适当"。胃肠炎所致的失水为低血容量性，引起 AVP 分泌是适当的，而脑损伤、疼痛、应激和药物引起的 AVP 分泌则是"不适当"的。

2. 常见病因　除罕见的 AVP 受体活化性突变引起自主性 AVP 分泌和少数 SIADH 始终无明确病因（特发性）外，绝大多数 SIADH 患者均有导致 SIADH 的明确病因。一般可将 SIADH 的病因分为两类，一是主要通过 AVP 分泌过多引起的 SIADH（一般病情较重），二是主要通过渗透压感受器、牵张感受器和容量感受器、压力感受器调节引起的 SIADH（一般病情较轻）。

（1）多种肿瘤可异源性分泌 AVP，以小细胞型肺癌、原发性脑肿瘤、血液系统恶性肿瘤、胸腔内非肺部癌肿、皮肤肿瘤、胃肠道癌肿、妇科癌肿、乳腺癌、前列腺癌及各种肉瘤相对多见。胸腺神经母细胞瘤、腹膜乳头状癌、淋巴瘤相关性噬血细胞综合征、非小细胞型肺癌伴多发性旁癌综合征（multiple paraneoplastic syndrome）也可引起 SIADH。

（2）颅内病变局部刺激引起 AVP 分泌过多：①脑外伤与颅内手术可直接兴奋下丘脑 – 神经垂体轴，引起 AVP 过度释放。儿童患者发生 SIADH 的主要病因是颅内疾病或外伤；②脑肿瘤造成脑损害，引起 AVP 渗透压调节机制紊乱，虽然渗透压值已降低，但仍有 AVP 释放；多数肿瘤致 SIADH 经手术、放疗或化疗后病情可缓解；③颅内非肿瘤性病变：主要见于颅内炎症，如结核性或化脓性脑膜炎、脑脓肿、脑炎、急性感染性多发神经炎。如下丘脑 – 神经垂体遭到破坏，可引起 AVP 漏出，或胸腔内容量感受器兴奋，使迷走神经不能正常地将神经冲动传导到中枢（肿瘤累及迷走神经或发生多发性神经炎）等情况下也可发生 SIADH。血肿、蛛网膜下隙出血、脑血栓形成、脑萎缩、小头畸形、系统性红斑狼疮、中枢神经系统肉芽肿性血管炎及各种剧烈的精神刺激、剧痛、正压呼吸都可引起 SIADH；④其他导致下丘脑受损疾病：δ 氨基乙酰丙酸脱水酶缺陷性卟啉症、血卟啉病、急性特发性全自主神经功能异常患者的下丘脑受损时可刺激 AVP 分泌，引起 SIADH。

（3）药物引起的 SIADH：氯磺丙脲、卡马西平、氯贝丁酯可刺激 AVP 分泌。环磷酰胺等抗癌药也可刺激下丘脑释放 AVP。选择性 5- 羟色胺再摄取抑制剂如帕罗西汀和氟西汀、舍曲林（瑟特灵，sertralin）、三环类抗抑郁药如氯米帕明（氯丙米嗪）、α – 干扰素、长春碱、长春新碱、左旋苯丙酸氮芥、高剂量的塞替哌、巴比妥类、胺碘酮（乙胺碘肤酮）等都可引起 SIADH。抗精神病药物诱导的神经阻滞剂恶性综合征（neuroleptic malignant syndrome）伴有下丘脑功能失常，导致 AVP 释放。血管紧张素转换酶抑制剂（如赖诺普利）可阻滞外周的血管紧张素 –1（AT–1）向血管紧张素 –2（AT–2）转换，但在大脑中却没有这一作用；过多的 AT–1 进入脑组织并转换为 AT–2，后者刺激渴感中枢，使 AVP 分泌增加。

（4）其他因素：严重中枢神经系统疾病和瘫痪状态时由于肢体运动减少，静脉回流障碍，左心房充盈不足，左心房内压力降低，导致牵张感受器兴奋，AVP 释放引起肾脏对水的重吸收增强，产生水潴留与稀释性低钠血症。二尖瓣分离手术时，左心房压力迅速降低，影响容量感受器，促使 AVP 分泌。颈髓损伤患者常并发 SIADH，其机制可能是自主神经功能调节障碍，有效血容量减低，经压力感受器的神经调节机制使 AVP 分泌增加，或颈椎颈髓损伤时视丘下部轻微损伤或受刺激使 AVP 分泌增加。

📖 病例资料

患者在补钠限水的同时，予以试验性托伐普坦口服治疗，病例 17 表 2 可见患者每日给药剂量和血钠监测数值。

病例 17 表 2　患者血钠、出入量监测及托伐普坦剂量

日期	12.30	12.31	1.1	1.2	1.3	1.4	1.5
血钠（mmol/l）	121	121	130	137	132	137	139
入量（ml）	600	1500	1700	1750	1300	2000	2600
出量（ml）	550	2450	2650	2450	3350	2300	3100
托伐普坦	1/8 片 qd	1/4 片 qd	1/4 片 qd	1/4 片 bid	1/4 片 bid	1/4 片 bid	1/4 片 qd

患者的低钠血症好转，但全身疼痛、胃口差、出汗多、睡眠差、萎靡不振、心率快的症状仍然存在，这时就需要进一步考虑反复发作腹痛和低钠血症的病因。从既往史可以总结：患者以间歇性急性腹痛发作伴恶心、呕吐、便秘起病，多次发作均在月经周期的黄体期，同时伴有反复低钠血症，甚至有意识障碍，每次腹痛似乎都有"原因"（黄体破裂、附件囊肿等），对应处理后缓解。在排除肠梗阻、腹膜炎、小肠疾病和心肺疾病之后，结合患者如下临床表现：

1．腹痛，恶呕，便秘等消化道症状。

2．全身无定位意义的疼痛。

3．高血压，窦性心动过速。

4．肌电图提示未见明显异常。

考虑自身免疫疾病、中毒和代谢性疾病导致的继发性自主神经功能障碍，尤其是遗传性自主神经病 – 血卟啉病。患者随后进行基因检测，结果（病例 17 表 3）明确了血卟啉病的诊断。

病例 17 表 3　患者基因检测结果

基因	染色体位置	位置	参考序列	cDNA 水平	蛋白水平	状态
HMBS	Chr11: 118963193	Exon 11	NM_000190.3	c.731T ＞ C	p.（Leu244Pro）	杂合

所检测到基因变异的解释：该变异为错义突变（预计会使所编码蛋白质第 244 位氨基酸由 Leu 变为 Pro），有文献报道在血卟啉病患者中可检测到该变异，HGMD 数据库还收录了同一氨基酸位置的其他变异类型（c.731T ＞ G p.L244R）。

病例分析

问题五：血卟啉病定义和临床常见类型有哪些？它导致的腹痛有哪些特点？

分析：

1. 定义　卟啉病是血红素合成途径中特异酶缺乏所致的代谢性疾病，主要由于血红素生物合成途径中的酶缺乏，卟啉或卟啉前体，如 δ - 氨基 - γ - 酮戊酸（ALA）和卟胆原（PBG）生成增多，并在组织中蓄积所致。临床又称紫质病，分遗传性和获得性两大类，临床表现主要为光敏性皮炎、腹痛和神经精神障碍，主要累及神经系统和皮肤。

2. 临床分型　卟啉病常见的 3 种类型是急性间歇性卟啉病（AIP）、迟发性皮肤血卟啉病（PCT）、红细胞生成性原卟啉病（EPP）。其中 AIP 是一种常染色体显性遗传病，位于 11 号染色体 11q24 上卟胆原脱氨酶等位基因发生突变，患者肝细胞、淋巴、皮肤、上皮、羊膜及红细胞内卟胆原脱氨酶活性仅为正常人 50%。卟胆原转为尿卟啉原途径受阻，同时 ALA 合成活性增强，卟胆原和 ALA 在体内蓄积。主要累及神经系统，通常大部分患者并不表现症状，一般发病常有明确的诱因，如药物、大量饮酒、饥饿（低热量低碳水化合物饮食）、过度疲劳、应激等，最常见的诱因就是药物，最具代表性的药物是苯巴比妥类及孕激素。

3. 临床表现　由于卟啉是人体内唯一内源性光致敏剂，所以体内卟啉堆积的患者往往会出现皮肤疼痛肿胀或起泡性皮肤损害，而卟啉前体堆积的患者更突出表现为神经系统损害。AIP 的神经系统损害可以表现多样，如幻觉、抽搐、昏迷、小脑及基底节区受累；周围神经受损可以使部分患者在数天之内出现完全性软瘫；自主神经失衡导致严重持续反复发作的腹痛，交感神经过度兴奋导致高血压、心率快、大汗及顽固性便秘；部分患者可因 SIADH 而出现严重而难以纠正的低钠血症。

腹痛是 AIP 最常见的症状，往往也最早出现，可见于 85% ~ 95% 的急性发作患者。腹痛往往为重度、稳定、定位不明，有时会伴有痛性痉挛。其他常见症状有便秘、腹胀感、恶心、呕吐和肠蠕动消失的征象，如腹胀和肠鸣音减少。有时出现腹泻和肠鸣音增加。因为疼痛和其他症状是神经病性，而非感染性或炎性，所以急性发作中往往没有或只有轻微的腹部压痛、反跳痛、发热和白细胞增多。如果有这些表现也是提示其他原因引起的炎症，并非 AIP 的直接表现。但存在炎症并不排除 AIP 发作的可能性；感染可能是急性发作的诱因，抗感染治疗和 AIP 的治疗可能要同步进行。

许多疾病均可出现腹痛。与 AIP（或其他急性卟啉病）不同，其他引起腹痛的原因不会导致尿液 PBG 升高。但其他原因引起的腹痛可能伴有尿液卟啉升高（如肝胆疾病）或 ALA 和卟啉升高（如铅中毒和遗传性酪氨酸血症 1 型）。需注意，卟啉病患者可能出现其他腹痛原因（如阑尾炎、憩室炎、炎性或缺血性肠病、胆结石或肾结石），这些情况也可诱发急性卟啉病发作。因此，PBG 升高并不排除其他腹痛原因，而有其他腹痛原因也不能排除 AIP（或其他急性卟啉病）。

问题六：如何治疗血卟啉病？

分析：

血卟啉病急性发作期的治疗：

1. 高铁血红素治疗　治疗 AIP 的新药是血红素，血红素是 P450 代谢酶的重要组成部分，该药在症状发作早期可以负反馈抑制卟胆原的生成，缓解症状，但不能逆转已经出现的神经系统损害。美国采用冻干形式的羟高铁血红素，欧洲和南非使用精氨酸血红素浓缩液，应用剂量 3 ~ 4mg/kg，静脉输注，每日一次，连用 4 天。不良反应常见有静脉炎，过量可导致肾损伤。

2. 碳水化合物负荷　每天至少 300g 口服，若不能耐受，可给予静脉输注葡萄糖 300 ~ 400g/24h。

3. 对症处理

（1）疼痛可使用阿片类、NSAID（对乙酰氨基酚）等，需注意不良反应。

（2）自主神经症状：谨慎使用 β 受体阻滞剂。

（3）恶心、呕吐：碳水化合物和液体支持，5-HT 受体拮抗剂。

（4）焦虑、失眠：低剂量苯二氮䓬类。

（5）癫痫发作：纠正低钠、低镁，苯二氮䓬类或左乙拉西坦，禁用抗癫痫药。

目前国内尚无血红素，我们还需要告知其家属，卟啉病属遗传病，家庭成员均应接受筛查，有潜在发病危险的成员，禁用慎用药物可检索美国卟啉病基金会、欧洲卟啉病网络在线更新（https：//www.uptodate.cn/contents/zh-Hans/acute-intermittent-porphyria-pathogenesis-clinical-features-and-diagnosis），尽量避免相关药物，维持略高碳水化合物含量的膳食方案，戒烟戒酒，积极治疗和预防其他感染，避免 AIP 的急性发作。女性黄体期由于孕激素水平的改变，尤其需要避免其他已明确的常见诱因共同作用，防止 AIP 急性发作。

基因治疗进展方面，GIVLAARI®（givosiran）是一款靶向氨基乙酰丙酸合酶 1（ALAS1）的 RNAi 治疗药物，每月给药一次，通过一种可持续的方式显著降低肝脏

ALAS1 水平，从而将神经毒性血红素中间产物氨基酮戊酸 ALA 和 PBG 降低到接近正常水平。通过减少这些中间产物的积累，可有效预防或减少严重和危及生命的急性肝卟啉（AHP）发作的发生，控制慢性症状。2019 获得 FDA 批准，用于治疗 AHP。

问题七：疑似血卟啉病患者的麻醉管理需要注意什么？

分析：

尽量补充病史，明确疾病类型。通常因急腹症进行急诊手术，需完善术前检查，发现低钠血症时，需要积极纠正低钠血症，对于合并肌无力患者，加强呼吸管理。

避免诱发因素，避免使用可能诱发 AIP 的药物：巴比妥类、氨鲁米特、孕激素、磺胺、麦角、氯霉素、磺脲等。

几乎所有抗癫痫药均可加重本病，需禁用，可使用咪达唑仑控制或预防癫痫发作。避免应激反应，充分镇静镇痛。缩短禁食时间或者持续静脉使用葡萄糖 20g/h（饥饿是诱发因素，而且葡萄糖可抑制肝脏中 ALA 合成酶活性而缓解发作）。

诱导肝脏 P450 代谢酶的药物，如利福平、卡马西平、苯巴比妥、苯妥英、灰黄霉素、奎尼丁和地塞米松等均可诱发或加重卟啉病，推测是由于血红素也是 P450 代谢酶的重要组成部分，P450 酶活性增强后对血红素的需求增加，血红素的合成更加活跃，而卟啉病的患者缺乏血红素的合成酶，最终结果是中间产物大量堆积，临床症状加重。

🖖 病例点评

血清钠浓度低于 135mmol/L，特别是低于 132mmol/L 即可诊断为低钠血症。这是临床上常见的水、电解质代谢紊乱之一。

由于血钠降低后，血浆的渗透浓度下降，细胞内液相对呈高渗，水从细胞外液转移到细胞内，可引起脑细胞水肿，导致一系列的中枢神经系统症状及体征。低钠血症的临床表现依据其发病的缓急，可分为急性低钠血症（48h 内）及慢性低钠血症。急性低钠血症时，因脑细胞尚无适应性反应，水进入较多较快，故临床症状及体征较显著。在慢性低钠血症时，细胞内的溶质可外移，初始为钠和钾，而后则为氨基酸，从而使神经细胞内的渗透克分子浓度也下降，与血浆的渗透克分子浓度达平衡状态，故临床症状及体征较轻。

因低钠血症的临床表现多不具特征性，且易被原发病所掩盖，又因低钠血症的病因众多，所以鉴别诊断非常重要，否则就无法有的放矢地进行临床处理。就像本例患者，因反复下腹痛、考虑妇科疾病收入院治疗，但其 2cm 的黄体囊肿其实不足以解释患者的症状体征,低钠血症的病因在转院之前(包括转院后相当长一段时间)一直也未明确。所以只能不断地对症处理,不断地补钠,但疗效差,低钠血症不能得到有效纠正。

从治疗的角度来讲,轻度的低钠血症一般不必治疗,主要以处理原发疾病为主。严重低钠血症或伴有明显症状的低钠血症应及时进行处理。治疗低钠血症的目的是纠正血浆渗透浓度使之接近正常水平,以利于脑组织细胞内的水外移,减轻脑水肿。治疗中不宜过快纠正低钠血症,否则会产生渗透性脱髓鞘作用(osmotic demyelination syndrome,ODS),造成中枢神经系统的损害。对于病程较长的慢性低钠血症患者尤其注意,因机体组织细胞(尤其是脑细胞)可能已完成了"适应性反应",脑细胞容积已恢复接近正常,细胞内液的张力已经与血浆渗透克分子浓度取得平衡。在治疗时为防止ODS的发生,应采取按部就班的"慢处理"策略,使细胞内液已经低渗的脑细胞有充分的时间重新适应而复原。

慢性低钠血症(包括SIADH)一般都存在原发疾病,对其诊断和治疗需要多学科会诊来解决。麻醉医生有时也负责ICU患者的监测治疗,保持酸、碱和电解质等内环境的稳定也是麻醉医生围手术期管理的重要内容。这个病例后来诊断为血卟啉病引起的SIADH,表现出顽固性的低钠血症。血卟啉病确实非常少见,但其他原因引起的SIADH、或者其他原因引起的低钠血症围手术期并不少见,这就要求我们对这一类问题有充分的了解,应该比妇科医生更加关注患者的全身状况,包括内环境。

(解 轶 黄绍强)

要 点 Keypoint

1. 低钠血症指血清钠低于135mmol/L,临床表现主要以神经功能障碍为主。血清钠低于125mmol/L为重度低钠血症,可表现为呕吐、嗜睡、癫痫样发作甚至昏迷。

2. 纠正重度低钠血症,推荐静脉输注3%高渗盐水150ml(20min以上),之后根据复查的血钠浓度继续输注,需控制血钠浓度增加的速度,第1h ≤ 5mmol/L,第一个24h ≤ 10mmol/L,以避免中枢神经系统脱髓鞘病变。

3. 抗利尿激素不适当分泌综合征(SIADH)是一种等容量性低渗性低钠血症,属于中枢性低钠血症。颅内病变、肿瘤、疼痛、应激和某些药物均可引起抗利尿激素的不适当分泌。

　　4．急性间歇性卟啉病是一种常染色体显性遗传病，主要累及神经系统，通常可无症状，发病常有明确诱因，最具代表性的为应用苯巴比妥类或孕激素等药物。腹痛是其常见的症状，部分患者可因 SIADH 而出现难以纠正的低钠血症。

　　5．慢性低钠血症一般都存在原发疾病，如果病因不能明确，只能对症处理，则疗效差，低钠血症得不到有效纠正。因此对其诊断和治疗需要多学科会诊来解决。

参考文献

[1]Spasovski G，Vanholderl R，Allolio B，et al.Clinical practice guideline on diagnosis and treatment of hyponatraemia[J].Eur J Endocrinol，2014，170：G1-G47.

[2]Anderson KE，Bloomer JR，Bonkovsky HL，et al.Recommendations for the diagnosis and treatment of the acute porphyrias[J].Ann Intern Med，2005，142（6）：439-450.

[3] 王燕，陈香宇，李娅，等.急性间歇性卟啉病50例临床特征分析[J].中华内科杂志，2019，58（7）：520-524.

[4] 黄雪平，曾艳凌，魏凯艳，等.以腹痛为首发表现的急性卟啉病八例回顾性研究[J].中华消化杂志，2020，40（6）：414-416.

[5]Bissell DM，Lai JC，Meister RK，et al.Role of delta-aminolevulinic acid in the symptoms of acute porphyria[J].Am J Med，2015，128（3）：313-317.

[6]Scott LJ.Givosiran：First Approval[J].Drugs，2020，80（3）：335-339.

病例 18

妊娠期腹腔镜下巨大卵巢囊肿剥除术的麻醉

病例资料

患者女性，33 岁，体重 91.5kg，BMI 35.7。因停经 23 周，产检发现巨大卵巢囊肿入院。入院诊断为 G1P0，孕 23$^+$ 周合并右侧卵巢巨大囊肿，性质不明。既往史无特殊，术前因先兆流产卧床保胎 2 个月。

术前检查：心电图示 T 波改变，$V_4 \sim V_6$ T 波低平；血常规、肝肾功能等均正常范围；B 超提示宫内妊娠，单胎，可见胎心、胎动，大小符合 23 周，子宫右上方囊块，大小 208mm × 175mm × 114mm，卵巢来源可能，内壁乳头样结构，不排除恶性肿瘤。拟于孕 23 周 5 天行腹腔镜下右侧卵巢囊肿剥除术，并根据术中快速冰冻病理结果决定进一步手术方案。

病例分析

问题一：孕期非产科手术的手术时机如何选择？

分析：

孕期接受非产科手术的概率是 0.3% ~ 2.0%。几乎所有类型的手术都已经成功在孕妇中实施过，包括盆腔及腹腔的手术、胸外科手术、体外循环开胸心脏手术、需要控制性降压的神经外科手术、肝移植手术等。孕期最常见的手术为阑尾切除术。

孕期的任何时候都有可能接受手术治疗。手术时机的决定因素包括手术的紧急程度、具体孕期及患者的意愿。2017 年美国妇产科医师学会（American College of Obstetricians and Gynecologists，ACOG）委员会意见指出，患者不应由于妊娠被拒绝接受医学上必要的手术，也不应单纯由于处于孕早期而推迟所有手术，这样可能反而会对孕妇及胎儿产生不利影响。因此，如果是急诊手术，可以无需考虑患者的孕期，尽早安排；如果是择期手术，建议将手术尽量推迟至分娩后；如果是限期手术，推荐在孕中期（13～27周）进行，其目的是避免孕早期流产、阴道出血及胎儿致畸的风险，也避免孕晚期早产及子宫增大对术野的影响。

本例患者怀孕23周，体检发现巨大卵巢囊肿，存在破裂的风险，且不排除恶性可能，所以在孕中期发现后需要尽早进行手术治疗。

问题二：孕期非产科手术麻醉的关注重点有哪些？

分析：

为孕妇实施麻醉较为特殊，需兼顾孕妇和胎儿的安全。掌握孕期各系统生理改变对麻醉的影响、麻醉药潜在的致畸作用以及如何避免发生胎儿宫内窒息和早产，有利于制订详尽的计划，安全实施手术。

1. 孕期生理改变

（1）呼吸系统：由于孕期前三个月孕酮水平的增加，母体分钟通气量几乎会增加50%并维持到产程结束。由于孕期解剖无效腔没有明显的改变，足月时肺泡通气量会增加70%。从孕20周起，妊娠子宫增大引起横膈上抬导致功能残气量（FRC）、呼气储备量、残气量都出现下降，到足月时甚至会出现20%的最大下降，肺活量与产前水平相比并没有明显地改变。增加的分钟通气量使得 $PaCO_2$ 降低到30mmHg，但由于肾脏碳酸氢根的代偿性分泌增加，因此动脉 pH 没有改变。肺泡通气量增加和 FRC 减少导致孕妇对吸入麻醉药物的摄取和排泄加快。心输出量、代谢速率和氧耗增加的同时FRC 降低会导致孕妇在呼吸暂停和呼吸道阻塞时更容易发生缺氧和酸中毒。妊娠期解剖变化、重量增加以及呼吸道黏膜毛细血管充血，会导致面罩通气困难和气管插管失败的发生率增加。

（2）心血管系统：心输出量在妊娠期的前三个月增加30%～40%，到足月时增加50%，这主要源于每搏量的增加（增加了30%～40%）和心率的增快（增加15%）。心输出量在分娩过程中和产后即刻会进一步增加。由于雌激素和孕激素的扩血管作用导致孕妇的外周血管阻力下降，孕期的血压通常会降低，舒张压比收缩压下降得更明显（舒张压下降10%～20%，收缩压下降0～15%）。10%～15%的足月孕妇在平卧位会有比较明显的血压下降，通常伴随着出汗、恶心、呕吐、脸色苍白甚至神志改变，这是由于妊娠子宫压迫了下腔静脉和腹主动脉导致的仰卧位低血压综合征。孕妇从妊娠4个月起就可能出现这种现象，导致肾脏和子宫胎盘血流供应减少，因此临床上通常采用左侧卧位来缓解这种症状。

心排量的增加会加速静脉全麻药物的诱导；受到子宫压迫的下腔静脉导致奇静脉系统和硬膜外间隙的静脉扩张，硬膜外血管充血导致硬膜外间隙和蛛网膜下隙间隙的空间减少。同时，由于孕激素导致神经系统对局麻药物的敏感性增加，局麻药需求量减少，因此麻醉医师宜要适度减少椎管内阻滞药物的使用剂量。

（3）消化系统：妊娠期消化系统改变为胃液分泌减少、胃肠蠕动减慢、胃贲门括约肌松弛，导致以上改变与胎盘分泌大量孕酮引起全身平滑肌普遍松弛有关，加上妊娠时子宫逐渐增大导致胃上抬，所以孕妇可能面临食管反流、胃内容物反流、食管下段括约肌失弛缓导致的误吸性肺炎、胃和幽门解剖变形、妊娠子宫造成胃内压增加等一系列风险。然而，近期也有一些前瞻性研究表明孕妇的胃排空能力与普通人群没有区别。即使存在一些与孕妇胃排空延迟相悖的观点，也尚不清楚在妊娠期哪些阶段这些风险会显著增加，但是在孕 16 ～ 20 周后，仍然需要注意预防胃内容物误吸。

（4）血液系统：妊娠期血液系统改变主要有血液稀释、白细胞升高、血小板于妊娠末期增加、血沉加快，血浆容量增加 40% ～ 50%。血浆容量的增加超过红细胞的增加，导致相对稀释性贫血，这会降低孕妇氧储备能力，如果发生大出血会危害氧输送。妊娠期白细胞良性增多，故白细胞计数不能作为感染的可靠指标。由于妊娠所致的凝血因子增加（纤维蛋白原，凝血因子Ⅶ、Ⅷ、Ⅹ和Ⅻ），需行手术的孕妇围手术期发生血栓栓塞并发症的风险较高。

（5）肝肾功能：妊娠期间肝功能的各项指标会上升，但这并不意味着肝功能异常，假性胆碱酯酶的功能在怀孕前三个月期间下降 20%，并一直持续到孕期结束，因此孕妇对吸入麻醉药物的需求会相应减少。妊娠期间肾血流和肾小球滤过率显著增加，这会造成肌酐和血尿素氮水平降低，需要调整孕妇的实验室正常值。

（6）神经系统：全身麻醉因为肺泡过度通气和 FRC 降低使吸入性麻醉药快速平衡，所以妊娠期麻醉诱导速度加快。妊娠期挥发性麻醉药的最小肺泡有效浓度降低 30% ～ 40%，亚麻醉浓度的麻醉药就能导致意识丧失。椎管内麻醉妊娠子宫压迫下腔静脉导致部分静脉血通过椎管内静脉丛和奇静脉由上腔静脉返回心脏，从而增加了侧支循环量，使椎静脉系统的血流量增加，椎管内静脉扩张，椎管内容积减少，在行硬膜外阻滞时，局麻药的用量需减少至平时量的 1/3 ～ 1/2；同样由于椎管内静脉丛扩张容积减少加上孕妇脑脊液中黄体酮水平升高，可能改变神经元结构，使其对局麻药敏感性增加，蛛网膜下隙麻醉时局麻药用量宜减少 40% ～ 50%。所以，在妊娠期非产科手术选择椎管内麻醉时，要依据孕妇的生理特点，应用适量的局麻药，预防发生平面过高导致的低血压及呼吸抑制。

2. 药物致畸作用　致畸性是指某种物质能够增加胎儿特定缺陷的发生率而非出于偶然。在胚胎发育的关键时期，给予足够剂量的致畸药物，胎儿就能产生畸形。对人类而言，组织生成期是最为关键的时期，也就是妊娠后第 15 ～ 第 60 天。不同组织器官的敏感期不同，心脏是怀孕第 18～第 40 天，四肢是在第 24～第 34 天。而中枢神经系统直到婴儿出生还未充分发育，因此脑的致畸敏感期横跨了整个妊娠期。

尽管理论上需考虑药物致畸性这一点，但目前大部分麻醉药并未被证实会导致人类胎儿畸形。然而，由于先天畸形发生率低以及伦理学方面的原因，关于麻醉药是否致畸的前瞻性临床研究无法实施。目前研究麻醉对孕妇的影响有四个途径：①动物实验；②有限的回顾性临床研究；③手术室长期暴露吸入麻醉药物的人群研究；④怀孕期间接受手术妇女的转归研究。通过这些方法来推测麻醉期间药物对胎儿的致畸作用是非常受限的。

孕期非产科手术的用药可以参考美国 FDA 孕妇用药分类。FDA 在 1979 年颁布了一项五字母风险分类方法，来标示药品在妊娠期应用时造成胎儿畸形的潜在风险。根据临床试验和动物试验研究结果，以及风险收益比率，药物被分为 A、B、C、D、X 五类。A 类为人类的对照研究显示无害，已证实此类药物对人胎儿无不良影响，该药物相对安全；B 类为动物研究证实对胎儿无危害，但尚无在人类的研究，或动物试验证明有不良作用，但在人类有良好对照组的研究中未发现此作用；C 类为能除外危害性。动物实验可能对胎儿有害或缺乏研究，在人类尚缺乏相关研究，但对孕妇的益处大于对胎儿的危害；D 类为对胎儿有危害。市场调查或研究证实对胎儿有害，孕期应用需权衡对孕妇的益处和对胎儿的危害之间的利与弊，在利大于弊时，仍可使用；X 类为妊娠期禁用。在人类或动物研究中，或市场调查中均显示对胎儿危害程度超过了对孕妇的益处。

病例 18 表 1 为常用麻醉药物的妊娠用药分类。大部分麻醉药物属于 B 或者 C（注：所有镇痛药在临近分娩时大量使用，FDA 分类为 D），只有苯二氮䓬类药物属于 D 级。

病例 18 表 1　常用麻醉药物妊娠分类（FDA）

类别	药名	分类
全麻诱导药物	丙泊酚	B
	硫喷妥钠	C
	氯胺酮	C
	依托咪酯	C
吸入麻醉药	七氟烷	B
	地氟烷	B
	异氟烷	C
	氟烷	C

续表

类别	药名	分类
肌松药	顺式阿曲库铵	B
	罗库溴铵	C
	琥珀胆碱	C
	维库溴铵	C
局部麻醉药	利多卡因	B
	罗哌卡因	B
	布比卡因	C
	氯普鲁卡因	C
	丁卡因	C
镇痛药	哌替啶	B
	纳布啡	B
	芬太尼	C
	舒芬太尼	C
	瑞芬太尼	A
	布托啡诺	C
	对乙酰氨基酚	A
镇静药	咪达唑仑	D
	右美托咪定	C

但是，考虑到现有的妊娠期用药分类系统过于简单，并不能完全反映有效可用的信息，也未能详细阐明妊娠期、哺乳期及备孕期潜在的用药风险，FDA 在 2015 年 6 月通过了妊娠期与哺乳期标示规则（Pregnancy and Lactation Labeling Rule，PLLR）。新的规则在标示上包含了妊娠期和哺乳期两部分，涵盖风险概述、临床考虑、以及更详细的数据。要求在 2020 年 6 月前，所有处方药物说明上删除妊娠的字母分类，而依据 PLLR 的规则。

在怀孕的前三个月应用苯二氮䓬类药物是有争议的。苯二氮䓬类药物通过抑制中枢神经系统的 γ 氨基丁酸（GABA）受体起镇静作用，理论上 GABA 能够通过阻碍胎儿腭部的重新定位而导致腭裂。然而之前的研究并没有得到一致结论。因此一些专家认为，单次应用苯二氮䓬类药物并不会增加唇腭裂的风险，必要时，可根据具体情况权衡利弊。

虽然并无麻醉药被明确证实有致畸作用，但理论上，孕妇也应尽量少用药，以及用最低临床需要剂量。另外，麻醉和手术期间的其他因素（缺氧、高碳酸血症、应激、体温、电离辐射＞ 5 ～ 10rads）可能本身就会致畸或加强其他药物的致畸作用。

3. 避免胎儿宫内缺氧和早产

（1）避免胎儿宫内缺氧：非产科手术对于胎儿而言最重要的考虑是维持正常的宫腔内生理环境，避免胎儿宫内缺氧，胎儿的氧合直接取决于母亲的动脉氧分压、携氧能力、氧结合力以及子宫胎盘的灌注。因此维持正常的 PaO_2，$PaCO_2$ 以及子宫血流很重要。

胎儿能够很好地耐受母体轻到中度的缺氧是因为胎儿的血红蛋白对氧气有很高的亲和力。然而，母体严重的缺氧会导致胎儿死亡。全身麻醉对孕妇意味着特殊的风险，因为气道管理可能存在困难，同时由于 FRC 降低、氧耗增加，孕妇的血红蛋白氧去饱和速度增快。而对于接受椎管内麻醉的孕妇，则要小心麻醉平面过高、局麻药物毒性反应以及预防过度镇静导致的低氧事件发生。

全身麻醉中，孕妇血氧分压增加很常见，有人担心增加吸入氧的水平可能会导致动脉导管的过早关闭以及眼球晶状体纤维化；实际上，由于胎盘对母体血液的分流作用，即使母体氧分压高达 600mmHg，胎儿的氧分压也不会超过 60mmHg，因此母体吸入氧浓度并没有高限。

母体的高碳酸血症和低碳酸血症对胎儿都是不利的，由于过度正压通气使胸腔内压力增加，减少静脉血液回流（心排量降低），继而减少子宫的血流供应。此外，过度通气导致母体碱中毒，从而使母体的氧离曲线左移，氧气输送减少，同时血管直接收缩，这些都导致子宫血流减少。另外，严重的高碳酸血症也是致命的，因为二氧化碳能够穿过胎盘，导致胎儿酸中毒和心肌抑制。

子宫血流受药物和麻醉操作的影响，胎盘血流与绒毛间隙的净灌注压力成正比，与其阻力成反比，各种原因导致的低血压会降低胎盘的灌注压力从而导致胎儿缺血缺氧。

（2）预防早产：多项调查显示孕期接受非产科手术患者的流产率和早产率增加，但究竟是因为手术操作对子宫的影响还是麻醉抑或是其他未知的原因尚不清楚。一般认为妇科手术或者盆腔手术涉及对子宫区域的操作对胎儿的风险大大增加，在孕中期接受手术风险是最低的。理论上吸入麻醉药物和硫酸镁能够降低子宫的张力，抑制子宫的收缩，存在潜在的益处，而氯胺酮＞ 2mg/kg 会增加子宫的张力而不应当在孕期手术中使用，但事实上目前还没有一种麻醉药物和麻醉技术能影响流产或者早产的发生概率。

问题三：对于孕期非产科手术，如何制定术中麻醉和镇痛的计划？

分析：

1. 术前评估　首先，在制订麻醉计划前，需要对患者进行进一步的检查。除了病例中提到的心电图、血常规和肝肾功能等检查外，对于存在巨大肿块压迫，须行头低脚高位腹腔镜手术的病态肥胖妊娠患者，我们还需要评估心肺的功能和气道情况。患者术前卧床保胎两个月，且妊娠期间处于高凝状态，需要行凝血功能检查和下肢深静脉超声检查排除下肢深静脉血栓，并应采取适当的围手术期预防措施。

2. 麻醉诱导的注意事项　孕妇 FRC 降低和氧耗的增加使其对麻醉诱导导致的短暂呼吸暂停耐受性降低，更易发生缺氧。此外，妊娠期间咽喉部水肿产生的解剖改变，也会增加孕妇通气和气管插管的难度，黏膜毛细血管充血会使气道操作容易出血，这些都会增加插管失败的风险。对于本例病态肥胖（BMI > 35）的孕妇，麻醉诱导前需充分预氧合来延缓呼吸暂停期间氧饱和度的下降。肥胖患者预氧合时通常可将体位调整至头高 30 度，以增加 FRC，改善预氧合的效果。一项随机交叉试验纳入了 22 例健康的足月产妇发现受试者在头高 30 度体位时的 FRC 较仰卧位时平均可升高 188ml。

对于孕龄超过 18 ~ 20 周且需接受全身麻醉手术的妊娠患者，可使用快速顺序诱导插管（rapid sequence induction and intubation，RSII）。RSII 通常在诱导后不予面罩通气，以避免胃充气增加反流风险。但如果预计插管困难或应用喉镜前氧饱和度下降，也可以在 RSII 期间使用低吸气压（< 20cmH$_2$O）进行面罩通气，并联合 Sellick 手法环状软骨压迫。

对于气道装置的选择，由于孕妇从孕中期开始误吸风险升高，所以即使患者已充分禁食，对该阶段进行全麻手术的孕妇还是应该避免使用声门上气道装置（supraglottic airway，SGA）。对于本例行腹腔镜手术的孕妇，建议使用可视喉镜进行气管内插管。可以备用 SGA 作为气管内插管失败时的紧急替代方案。建议孕妇出现气道困难时选择置入带有引流管的 SGA，可以经口置入胃管，以便吸引或被动引流胃内容物。

3. 肥胖患者麻醉药物剂量　对于肥胖的患者，麻醉诱导时不是所有的药物剂量都根据实际体重来计算。临床上有四种最常用的体重名词，用于计算静脉麻醉药物的剂量：①全体重（Total Body Weight，TBW）：即患者实际体重；②理想体重（Ideal Body Weight，IBW）：按照正常体脂比，随年龄变化，可由身高和性别近似计算（男性为身高 –100cm，女性为身高 –105cm）；③瘦体重：（Lean Body Weight，LBW）：即去掉脂肪的体重，根据患者的实际体重和 BMI 进行计算［男性 LBW ＝ 9270 × TBW/（6680 ＋ 216 × BMI）；女性 LBW ＝ 9270 × TBW/（8780 ＋ 244 × BMI）］；④校正体重（Adjusted Body Weight，ABW）：校正体重的计算考虑到肥胖者瘦体重和药物分布容积的增加。

$ABW（kg）=IBW（kg）+0.4[TBW（kg）-IBW（kg）]$。计算肥胖患者麻醉常用药物给药剂量所需的体重类型如病例 18 表 2 所示。

病例 18 表 2　常用麻醉药物给药剂量所基于的体重类型

种类	药物名称	体重类型
全身麻醉药	丙泊酚	ABW
	依托咪酯	ABW
镇静药	右美托咪定[1]	TBW
阿片类镇痛药	芬太尼、舒芬太尼、阿芬太尼、瑞芬太尼	TBW
	吗啡、氢吗啡酮	IBW
肌松药	非去极化肌松药[2]	IBW/TBW
	琥珀胆碱	TBW
肌松拮抗剂	舒更葡糖	ABW
	新斯的明	ABW

注：[1]：根据患者具体合并症以及合用的其他镇静或麻醉药物适当调整剂量；[2]：结合临床情况。较大的插管剂量（根据 TBW 计算）可更快达到理想的插管条件，但作用持续的时间更长。根基 IBW 计算的给药剂量会延长达到理想插管条件的时间，肌松恢复更快。

4. 监测呼气末二氧化碳分压（$PetCO_2$）　需特别注意的是腹腔镜手术期间对患者 $PetCO_2$ 的监测。腹腔镜手术曾一度被认为是孕期手术的绝对禁忌，但如今已常规在孕妇中开展。与开腹手术相比，孕期接受腹腔镜手术并不会增加胎儿低体重、早产、宫内生长受限等一系列不良结局的风险。由于腹腔镜手术需要维持气腹，保持正常的 $PaCO_2$ 非常重要。调整母体的 $PetCO_2$ 在 30 ~ 35mmHg，能够有效避免胎儿的高碳酸血症和酸中毒。当腹腔镜手术中出现 $PetCO_2$ 过高时，可以适当增加潮气量和呼吸频率，或降低气腹压力（< 15mmHg）。

5. 硫酸镁的应用　术中和术后静脉使用硫酸镁对孕期非产科手术可能有两方面的益处：一方面，硫酸镁可能有利于抑制子宫收缩，降低子宫平滑肌应激性，从而预防早产；另一方面，尽管腹腔镜手术术后疼痛较开腹手术轻，但仍可达到中度水平，因此术后镇痛是需要的。孕妇术后虽然可以全身应用阿片类药物，但是大剂量使用可能会降低胎心率变异性，而非甾体抗炎药也会给胎儿带来动脉导管未闭或羊水过少等潜在的风险，因此应尽量避免大剂量或长时间应用。而硫酸镁作为 N- 甲基 -D- 天冬氨酸（N-methyl-D-aspartic acid，NMDA）受体拮抗剂具有一定的镇痛作用，它可以预防瑞芬太尼输注引起的术后痛觉过敏，减少术中镇痛药物的使用，并减轻术后疼痛。因此对于本例患者，我们准备在术中和术后应用硫酸镁以起到一举两得的作用。

关于硫酸镁的用法，术中推荐：负荷剂量 2.5g 稀释至 20ml，20 分钟输注完毕，维持剂量 1 ~ 2g/h，手术结束前半小时停药。术后两天 10 ~ 15g/d，滴注速度 1 ~ 2g/h。但由于镁离子阻断钙离子通道使血管扩张，容易引起剂量依赖性的血压和心率降低，使用硫酸镁时应注意调整全麻药物剂量以维持循环稳定；另外阻断钙离子后接头前膜乙酰胆碱的释放减少，干扰神经肌肉接头的正常去极化，增强和延长非去极化肌松药的作用，苏醒时应充分判断肌松恢复情况，术后也需要监测患者膝跳反射，以便于及时发现硫酸镁中毒。

📋 病例资料

患者入室后查体：神清，双肺听诊呼吸音稍粗，双下肢无明显水肿，脉搏 92 ~ 96 次 / 分，呼吸 22 次 / 分，血压 122/60mmHg，血氧饱和度 96%，予 15° 左侧倾斜仰卧位，面罩吸氧 6L/min，SpO_2 无明显改善。开放右前臂静脉，准备好可视喉镜及气管导管管芯。

患者预氧合 3min 后静脉注射舒芬太尼 40μg，丙泊酚 160mg、罗库溴铵 50mg 诱导，待其意识消失后压迫环状软骨，手控呼吸 2min，患者 SpO_2 升至 98%，迅速行气管插管术，插管顺利。但插管后手控通气时气道阻力大，潮气量设置为 500ml 时，吸气峰压达到 $40cmH_2O$，此时 SpO_2 为 97%。

⏲ 病例分析

问题四：此时气道峰压高、SpO_2 较低的原因是什么？术中应该如何进行通气管理？

分析：

插管后气道峰压高可能的原因有多种，包括分泌物堵塞气道、插管过深、支气管痉挛、肥胖等，可通过吸引气道和听诊呼吸音进行鉴别。本例妊娠患者存在病态肥胖，且子宫增大，仰卧后膈肌上抬明显，胸廓运动受限，使得 FRC 及肺容量显著减小，可导致较高的气道阻力和通气 / 血流比失调，出现低 SpO_2 的情况。

为了防止气腹及头低脚高位后气道峰压继续上升，也为了改善术中氧合，可以使用压力控制模式或压力控制容量保证（pressure control with volume guarantee，PC-VG）通气模式，还可以应用一些肺保护通气策略。

PC-VG 模式结合了容量控制模式和压力控制模式两种通气模式的优点，是一种以达到设定的潮气量为目的的压力控制模式。此种模式在保证容量的同时可以最大限度地降低气道压，理论上这种模式既可以避免机械通气相关肺气压伤，又可以降低全麻患者出现肺不张等术后肺部并发症（postoperative pulmonary complications，PPCs）的发生率。

术中常用的肺保护通气策略包括小潮气量、呼气末正压（positive end-expiratory pressure，PEEP）和肺复张策略（alveolar recruitment maneuvers，ARMs）。根据预测体重设置 6～8ml/kg 小潮气量是肺保护通气策略的基本要素之一。多项研究显示，小潮气量（<8ml/kg）相较于大潮气量（>8ml/kg）可以显著减少 PPCs 的发生。但是，使用小潮气量不联合足够的 PEEP，会导致周期性肺萎陷，进而引起不张性肺损伤。虽然不推荐机械通气时使用零呼气末压力，但是最合适的 PEEP 水平仍未达成一致。多项研究表明，小潮气量（6～8ml/kg）合并缓慢增加 PEEP 水平（6～10cmH_2O）可以增加呼气末肺容量，改善氧合和依赖性肺通气，增加肺顺应性，并改善术后肺功能，预防术后肺部并发症的发生。对于 BMI > 35kg/m^2 的患者，推荐使用多种持续的 ARMs。ARMs 有助于重新打开塌陷的肺泡，并改善肺部力学，在气管插管后进行 ARMs 可能可以抵消麻醉导致的 FRC 变化。但是对 ARMs 的作用也有争议，最近发表的一项关于术中 ARMs 联合 PEEP 对肥胖患者术后肺部并发症影响的研究显示，对所有实施外科手术的肥胖患者插管后实施 ARMs，并每小时重复一次，并不能减少 PPCs 的发生率。

📋 病例资料

选择压力控制模式进行机械通气，呼吸参数设置为：吸气峰压 29cmH_2O，PEEP 5cmH_2O，呼吸频率 12 次 / 分，气腹开始后，气腹压力根据手术需要在 13～15mmHg 间调整，并上调吸气峰压至 33cmH_2O，呼吸频率 15 次 / 分，使 PetCO_2 在 35～40mmHg。持续输注丙泊酚 4～6mg/（kg·h），瑞芬太尼 0.2μg/（kg·min）维持麻醉。行右桡动脉穿刺置管连续监测动脉压。手术开始后予以硫酸镁 2.5g 稀释至 20ml，20min 缓慢静脉推注，另外 2.5g 硫酸镁加入 500ml 液体中缓慢滴注，2h 滴完。

气腹 1h 后测动脉血气示：电解质正常，pH 7.244，PaCO_2 47.7mmHg，PaO_2 83mmHg，BE –7，此时吸入氧浓度（fraction of inspired oxygen，FiO_2）55%，SpO_2 为 98%，PetCO_2 38mmHg。

病例分析

问题五：$PetCO_2$ 在什么情况下不能很好地反映 $PaCO_2$？患者在 FiO_2 55% 的情况下 PaO_2 仅为 83mmHg，氧合指数非常低，反映了什么问题？应该如何处理？

分析：

1. $PetCO_2$ 和 $PaCO_2$ 的相关性　生理情况下 $PetCO_2$ 和 $PaCO_2$ 两者之间存在差值（$Pa-etCO_2$），为 0 ~ 2mmHg；当患者处于仰卧位接受全身麻醉时，$Pa-etCO_2$ 可增加至 6mmHg。$Pa-etCO_2$ 的影响因素有很多，包括年龄、手术、麻醉、肺部疾病及肺血流改变等。决定 $Pa-etCO_2$ 的根本原因是通气/血流比值（V/Q）的变化，V/Q 的改变形成无效腔率［无效腔量/潮气量（VD/VT）］和肺内静脉血分流率（Qs/Qt），两者决定了 $Pa-etCO_2$ 的变化，任何导致 VD/VT、Qs/Qt 变化的因素都可以影响 $Pa-etCO_2$。有研究表明，$Pa-etCO_2$ 差值随 VD/VT 增大而增大，当 VD/VT ≤ 0.4 时，$PetCO_2$ 和 $PaCO_2$ 之间的相关性最好。

妊娠中期的腹腔镜手术，麻醉医师应严密监测 $PetCO_2$，使其保持在正常范围内。但是如果手术时间较长，为了防止引起胎儿过度高碳酸血症，应进行动脉血气分析，因为 $PetCO_2$ 与 $PaCO_2$ 之间的差距会随气腹时间的延长而逐渐加大，此时单靠 $PetCO_2$ 的监测难以准确地反映患者的 $PaCO_2$。本例患者由于体重指数较大，头低脚高位后膈肌进一步上移，肺顺应性及功能余气量下降，加剧肺内分流，使 V/Q 比失调。尽管术中使用 PEEP，并通过调整呼吸参数使 $PetCO_2$ 保持在比较正常的范围，但通过血气分析我们发现母体处于酸血症状态而需要进一步增加通气量，因此对于这类患者，血气分析是必要的。

2. 低氧合指数　在 FiO_2 55% 的情况下 PaO_2 为 83mmHg，计算的氧合指数（PaO_2/FiO_2）仅有 150mmHg，非常低。氧合指数是观察器官组织是否得到充分氧合作用的一个重要指数，通常氧合指数低于 300mmHg 就提示肺呼吸功能障碍。

对该患者而言，肥胖导致自主呼吸时潮气量减小，呼吸做功增加，因此在静息时就可能出现低氧状态；全麻后功能残气量（FRC）进一步降低，甚至有可能低于闭合容量，导致通气/血流比进一步失调，肺内分流增加，可产生明显的低氧血症。妇科腹腔镜手术采用头低脚高位以及气腹必然导致 FRC 进一步降低，并加剧肺内分流，引起氧合指数显著低于正常值。不过，这种氧合指数的降低是功能性的，肺内并无器质性病变，当手术结束，气腹解除，体位恢复（必要时可取半卧位），自主呼吸时肺内分流即可大幅减少，氧合就会得到改善。此外，由于胎儿能够很好地耐受母体轻到中度的缺氧，所以在血流动力学平稳的前提下，尽管氧合指数低，但 $PaO_2 > 80mmHg$ 时，患者和胎儿都可以很好地耐受，并不会发生明显缺氧。

3. 处理 血气分析提示该患者出现了轻微的呼吸性酸中毒合并代谢性酸中毒，可以通过增加通气量来纠正呼吸性酸中毒，轻微的代谢性酸中毒可以暂不干预，血流动力学稳定、组织灌注良好的情况下机体也会逐步修复。氧合指数虽低，但氧分压能够满足母体和胎儿的需求，所以可以不干预，也可以适当增加吸入氧浓度。

病例资料

提高吸气峰压至 $35cmH_2O$，呼吸频率 16 次 / 分，并将 FiO_2 上调至 80%。手术顺利，冰冻病理为良性囊肿，手术历时 2h。术中血压波动于 102 ～ 130/58 ～ 81mmHg，心率 65 ～ 85 次 / 分，SpO_2 98% ～ 100%，总输液量 1750ml，出血约 100ml，尿量 300ml。术毕查体无明显宫缩。患者苏醒迅速，拔管后入麻醉恢复室，面罩吸入 4L/min 氧气，SpO_2 98% ～ 99%，再次血气分析显示：电解质正常，pH 7.355，$PaCO_2$ 35.8mmHg，PaO_2 81mmHg，BE –3。

患者回病房后继续观察，25% 硫酸镁 60ml 加入 5% 葡萄糖注射液 1000ml 于术后第 1 天和第 2 天静脉滴注，8h 滴注完毕，并密切观察呼吸情况和尿量。手术次日访视，孕妇无特殊不适主诉，疼痛的视觉模拟评分为 2 分（0 分为无痛，10 分为剧烈疼痛）。术后第 3 天无明显宫缩，复查 B 超示胎心胎动正常，各项检查均正常予以出院，出院 7 天电话回访无殊。

其后该孕妇常规产前检查均正常，孕 39 周 3 天因巨大儿行剖宫产手术，产一健康女婴，体重 4485g。

病例点评

这个病例涉及两种类型特殊患者手术的麻醉管理，一是肥胖患者全麻，二是孕期非产科手术。与一般患者相比，肥胖患者全麻管理的特殊性在于麻醉药物剂量和呼吸管理，这些已在前面的分析中有清楚的叙述。

孕期非产科手术并不罕见，手术类型包括与妊娠直接相关（如宫颈环扎）或间接相关的手术（如卵巢囊肿剥除），以及与妊娠不相关的手术（如阑尾切除），麻醉管理需要同时考虑母体和未出生胎儿的安全。

母体方面，麻醉医生需要熟悉孕期生理改变对麻醉的影响，这些生理变化的基础主要源自三方面：孕激素水平明显升高、妊娠子宫增大后的机械效应及新陈代谢需求增加。

胎儿方面，需要了解围手术期常用药物的致畸作用，更重要的是如何避免胎儿宫内窘迫并预防早产。如果可能，手术应尽量推迟至孕中期。虽然目前并无任何麻醉药致畸的证据，但原则上孕妇也应尽量减少用药。因此，如果可能，麻醉方式应尽量选择区域麻醉，以使胎儿的药物暴露和孕妇围手术期并发症的风险降到最低。当然，如果手术本身决定了全麻是最佳选择，那也没必要因为想减少胎儿的药物暴露而勉强选择区域阻滞，反而增加麻醉管理的问题。

胎儿氧合的影响因素包括孕妇的氧输送和子宫胎盘灌注。相对于母体轻微的低氧血症而言，母体低血压对胎儿氧供的危害更大，因为胎儿血红蛋白浓度高、对氧的亲和力强，所以胎儿能耐受孕妇 PaO_2 短暂的、轻到中度的降低，而孕妇低血压则明显降低子宫胎盘灌注，容易造成胎儿缺氧。此外，疼痛、应激、大剂量缩血管药的应用以及子宫收缩等因素都会降低胎盘灌注，需要尽可能避免。在这样的手术中应用硫酸镁可能起到多方面的作用，包括抑制子宫收缩、增强围手术期镇痛作用、减少阿片类药物应用从而降低术后恶心呕吐的风险等，硫酸镁抗早产应用时对胎儿还有神经保护作用。

需要提醒的是，目前围手术期常用的右美托咪定虽然有各种优点，但对于孕期非产科手术却不适用，因为它可以明显增强子宫收缩，可能诱发早产。

（李　悦　黄绍强）

要 点 Keypoint

1. 孕期非产科手术的时机取决于手术的紧急程度、具体孕期及患者的意愿。急诊手术，无需考虑患者孕期；择期手术，建议尽量推迟至分娩后；限期手术，推荐在孕中期进行，以避免流产和早产的风险以及孕晚期子宫增大对术野的影响。

2. 肥胖和增大的子宫均可使患者仰卧位时胸廓运动受限，FRC 及肺容量显著减小，加上全麻诱导后通气/血流比失调，很容易发生低氧血症。可通过提高吸入氧浓度、调整通气模式（压力控制）以及应用肺保护通气策略来改善。

3. 对于肥胖患者，丙泊酚等全麻药及肌松拮抗剂的剂量应根据校正体重计算，芬太尼类镇痛药、肌松药的剂量可按照实际体重计算。

4. 硫酸镁在孕期非产科手术中应用可发挥两方面作用，一是潜在地抑制子宫收缩，有利于预防早产，二是作为 NMDA 受体拮抗剂具有一定的镇痛作用，可预防瑞芬太尼引起的术后痛觉过敏，并减少围手术期阿片类药物用量。

5. 腹腔镜手术气腹时间越长，$PetCO_2$ 越不能准确反映患者的 $PaCO_2$，两者之间的差距逐渐加大。为防止高碳酸血症，应及时进行动脉血气分析。

6. 影响胎儿氧合的因素包括孕妇的氧合和子宫胎盘灌注。相对于母体轻度低氧血症而言，母体低血压对胎儿的危害更大。

7. 右美托咪定围手术期应用虽有各种益处，但并不适用于孕期非产科手术，因为它可明显增强子宫收缩，可能诱发早产。

参考文献

[1]O'Shea M.Nonobstetric Surgery During Pregnancy[J].Obstet Gynecol，2018，132（6）：1506.

[2]Reedy MB，Kallen B，Kuehl TJ.Laparoscopy during pregnancy：a study of five fetal outcome parameters with use of the Swedish Health Registry[J].Am J Obstet Gynecol，1997，177（3）：673-679.

[3] 黄绍强.快速顺序诱导——目前的争议和进展 [J]. 临床麻醉学杂志，2012，28（6）：622-624.

[4] 江飞，金孝岠，何艳，等.压力控制容量保证通气模式对全麻患者呼吸力学的影响 [J]. 临床麻醉学杂志，2014，30（4）：377-379.

[5]Young CC，Harris EM，Vacchiano C，et al.Lung-protective ventilation for the surgical patient：international expert panel-based consensus recommendations[J].Br J Anaesth，2019，123（6）：898-913.

[6]Okeagu CN，Anandi P，Gennuso S，et al.Clinical management of the pregnant patient undergoing non-obstetric surgery：Review of guidelines[J].Best Pract Res Clin Anaesthesiol，2020，34（2）：269-81.

病例 19　臀位外倒转并发胎盘早剥

病例资料

患者女性，33 岁，身高 166cm，体重 67kg，诊断"孕 37 周，G2P0，臀位，先兆早产"，孕期各项检查无殊，有强烈的顺产意愿，产科医生评估后拟行臀位外倒转术。

入室后常规监测，于 10：45 选择 $L_{2 \sim 3}$ 间隙行硬膜外穿刺，确认硬膜外腔后顺利置入加强型硬膜外导管。产妇平卧后硬膜外给予 1.73% 碳酸利多卡因 5ml，观察 5min 无头晕耳鸣等不适主诉，再次给予 10ml。11：00 酒精棉球法测温度觉阻滞平面达 T_4，给予产妇鼻导管吸氧 2L/min，血压 105/67mmHg，心率 78 次 / 分，SpO_2 99%。产科医生开始行臀位外倒转术，但经 3 次尝试均失败，产妇情绪开始紧张并主诉疼痛，于是在 11：20 硬膜外追加 0.5% 罗哌卡因 5ml。11：40 第 4 次尝试失败后，产科医生宣布停止臀位外倒转术，并按照常规观察和持续胎心监护 1h。

11：50 产妇自述呼吸困难，血压 110/62mmHg，心率 85 次 / 分，SpO_2 99%，未予特殊处理，继续严密观察。11：55 产妇开始全身寒战，静脉滴注 10μg 右美托咪定约 10min 后，发现产妇呼之不应，予以面罩吸氧，氧流量 4L/min。2min 后产妇苏醒，能做指令性动作，但无法言语（一直持续到剖宫产术后方才恢复）。血压、血糖、心率、体温等均正常。12：25 动脉血气分析显示：pH 7.358，$PaCO_2$ 28.3 mmHg，PaO_2 525 mmHg，Lac 2.5mmol/L，BE −8.9mmol/L，余参数正常。

12：30 胎心监护示基线不稳，胎儿宫内窘迫可能，产科医生决定行紧急剖宫产术。此时温度觉阻滞平面达 T_6，但产妇寒战影响手术（Wrench 3 级），于是改全身麻醉。麻醉诱导应用 150mg 丙泊酚、20mg 艾司洛尔、100mg 琥珀胆碱静脉注射，顺利气管插管后使用 2.5% 七氟烷维持麻醉。采用容量控制通气：潮气量 500ml，呼吸频率 12 次 / 分。于 12：43 娩出一女婴，体重 2570g，给予辅助呼吸、胸外心脏按压、气管插管等处理。3min 后拔管。新生儿 1min Apgar 评分为 1 分，5min Apgar 评分 9 分。胎儿娩出后给予产妇静脉注射 30μg 舒芬太尼，停七氟烷改丙泊酚维持，剂量为 36ml/h。

胎盘娩出后常规检查见胎盘边缘暗红色血块，大小约 5cm×4cm×3cm，考虑胎盘早剥。

手术历时 30min，术中出血 500ml，尿量 100ml，输液 1000ml。术中血压 90～120/60～70mmHg，心率 70～80 次/分，SpO_2 99%。术毕测血气：pH 7.257，PCO_2 46.5mmHg，PO_2 251mmHg（FiO2 50%），Lac 2mmol/L，BE –5.9mmol/L。停药 5min 后产妇苏醒，先后拔除气管导管和硬膜外导管，能正常交流。此时测温度觉阻滞平面为 T_8，双下肢肌力 4 级。动脉血气分析：pH 7.375，$PaCO_2$ 40.2mmHg，PaO_2 98mmHg（吸入空气），Lac 0.5mmol/L，BE –2mmol/L。产妇在苏醒室观察 2h 后安返病房。

术后随访无殊，产后第四日出院。出院诊断：胎盘早剥、臀位、G2P1 孕 37 周臀位剖宫产、胎儿宫内窘迫、新生儿窒息。

病例分析

问题一：什么是臀位外倒转术？该患者在臀位外倒转术中发生了什么？

分析：

臀位外倒转术（External Cephalic Version，ECV）是经腹壁用手转动胎儿，使不利于分娩的胎位（臀位、横位）转成有利于阴道分娩的胎位（头位）。

目前国内剖宫产率远超世界卫生组织（World Health Organization，WTO）的推荐值，产科医生一直在努力降低剖宫产率。臀位阴道分娩的新生儿结局较差，产科医生更倾向于对臀位的产妇实施剖宫产。为了降低臀位产妇剖宫产率，ECV 重新受到产科医生的青睐。美国妇产科医师学会（American College of Obstetricians and Gynecologists，ACOG）建议，如果没有禁忌证，所有近足月的臀位产妇都应该尝试 ECV，以增加阴道分娩率。但 ECV 的成功率受到多种因素影响，比如前置胎盘、胎儿体重低于 2500g、先露位置低、肥胖等都会降低 ECV 成功率，目前 ECV 的成功率约为 58%。

该产妇有强烈的阴道分娩的诉求，产科医生评估后决定实施 ECV。麻醉方案选择连续硬膜外麻醉，准备 ECV 成功后保留硬膜外导管，以满足产妇后续分娩镇痛的需求。虽然产妇温度觉阻滞平面达到 T_4，但在 ECV 过程中产妇情绪越来越紧张，过度通气明显，产妇主诉呼吸困难。血气分析结果提示产妇发生了呼吸性碱中毒＋代谢性酸中毒。产妇主观感觉呼吸困难的原因可能与情绪紧张、焦虑有关，也可能与椎管内阻滞平面较高有关。

虽然 ECV 全程中该产妇的血压平稳，但因为紧张与寒战，无创血压测量可能会存在误差。大剂量的椎管内局麻药（温度觉阻滞平面达 T_4）、子宫收缩的抑制、腹内压的增加都可能导致低血压的发生，因此低血压的可能性不能完全排除。胎盘早剥的前期征兆较隐匿，多数患者无明显表现，部分患者可有轻微腹痛出现和（或）阴道出血，椎管内麻醉可能掩盖了该产妇的腹痛症状，直至胎心监护异常行紧急剖宫产后才得以确诊。

问题二：臀位外倒转术需要麻醉吗？麻醉安全吗？

分析：

目前，ACOG 和产科麻醉及围产医学协会（Society for Obstetric Anesthesia and Perinatology，SOAP）对于 ECV 的麻醉管理还没有达成共识，麻醉对于 ECV 是否有益仍存在争议。反对者认为椎管内麻醉可能会允许产科医生在操作过程中使用过度的力量，从而增加并发症的风险；而全身麻醉的介入也与母婴并发症的发生率较高有关。

然而，英国麻醉杂志（*British Journal of Anaesthesia*）2015 年发表的一项纳入 189 例随机对照试验的 Meta 分析表明，椎管内麻醉组、静脉全麻组与无麻醉组的产妇严重并发症（如胎盘早剥等）没有差异，因此在 ECV 时使用椎管内麻醉和静脉全麻是安全的。2020 年在麻醉与镇痛杂志（*Anesthesia & Analgesia*）发表的一篇关于 ECV 麻醉方式的荟萃分析发现：椎管内麻醉和静脉麻醉都可以降低患者疼痛评分，椎管内麻醉效果最好；椎管内麻醉提高 ECV 的成功率，而静脉麻醉或吸入麻醉并不能提高 ECV 的成功率。椎管内麻醉产妇低血压发生率高于未麻醉组，但没有足够的证据证明椎管内麻醉与紧急剖宫产、胎心监护异常有关；所有的麻醉方式都不会影响剖宫产率。也有研究发现，在首次未麻醉情况下 ECV 失败后，在椎管内麻醉下再次 ECV 成功率为 39%，剖宫产率从 100% 降低到 64%。

问题三：对于臀位外倒转术，推荐的麻醉方案是什么？

分析：

结合问题 2 所述，ECV 首选椎管内麻醉，也可以选择静脉镇痛和吸入镇痛。

1. 椎管内麻醉 可能是通过提高母体耐受 ECV 的能力以及松弛腹壁肌肉来提高 ECV 的成功率。但目前还有两个问题亟待解决，首先是提高 ECV 成功率的最佳椎管内麻醉方式（脊麻、硬膜外或脊麻硬膜外联合阻滞）是什么？其次最佳剂量是多少？

到目前为止，还没有直接比较硬膜外麻醉和脊麻对 ECV 成功率影响的研究，因此多种椎管内麻醉方式均可以选择。但是考虑到 ECV 成功后阴道分娩镇痛或 ECV 失败后剖宫产的需要，更推荐采用脊麻硬膜外联合阻滞或者连续硬膜外阻滞。

关于椎管内麻醉的最佳剂量，以前的文献认为需要使用麻醉剂量（如脊麻 7.5mg 布比卡因）来增加 ECV 成功率，但其依据是基于对不同研究的椎管内给药方案进行的间接比较，从未在某个研究中直接比较，也没有进行剂量－反应研究来确定ECV所需的椎管内麻醉最佳剂量。

2017年麻醉杂志（Anaesthesia）发表的一篇研究随机比较了四种脊麻剂量的布比卡因（10mg、7.5mg、5mg和2.5mg）复合15μg芬太尼对ECV的影响，发现布比卡因剂量超过2.5mg对ECV成功率或预防剖宫产没有额外的好处，较低剂量的脊麻可能足以满足ECV的要求和促进早期出院。

2. 吸入镇痛 产妇拒绝或在有椎管内麻醉禁忌证情况下，可以考虑吸入麻醉。吸入麻醉相对更无创，产妇接受度高。氧化亚氮（笑气）是最早用于分娩镇痛的药物之一，无母体、胎儿或新生儿毒性，被认为可以安全用于产妇。2020年的一篇研究观察了氧化亚氮麻醉对ECV的效果，吸入1：1比例混合的氧化亚氮和氧气，可以降低产妇疼痛评分，产妇满意度较高，增加临产产妇的ECV成功率，但不会改变产妇ECV的整体成功率。

3. 静脉镇痛 目前用于ECV的静脉镇痛药主要是瑞芬太尼，瑞芬太尼也是目前静脉分娩镇痛常用药物。其在人体内1min左右迅速达到血－脑平衡，在组织和血液中被迅速水解，故起效快，维持时间短。其时－量相关半衰期非常稳定，即使连续输注8h以上，也只有3min左右，即便经过长时间的使用也不会发生药物累积。瑞芬太尼容易透过胎盘屏障，在胎儿体内迅速重新分布并且清除，这降低了新生儿出生后呼吸抑制的可能性。目前已有多个关于静脉注射瑞芬太尼用于ECV的研究，使用低背景剂量并按需给予额外镇痛剂量[0.1μg/（kg·min）＋0.1μg/kg]，可以减轻ECV时产妇疼痛，提高产妇满意度，但不能提高ECV的成功率。

问题四：臀位外倒转术中管理需要注意什么？
分析：

1. 臀位外倒转术相关并发症 ECV相关并发症包括胎盘早剥、脐带脱垂、胎膜破裂、胎死宫内及母胎出血等，但各项发生率均低于1%，总体发生率约为6.1%。2017年发表于英国妇产科杂志（*British Journal of Obstetrics and Gynaecology*）的一篇文献分析了1121例臀位外倒转手术的相关并发症，结果见病例19表1。

病例19表1 臀位外倒转术的并发症（产妇共1121例，其中并发症69例）

并发症	N（%）
轻微并发症（总数）	48（4.28）
胎心一过性变化	29（2.59）

续表

并发症	N（%）
24h 内破膜	8（0.71）
24h 内产前出血	11（0.98）
严重并发症（总数）	5（0.45）
胎儿死亡	1（0.09）
胎盘早剥	1（0.09）
胎儿宫内窘迫需紧急剖宫产	1（0.09）
脐带脱垂	2（0.18）
成功后再次转为臀位	16（3.32）

虽然 ECV 相关并发症大多数较轻微，严重并发症的发生率较低，但我们还是需警惕，做好应对紧急情况的准备。例如本病例就发生了胎盘早剥、胎儿宫内窘迫和新生儿窒息。因此强调在每次 ECV 的间隙和结束后应持续关注胎儿和产妇的状况，并做好应对紧急情况的准备。

2. 麻醉相关并发症　ECV 采用椎管内麻醉时最常见的并发症是产妇低血压，发生率为 8%～61%。麻醉阻滞平面越高越容易发生低血压，较低局麻药剂量的给药方案在预防低血压上具有一定优势；如果采用较高剂量，应严密监测并预防低血压的发生。

ECV 采用静脉镇痛最常用的药物是瑞芬太尼，瑞芬太尼可能会增加轻度不良反应（例如产妇呼吸抑制、心动过缓、恶心、呕吐、眩晕、一过性胎心异常等）的发生率（不同文献略有差异）。ECV 过程中需要严密监测产妇呼吸、心率、氧饱和度以及胎心。

ECV 采用吸入镇痛时不可为了片面追求镇痛效果而盲目提高笑气浓度，这样易造成产妇缺氧，应严密监测氧饱和度。

3. ECV 成功或者失败的后续处理　ECV 前实施椎管内阻滞时，需仔细固定硬膜外导管，谨慎标记与交班，这样 ECV 术后无论阴道分娩镇痛还是急诊剖宫产麻醉，都能尽量避免二次椎管内操作。ECV 术后无论成功与否，均应进行胎心监护至少 30min，以排除手术相关的并发症（如胎心异常、胎盘早剥等）。确定母、胎无异常后，如产科医生根据孕周和产妇状况选择等待胎儿进一步成熟、预计 48h 内不会分娩，则拔除硬膜外导管。

病例点评

这是一例 ECV 过程中发生胎盘早剥的病例，目前关于 ECV 相关并发症的数据尚较少，文献可见胎盘早剥、胎儿死亡、脐带脱垂的报道，需要我们提高警惕。因此 ECV 应在手术室内进行，并做好紧急剖宫产的准备，ECV 后需做好胎心监护。

在 ECV 的过程中，麻醉医生需要考虑的是给产妇提供良好的镇痛、充分的子宫松弛，并尽量缓解产妇紧张情绪。ACOG 2020 年的 ECV 指南建议使用椎管内麻醉联合宫缩抑制剂，以提高 ECV 成功率和头位阴道分娩率（B 级证据），但现有数据尚不足以分析单独应用椎管内麻醉而不使用宫缩抑制剂是否提高 ECV 成功率，也未能证明何种椎管内麻醉方式更佳（脊麻、硬膜外或脊麻硬膜外联合阻滞）。

本病例中产妇情绪比较焦虑，即使感觉阻滞平面达到 T_4 的情况下，仍表现出紧张、寒战并主诉轻度疼痛感。主麻医生选择继续增加硬膜外用药，可能并不能起到较好作用。为了缓解紧张焦虑情绪并控制寒战而静脉滴注右美托咪定在 ECV 术中也是不合适的，这是因为右美托咪定是高选择性的 α_2-肾上腺素受体激动剂，可以增强子宫收缩，从而可能降低 ECV 成功率。当然，本例中右美托咪定的应用是在决定停止 ECV 后，因此与 ECV 失败无关。但 ECV 术中和术后（无论成功与否）观察期都应当尽量使用对胎儿影响较小，且抑制子宫收缩或者对子宫收缩没有影响的药物。

围产期寒战是产妇对低体温的一种保护性反射，往往在急诊剖宫产时更为常见，其机制尚不十分清楚，椎管内麻醉、紧张情绪都是寒战的高危因素。哌替啶和曲马多是常用于控制围手术期寒战的药物，但不适合在胎儿娩出前使用。$5-HT_3$ 受体阻滞剂昂丹司琼可以安全的在妊娠期使用，因此常用于减轻孕产妇恶心呕吐，其对麻醉后寒战也有预防作用，但对椎管内麻醉下剖宫产时寒战的预防作用尚不明确。纳布啡是 κ 受体激动剂，可以在妊娠期安全使用，因此也用于分娩镇痛和剖宫产。我们的研究证实，0.08mg/kg 纳布啡可以预防脊麻下急诊剖宫产时产妇寒战，对于该 ECV 的产妇，使用纳布啡还可以改善镇痛效果，因此可能是最合适的药物，使用时产妇可能会有短暂的头晕，需要加强监测。此外，静脉分娩镇痛常用的小剂量瑞芬太尼，可以改善 ECV 镇痛效果，在该病例中也可以尝试使用。

（袁燕平　孙　申）

要 点 Keypoint

1. 臀位外倒转（ECV）时使用椎管内阻滞和静脉镇痛都是安全的，不会影响剖宫产率；而椎管内阻滞效果最好，可提高 ECV 的成功率。

2. 考虑到 ECV 成功后阴道分娩镇痛或 ECV 失败后剖宫产的需要，推荐采用脊麻硬膜外联合阻滞或连续硬膜外阻滞。较低的脊麻剂量（布比卡因 2.5mg）可能即满足 ECV 的要求，同时可促进产妇早期恢复。

3. ECV 前实施椎管内阻滞时，需仔细固定硬膜外导管，以便 ECV 术后阴道分娩镇痛或急诊剖宫产麻醉时利用该导管。如预计 48h 内不会分娩，则拔除硬膜外导管。

4. ECV 术后无论成功与否，均应进行胎心监护至少 30min，以排除手术相关的并发症（如胎心异常、胎盘早剥等）。

5. 右美托咪定可增强子宫收缩，对于需要子宫平滑肌松弛的 ECV 手术是不适用的。

6. 纳布啡具有镇静、镇痛和防治寒战的作用，是处理孕妇 ECV 术中焦虑、寒战合适的药物。

参考文献

[1]Hao Q，Hu Y，Zhang L，et al.A Systematic Review and Meta-analysis of Clinical Trials of Neuraxial，Intravenous，and Inhalational Anesthesia for External Cephalic Version[J]. Anesth Analg，2020，131（6）：1800-1811.

[2]Magro-Malosso ER，Saccone G，Di Tommaso M，et al.Neuraxial analgesia to increase the success rate of external cephalic version：a systematic review and meta-analysis of randomized controlled trials[J].Am J Obstet Gynecol，2016，215（3）：276-286.

[3]Chalifoux LA，Sullivan JT.Anesthetic management of external cephalic version[J].Clin Perinatol，2013，40（3）：399-412.

[4]Massalha M，Garmi G，Zafran N，et al.Clinical outcomes after external cephalic version with spinal anesthesia after failure of a first attempt without anesthesia[J].Int J Gynaecol Obstet，2017，139（3）：324-328.

[5]Chalifoux LA，Bauchat JR，Higgins N，et al.Effect of Intrathecal Bupivacaine Dose on the Success of External Cephalic Version for Breech Presentation：A Prospective，Randomized，Blinded Clinical Trial[J]. Anesthesiology，2017，127（4）：625-632.

[6]Lim S，Lucero J.Obstetric and Anesthetic Approaches to External Cephalic Version[J]. Anesthesiol Clin，2017，35（1）：81-94.

[7]Rodrí guez L，Osuna C，Pijoan JI et al.Patient opinion of analgesia during external cephalic version at term in singleton pregnancy[J].J Obstet Gynaecol，2020，40（6）：767-771.

[8]Baxi L.External Cephalic Version：ACOG Practice Bulletin Number 221[J]. Obstet Gynecol，2020，136（3）：634.

[9]Muñoz H，Guerra S，Perez-Vaquero P，et al.Remifentanil versus placebo for analgesia during external cephalic version：a randomised clinical trial[J].Int J Obstet Anesth，2014，23（1）：52-57.

[10]Wang ZH，Yang Y，Xu GP.Remifentanil analgesia during external cephalic version for breech presentation in nulliparous women at term[J].Medicine，2017，96（11）：e6256.

[11]Khaw KS，Lee SW，Ngan Kee WD，et al.Randomized trial of anaesthetic interventions inexternal cephalic version for breech presentation[J].Br J Anaesth，2015，114（6）：944-950.

[12]Rodgers R，Beik N，Nassar N，et al.Complications of external cephalic version：a retrospective analysis of 1121 patients at a tertiary hospital in Sydney[J].BJOG，2017，124（5）：767-772.

[13]Dochez V，Esbelin J，Misbert E，et al.Effectiveness of nitrous oxide in external cephalic version on success rate：A randomized controlled trial[J].Acta Obstet Gynecol Scand，2020，99（3）：391-398.

硬膜外导管误入蛛网膜下隙的分娩镇痛管理

病例资料

产妇 33 岁，身高 158cm，体重 71kg，因"孕 1 产 0 孕 40^{+6} 周"，入院待产。产妇既往史和孕期产检无特殊，入院后血常规、凝血功能等实验室检查未见明显异常。

宫口开大 2cm 时，产妇要求分娩镇痛。开放静脉通路后，嘱产妇左侧卧位，常规消毒铺巾，于 L$_{3~4}$ 间隙行硬膜外穿刺，并向头端置管 4cm，穿刺和置管过程顺利，经导管回抽无血液和脑脊液后固定导管。产妇平卧后拟注入硬膜外试验剂量时，发现经导管注药困难，阻力很大。

检查硬膜外导管和导管接头连接正常、皮肤外的导管无折曲后，改变产妇体位并将导管向外逐渐拔出 1cm 和 2cm，都无法正常注药，考虑到再向外拔管则导管在硬膜外腔只剩一点点，于是决定重新实施硬膜外穿刺置管。第二次穿刺过程中，产妇阵发性宫缩痛明显，不能很好地配合，体动严重，当生理盐水阻力消失法确认硬膜外针进入硬膜外腔后，恰好是产妇宫缩的间歇期，于是直接注射 1.73% 碳酸利多卡因 3ml，并向头端置管 4cm，置管过程顺利，但经导管回抽时发现始终有清亮液体流出，固定导管后改为平卧位，产妇自诉疼痛改善不明显，但双下肢稍有发热感觉。经导管注射 2mg 罗哌卡因，产妇诉宫缩痛明显改善，双下肢稍有麻木感，无活动障碍，改良 Bromage 评分为 0 级。判断导管误入蛛网膜下隙后，选择应用连续蛛网膜下隙阻滞（continuous spinal anesthesia，CSA）进行分娩镇痛，将鞘内导管连接电子镇痛泵持续输注 0.1% 罗哌卡因，背景剂量 2ml/h，PCA 单次注射剂量 2ml，锁定时间 20min。此外，硬膜外导管（此时为鞘内导管）的接头做了红色的警示标记。

产妇在产程中生命体征平稳，无明显不适症状，宫缩频率和强度、胎心率均在正常范围，且对分娩镇痛效果满意。第一产程时间为 13.25h，第二产程时间为 10min。待胎儿娩出后，重新妥善固定好鞘内导管，经导管注射 0.1mg 吗啡后将其体外一端封口，同时将 250mg 氨茶碱溶于 100ml 生理盐水行静脉缓慢输注，时间大于 30min。产后观察 2h 后安返病房，与病房医护人员交班：保留鞘内导管至少 24h，产妇按照产后常规进行护理，但如果起床活动后出现头痛，及时通知麻醉医生。

产后 24h 随访，产妇未出现头痛、恶心、神经并发症等，予以拔除鞘内导管。产后 48h 随访，产妇无头痛、恶心等不适症状，已下床自由活动。出院后随访产妇也没有明显不适主诉。

◉ 病例分析

问题一：经硬膜外导管注药困难的常见原因有哪些？

分析：

硬膜外导管和导管接头连接不当，导管折曲、打结，血凝块堵塞导管，以及导管或导管接头制造缺陷是硬膜外导管注药阻力增高的常见原因。因此为了避免制造缺陷，在置入硬膜外导管前，有必要通过冲洗来检查导管和导管接头是否通畅。同样，在置入导管后和固定导管前，也应检查导管是否通畅。硬膜外导管折曲可发生在皮肤至硬膜外腔之间，也可发生在皮肤外。置管过程中如果遇到明显阻力，则会增加硬膜外导管折曲的风险。而避免导管置入过深（＞5cm）可以降低导管折曲的风险。通过改变体位或者缓慢撤管 1 ~ 2cm 可能会解除导管折曲。此外，对产妇实施硬膜外穿刺和置管容易损伤血管，导致硬膜外导管被血凝块堵塞。因此，在置入导管后应及时冲洗导管，同时尽快连接镇痛泵进行持续输注。

本例产妇硬膜外穿刺和置管过程顺利，在检查导管和导管接头连接正常和皮肤外的导管无折曲后，改变产妇体位和缓慢撤管 1 ~ 2cm，都无法正常注药，于是拔除导管。结果发现硬膜外导管拔除后在体外注药是通畅的，推测导管可能在皮肤至硬膜外腔间发生了折曲。

问题二：发现硬膜外导管误入蛛网膜下隙后，分娩镇痛该如何处理？有哪些注意事项？

分析：

发现硬膜外导管误入蛛网膜下隙后主要有两种选择：使用现有导管进行 CSA 或者在另一椎间隙重置硬膜外导管。如果患者存在硬膜外穿刺困难（如肥胖或疼痛使其不能配合操作）或者转剖宫产的风险较大（如瘢痕子宫阴道分娩试产），选择 CSA 更为合适。

应用 CSA 时，需要注意必须清楚地标志鞘内导管，并告知产房内的医护人员，包括护士、助产士和其他麻醉医师，交接班时也应特别告知接班人员，以防止将硬膜外剂量的局麻药物注入蛛网膜下隙而引起全脊麻。所有药物通过此导管加入时都必须严格遵守无菌技术。每次注药前需小心回抽看导管内有无脑脊液，并排出注射器内的气泡，以避免颅脑积气发生头痛的风险。此外，目前尚没有前瞻性研究探讨 CSA 的最佳用药方案，但有学者提供了应用于分娩镇痛和剖宫产的 CSA 用药方案的建议。用于分娩镇痛时，推荐使用镇痛泵进行持续输注，来降低因多次操作鞘内导管可能引起的感染风险，药物可使用 0.1% 罗哌卡因或 0.0625% ~ 0.1% 布比卡因与 2μg/ml 芬太尼的混合液，输注速度为 2ml/h，PCA 单次注射剂量为 1 ~ 2ml，锁定时间为 15min，每小时最多给予 3 次 PCA 按压。同时在给予首次剂量时需要考虑到标准硬膜外导管有大约 1ml 的无效腔。当 CSA 应用于剖宫产时，起始剂量可给予 0.5% 等比重布比卡因或 0.75% 重比重布比卡因 5 ~ 7.5mg。与单次腰麻相比，CSA 可以通过鞘内导管采用滴定的给药方式来减少局麻药物用量，从而降低产妇低血压和恶心呕吐的发生率及血管活性药物需要量，缩短从复苏室转出时间，提高产妇满意度。因此，每 3 ~ 5min 可间断给予 2.5mg 布比卡因来达到理想的阻滞平面。最近一项研究显示重比重布比卡因用于剖宫产腰麻的 ED_{50} 和 ED_{95} 分别为 6.7mg 和 11mg。倘若需要紧急剖宫产，布比卡因的给药剂量则需要接近于 ED_{95}。

选择另一椎间隙重新放置硬膜外导管可以避免将鞘内导管误认为硬膜外导管而带来灾难性后果的风险，然而通过重新放置的硬膜外导管注入局麻药物或阿片类药物时，仍然可能通过硬脊膜裂口进入蛛网膜下隙，导致意外的高平面阻滞。并且经硬膜外导管单次大剂量注射局麻药物比连续输注局麻药物更可能引发高平面阻滞或全脊麻。因此，选择重置硬膜外导管时，同样需要谨慎用药，并充分告知产房内的医护人员和接班的麻醉医生，避免因处理产妇爆发痛或分娩镇痛转剖宫产时，经硬膜外导管快速注入大剂量局麻药物，而引发高平面阻滞或全脊麻。

因此，无论选择使用 CSA 还是重置硬膜外导管，都必须谨慎用药及做好充分告知和交接班工作，来确保患者安全。此外，还应采取必要措施，来预防硬脊膜穿破后头痛（postdural puncture headache，PDPH）。

本例产妇第二次硬膜外穿刺时就因为宫缩痛不能很好地配合操作，为避免反复硬膜外穿刺以及尽快缓解产妇宫缩痛，我们选择使用已经误入蛛网膜下隙的硬膜外导管实施 CSA。并在导管接头和镇痛泵上做了红色警示标记，同时告知了负责该产妇的助产士和接班的麻醉医师。

问题三：采用 CSA 进行分娩镇痛具有哪些优点？

分析：

CSA 除了具有单次腰麻起效快、镇痛效果好的优点外，还有其自身优势。

1．导管置入蛛网膜下隙可按需调控作用时间，特别是对于产程较长的分娩镇痛，可使镇痛时间覆盖整个分娩过程，对于产道损伤的产妇甚至可用于分娩后疼痛的缓解。

2．CSA 可采用滴定的给药方式，小剂量分次给药，药物扩散缓慢，神经阻滞缓慢，与单次腰麻相比可降低运动神经的阻滞程度，以达到预期的镇痛效果。

3．CSA 较单次腰麻对循环系统影响小，麻醉平面可控。因此，近年来有学者根据 CSA 血流动力学平稳的优点将其用于合并重度子痫前期和严重心肺疾病产妇的麻醉与镇痛。

4．与连续硬膜外阻滞相比，CSA 能够减少局麻药物用量，降低局麻药中毒的风险。

5．CSA 可以通过脑脊液的回流来确定导管位置，简单易行。而对于行硬膜外分娩镇痛的产妇，分娩过程中体位的改变可能导致硬膜外导管的移位，无法确定导管具体位置，导致镇痛失败。

6．分娩镇痛转剖宫产时，可迅速由镇痛转为手术麻醉，节约时间。如果是硬膜外分娩镇痛，当需要中转剖宫产时，一方面硬膜外麻醉往往需要高浓度、大容量的局麻药物才能满足手术要求，使局麻药中毒的风险增高；另一方面硬膜外麻醉起效慢且阻滞不全发生率高。若镇痛不全需要根据剖宫产紧急程度选择重新进行穿刺或者全麻来满足手术需求。然而 CSA 通过鞘内导管给药，具有起效快，麻醉镇痛效果确切，肌松好等优点，可提供分娩镇痛到剖宫产麻醉的快速转换，从而减少使用全身麻醉的可能。

7．发生意外硬脊膜穿破后，通过鞘内置管行 CSA，可以避免重复硬膜外穿刺和再次意外穿破硬脊膜的风险，而且能够快速缓解产妇宫缩痛，因此 CSA 可应用于意外硬脊膜穿破后的分娩镇痛。

尽管 CSA 具有许多优点，但是由于 CSA 无菌技术要求高，需要麻醉医师有一定的经验和技术水平，且有可能会导致 PDPH 和马尾综合征等神经系统并发症，因而限制了它在分娩镇痛中的应用。

问题四：CSA 的潜在并发症有哪些？

分析：

PDPH 是 CSA 的主要并发症，多发生于硬脊膜穿破后 48h 内，是脑脊液从硬脊膜裂口处外漏引起颅内压下降所致。典型的临床表现为额部或枕部头痛，疼痛常放射至颈项部，出现颈部僵硬，并伴有耳鸣、听力减退、畏光或恶心。PDPH 的显著特征是与体位有关，坐位或站立时头痛加剧，平卧时减轻。PDPH 的常见患者危险因素包括女性、妊娠、年龄在 18 ~ 50 岁和既往头痛病史。因此，产科患者是 PDPH 的高发人群。PDPH 的发生率还与穿刺针和导管的口径大小、类型以及穿刺技术有关。另一方面，有学者认为鞘内置管可能通过机械性堵塞硬脊膜裂口来降低脑脊液外漏，并引发硬脊膜的纤维化反应，因而在拔除导管后，有利于封闭硬脊膜裂口，从而预防 PDPH 的发生，但这一观点有待于进一步研究来证实。

CSA 可能造成马尾神经根毒性损伤，从而引起马尾综合征，主要临床表现为会阴部感觉障碍、下肢感觉和运动障碍以及直肠和膀胱功能障碍等。目前推测 CSA 时向尾侧置管，使用高浓度局麻药物及注药缓慢，使高浓度局麻药在脑脊液中分布局限，造成了马尾神经根的损伤。因此减少向尾侧置管，避免使用高浓度局麻药物，适当加快注药速度，以及采用往返注药法，使局麻药与脑脊液充分混合，可以降低马尾综合征的发生率。并且分娩镇痛所使用的药物浓度和剂量较低，理论上不会导致马尾综合征。有学者对使用鞘内导管行产科麻醉与镇痛的 761 例病例进行回顾性分析，未发现马尾综合征等神经并发症的发生，进一步验证了分娩镇痛使用 CSA 的安全性。

CSA 也存在一定的麻醉及镇痛失败率，可能的原因与蛛网膜下隙狭窄导致导管置入困难以及体位改变导致脑脊液回流不畅和导管移位等有关。

其他已报道的极少见并发症还包括：脑脊液皮肤瘘和短暂失语。

问题五：本例产妇使用了哪些方法预防 PDPH？预防 PDPH 的方法还有哪些？若已经发生 PDPH，如何治疗？

分析：

本例产妇并非硬膜外穿刺针刺破硬膜，而是硬膜外导管误入蛛网膜下隙，因而硬脊膜裂口较小；同时我们进行了积极的干预，如鞘内注射吗啡，保留鞘内导管 24h，以及静脉滴注氨茶碱，因此，产妇在产后未发生 PDPH。

1. PDPH 的预防　过去提倡的保守预防措施，例如去枕平卧和大量液体扩容已被证实不能降低 PDPH 的发生率，目前已有许多研究探讨了 PDPH 的预防措施，但是还没有普遍接受的观点。预防性应用硬膜外血补丁（Epidural blood patch，EBP）和鞘内置管是最新研究所探讨的预防措施。

（1）预防性应用 EBP：在拔除硬膜外导管前，通过导管向硬膜外腔（注意不是蛛网膜下隙）注入自体血（通常为 20ml），来实施预防性 EBP。由于 EBP 是 PDPH 的有效治疗措施，因此预防性使用 EBP 理论上能够预防 PDPH。然而，近来有两篇高质量研究得出的结果却不尽相同。其中一篇研究将 64 例意外硬脊膜穿破的患者随机分为两组，一组患者接受预防性 EBP，另一组患者不接受预防性 EBP，结果发现两组患者 PDPH 发生率、头痛严重程度和是否需要实施治疗性 EBP 均不存在差异。而另一篇研究中共有 116 例意外硬脊膜穿破的产妇被随机分为预防性 EBP 组（60 例）和治疗性 EBP 组（如果需要）。预防性 EBP 组在最后一次经硬膜外导管注入局麻药物后至少 5h，经硬膜外导管注入 15 ~ 20ml 自体血。结果显示预防性 EBP 能降低头痛发生率（18.3% vs 79.6%）及对治疗性 EBP 的需要（10% vs 73.4%）。另外，实施 EBP 也可能引起相关并发症，因而预防性实施 EBP 使得那些不会出现头痛的患者也暴露于相关风险中。因此，将这两篇研究结果和尽可能避免相关并发症综合起来看，对于在硬膜外腔留置了硬膜外导管的患者，考虑应用预防性 EBP 是可行的，而对于硬膜外导管留置在蛛网膜下隙的患者来说，应该考虑其他预防 PDPH 的措施。

（2）将硬膜外导管置入蛛网膜下隙预防 PDPH：由于 PDPH 的发生机制是脑脊液从硬脊膜裂口处外漏所致，因此通过硬脊膜裂口向鞘内置管在理论上可以限制脑脊液的漏出。于是，有学者建议将硬膜外导管置入鞘内并放置 24h，如果导管能够引起硬脊膜发生纤维化反应，就会缩小硬脊膜裂口。然而，临床上越来越多的麻醉医师开始放置鞘内导管，但是大多数并没有得到预期的结果。一项随机对照研究发现与经另一椎间隙重置硬膜外导管相比，经硬脊膜裂口置入鞘内导管并放置至少 24h，并不能降低头痛和需要 EBP 治疗的发生率。没有获得预期结果也可能与 PDPH 的诊断标准和需要 EBP 治疗的处理标准不够严格有关。另外，尽管鞘内置管可能无法有效预防 PDPH，但它却能够防止再次意外穿破硬脊膜。因此，对于硬膜外穿刺困难的患者，如果发生意外穿破硬脊膜，此时选择放置鞘内导管不仅能使患者更快地接受镇痛，而且可以避免再次硬脊膜穿破。但由于鞘内置管存在较高的感染风险，因此对于特殊患者仍需谨慎。

（3）静脉使用氨茶碱：近期一项多中心大样本随机对照研究显示静脉滴注氨茶碱能够有效治疗 PDPH，但目前尚没有研究报道氨茶碱对于 PDPH 具有预防作用。我们科室正在进行一项多中心前瞻性对照试验，比较静脉输注氨茶碱与硬膜外注射羟乙基淀粉预防 PDPH 的效果，期待有新的证据能为 PDPH 的预防提供参考。

（4）椎管内注射吗啡：意外穿破硬脊膜后向硬膜外腔注入吗啡已被证实能够预防 PDPH 的发生，但是使用吗啡会引起恶心、呕吐、瘙痒等不良反应。并且有指南建议椎管内使用阿片类药物后至少需要观察 24h，以防患者发生呼吸抑制。

2. PDPH 的治疗　PDPH 的保守治疗包括常规卧床、扩容、口服非甾体抗炎药物或（和）治疗病理性神经痛的药物（加巴喷丁）等非侵入性治疗。许多麻醉医师推荐静脉注射咖啡因来治疗 PDPH，理由是咖啡因具有收缩脑血管的特性。最近一个多中心大样本的随机对照研究显示早期使用氨茶碱能够有效治疗 PDPH，减轻患者头痛程度，其机制可能与氨茶碱增加脑脊液的分泌、阻断痛觉传递、收缩脑血管和增高细胞内 cAMP 的含量有关。研究显示加巴喷丁也能够减轻 PDPH 患者的头痛程度和恶心呕吐。

EBP 是 PDPH 的有效治疗方法。EBP 是将 15 ～ 20ml 自体血注入硬膜外腔。其作用机制可能是首先通过增加腰段脑脊液压力，将脑脊液转移到颅内，同时血凝块堵塞硬脊膜裂口，防止脑脊液进一步流失，从而使治疗效果得以维持。有许多研究探讨了用于 EBP 的最佳血容量，血容量范围从 6ml ～ 50ml。一项随机研究纳入了 120 例产妇，比较了硬膜外注射 15ml、20ml 或 30ml 自体血用于 EBP，结果发现如果产妇在硬膜外注射过程中没有出现背痛或腿痛，EBP 的最佳血容量是 20ml，增加注射的血容量并没有益处。EBP 最常见的并发症是背痛，据估计发生率高达 80%。另一个常见的并发症是神经根疼痛，是由硬膜外腔血凝块引起的炎症反应和神经根受压导致的。其他已报道的比较少见的并发症有慢性粘连性蛛网膜炎、脊髓硬膜下血肿、面神经麻痹和马尾综合征。

最近推荐的另一种治疗方法是蝶腭神经节阻滞。蝶腭神经节是位于翼腭窝内的颅外神经节，兼有交感神经和副交感神经。可将浸透利多卡因的棉签由鼻孔插入直至触及咽后部来进行蝶腭神经节阻滞。尽管到目前为止只有一系列病例报道了其效果，但蝶腭神经节阻滞仍是一种创伤小的可选择的治疗方法。也有研究报道枕大神经阻滞可以有效治疗 PDPH。意外硬脊膜穿破后脑脊液容量降低，使硬膜受到牵拉，可能刺激三叉神经颈复合体，导致三叉神经和枕大神经兴奋性增强。枕大神经阻滞可阻断由枕神经至三叉神经颈复合体的疼痛传导。因此，枕大神经阻滞可能对头痛的中枢机制产生神经调节作用。

👍 病例点评

本病例在实施分娩镇痛时，硬膜外导管误入蛛网膜下隙，随后麻醉医生将硬膜外镇痛改为 CSA，成功完成了分娩镇痛，且未发生任何并发症。本病例第一次穿刺后发现硬膜外导管不能正常使用，选择重新穿刺无可诟病。但麻醉医生在第二次穿刺时，产妇体动较大就冒险地通过硬膜外针直接注射试验剂量后再置管，这种操作是非常不妥的，尽管试验剂量的利多卡因蛛网膜下隙注射并不一定会给母婴带来灾难性的后果，但可能会造成一定的运动阻滞和血流动力学的改变。并且，应用硬膜外试验剂量的目的是为了判断硬膜外导管位置，而不是判断硬膜外穿刺针的位置。通过硬膜外针注射试验剂量，起不到判断硬膜外导管位置的作用。不过，本病例在硬膜外导管注射药物前常规进行回抽，及早发现了导管误入蛛网膜下隙，将镇痛药直接改为小剂量罗哌卡因，避免了高平面脊麻和全脊麻的灾难性后果。

实施分娩镇痛发生意外硬脊膜穿破时该如何处置，是重新穿刺还是"顺势而为之"（直接蛛网膜下隙置管）？这取决于当时所处的临床情况，若是硬膜外针意外穿破，可以选择换间隙重新穿刺；若硬膜外导管误入蛛网膜下隙，更倾向于选择"顺势而为之"，不再重新穿刺。本例产妇已经处于极度疼痛中，不能很好保持穿刺体位，重新穿刺置管只会将患者置于更多的风险中，因此使用该导管尽快解决患者疼痛是当务之急。麻醉方式的改变必然伴随药物剂量和镇痛管理方式的改变，更密切地监测生命体征，更频繁的麻醉效果评估是保证 CSA 安全性和有效性的基石。

意外穿破硬脊膜后必然需要考虑产后 PDPH 的预防，尽管有些预防方法还存在争议，但在保证安全的前提下简单非再次侵入性的一些方法还是值得尝试，如蛛网膜下隙小剂量的吗啡，静脉使用氨茶碱，鞘内导管保留至术后 24h 拔除等。若患者产后发生 PDPH，应首先考虑保守治疗，必要时再使用血补丁。需要注意的是，若在病程中头痛的性质发生改变，如变成与体位无关的持续剧烈疼痛，需要进行影像学检查以排除颅内病变，因低颅内压可引起硬膜下桥静脉破裂出血可能。因此硬脊膜穿破后要密切随访患者，一旦有新的神经学症状和体征出现，都应及早进行多学科会诊，确保患者病情不会被耽误。考虑到现有预防治疗 PDPH 的证据存在分歧，每个医疗机构都应该有一份所有成员都要遵守的书面文书，这份文书内容旨在确保意外硬脊膜穿刺后的患者能够得到充分的照顾和积极的 PDPH 预防治疗。这些文书内容可包括如下规定：①住院期间每日随访患者；②患者出院时提供给电话号码，以备患者出院后发生头痛时可随时拨打告知；③追踪所有发生 PDPH 的患者，直至其症状消失；④如果患者的头痛保守治疗无效，可考虑给予硬膜外血补丁；⑤若患者产后或术后一直有硬膜外导管留置，可考虑预防性给予硬膜外血补丁；⑥硬膜外血补丁容量不超过 20ml。

近几年 PDPH 的远期并发症开始受到关注，回顾性的研究发现 PDPH 可能增加持续性头痛和下背部疼痛的发生率。这其中的具体作用机制还不确定，长时间的头痛可能与持续脑脊液少量丢失、导致颅内疼痛感受器受到牵拉激活有关，同时伴随脑血管代偿性的扩张也起到一定作用。这些研究结果对 PDPH 的定义提出了挑战。不是所有的 PDPH 都是自限性头痛，而有一部分患者的头痛是以 PDPH 开始，后来发展为长达 18 个月的慢性头痛，这些发现可能会改变以后的临床实践，使有关 PDPH 的患者知情同意内容和未来对麻醉医生的培训都会发生改变。将来需要更多高质量的研究来明确这种慢性头痛的机制，以期发现更有效的治疗措施。

（孟秋雨　聂玉艳）

要　点　Keypoint

1. 分娩镇痛时发现硬膜外导管误入蛛网膜下隙后，可使用该导管进行连续蛛网膜下隙镇痛（CSA）或者在另一椎间隙重置硬膜外导管。如患者存在硬膜外穿刺困难（肥胖或不能配合操作）或者转剖宫产的风险较大（如瘢痕子宫阴道分娩试产），选择 CSA 更为合适。

2. CSA 分娩镇痛起效快、效果好、易于调控可滴定，紧急剖宫产时更具优势，但对无菌要求高，罕见的并发症包括神经损伤和马尾综合征。但选择 CSA 时必须醒目标志鞘内导管，并做好交接班，以防止将硬膜外剂量的局麻药注入蛛网膜下隙引起全脊麻。

3. 意外穿破硬脊膜后需考虑产后 PDPH 的预防，尽管有效性存在争议，但一些简单的方法还是值得尝试，如椎管内吗啡、静脉应用氨茶碱、鞘内导管保留至术后 24h 等。

4. 治疗 PDPH 的方法包括非甾体抗炎药、加巴喷丁、氨茶碱等药物，当保守治疗无效时应积极考虑硬膜外血补丁。

5. 需关注 PDPH 的远期并发症，研究发现 PDPH 可能增加慢性头痛和腰背部疼痛的发生率。这提示并非所有的 PDPH 都是自限性的。

参考文献

[1] 连庆泉，姚尚龙.Chestnut 产科麻醉学理论与实践 [M]. 北京：人民卫生出版社，2016：377-427.

[2]Kulkarni PK，Pai VA，Shah RP，et al.Intraluminal obstruction of epidural catheter due to manufacturing defect[J].Journal of anaesthesiology，clinical pharmacology，2012，28（2）：280.

[3]Gupta S，Singh B，Kachru N."Blocked" epidural catheter：another cause[J].Anesthesia

and analgesia，2001，92（6）：1617-1618.

[4]Veličković I，Pujic B，Baysinger CW，et al.Continuous Spinal Anesthesia for Obstetric Anesthesia and Analgesia[J].Frontiers in medicine，2017，4：133.

[5] 吉嘉炜，徐铭军，韩斌.连续蛛网膜下腔麻醉用于产科麻醉的临床研究进展 [J]. 国际麻醉学与复苏杂志，2018，39（2）：144-147.

[6]Gaiser RR.Postdural Puncture Headache：An Evidence-Based Approach[J].Anesthesiology clinics，2017，35（1）：157-167.

[7]Wu C，Guan D，Ren M，et al.Aminophylline for treatment of postdural puncture headache：A randomized clinical trial[J].Neurology，2018，90（17）：e1523-e1529.

[8]Niraj G，Kelkar A，Girotra V.Greater occipital nerve block for postdural puncture headache（PDPH）：a prospective audit of a modified guideline for the management of PDPH and review of the literature[J].Journal of clinical anesthesia，2014，26（7）：539-544.

[9]Niraj G，Mushambi M，Gauthama P，et al.Persistent headache and low back pain after accidental dural puncture in the obstetric population：a prospective，observational，multicentre cohort study[J].Anaesthesia，2021，76（8）：1068-1076.

病例 21 剖宫产术中回收式自体血回输存在问题的思考

病例资料

患者女性，36岁，160cm，体重70kg，因 "G6P2，孕36+6周，下腹阵痛伴阴道流血2h" 急诊入院。入院诊断：①凶险性前置胎盘伴出血；②妊娠期糖尿病；③孕36+6周，已临产，头位；④瘢痕子宫。拟急诊行剖宫产术。术前检查：血常规示血红蛋白133g/L，红细胞比容39.7%，白细胞 7.01×10^9/L，血小板 232×10^9/L。凝血常规示凝血酶原时间（PT）12s，活化部分凝血活酶时间（APTT）24s，国际标准化比值（INR）0.9，纤维蛋白原3.4g/L。孕14+2周时MRI示完全性前置胎盘，孕期血糖控制良好。否认其他系统性疾病。

患者入手术室后常规监测，HR 92次/分，BP 118/70mmHg，血氧饱和度（SpO_2）97%，右侧颈内静脉穿刺置管输入林格氏液，右侧桡动脉穿刺置管行有创血压监测，安装自体血回收机。右侧卧位 $L_{3\sim4}$ 间隙行腰硬联合麻醉，回抽脑脊液顺利，向蛛网膜下隙注入0.5%布比卡因2.2ml，留置硬膜外导管后使者保持仰卧位，手术床左倾15°，麻醉平面至 T_6。此时37 500U肝素加入1000ml生理盐水中，肝素盐水以最快速度，将储血罐内预充200ml，保持60滴/分滴速。

手术开始后吸引器将所有血液和羊水均吸入自体血回输机的储血罐，5min后娩出一女婴，新生儿1min和5min的Apgar评分分别为7分和8分。术中见胎盘附着于子宫后壁，并向下覆盖宫颈内口包绕至子宫前壁。剥离胎盘时发现胎盘广泛植入子宫后壁及前壁，出血汹涌，瞬时出血达2500ml。立刻加快输入羟乙基淀粉溶液，同时给予去氧肾上腺素维持患者血流动力学稳定。由于出血迅猛，储血罐瞬间充满，以至于盆腔出血不能及时回收，并从手术野溢出。为防血液凝集，迅速将肝素盐水开至最大，并将12500U肝素直接加入储血罐中。此时HR 122次/分，BP 82/40mmHg，改用去甲肾上腺素 $0.2\mu g/（kg \cdot min）$ 持续泵注，血压维持在100/60mmHg左右，并向血库申请用血。

胎盘剥离后，出血逐渐控制，患者继续输入异体血和自体血至关腹。术中共出血 3500mL，回输自体血 1200ml（红细胞比容 55%），红细胞悬液 6U，新鲜冰冻血浆 1000ml，冷沉淀 20U，单采血小板 1U，纤维蛋白原 4g。手术结束，患者至术后观察室，随后将自体血回输机卸载。

30min 后，患者因产后宫缩乏力、产后出血再次入室行二次手术。考虑患者血流动力学不稳定，改用全身麻醉，气管插管顺利。患者行经腹全子宫切除术。术中出血 800ml，由于自体血回收机已拆除，出血未再做回收处理。术后患者带气管导管入 ICU，生命体征平稳。

第二天患者清醒，拔除气管导管，复查血常规示红蛋白 115g/L，血小板 153×10^9/L，电解质、肝肾功能、凝血功能正常。5 天后患者出院。术后随访无特殊。

病例分析

问题一：该患者通过术中回收式自体输血（intraoperative cell salvage，ICS）技术减少了异体红细胞输注量，ICS 的工作原理及应用概况是怎样的？

分析：

1. ICS 工作原理　ICS 是指利用血液回收装置，将手术失血通过回收抗凝、洗涤和过滤等处理后再回输至患者体内的一项自体血输注技术，包括以下步骤（病例21 图 1）：

第一步：回收，通过负压吸引管和抗凝管将血液吸出并与抗凝剂（目前常用肝素或 3% 枸橼酸盐溶液）混合进入储血罐中。储血罐包含一个过滤装置，可以去除血凝块和其他粗颗粒杂质。负压吸引压力一般为 −150mmHg。

第二步：离心，将储血罐中经滤过后的血液抽吸并泵入到离心杯中。红细胞的成分保留在离心杯中，而较轻的杂物通过废液管进入废液袋中。随着血液逐渐进入离心杯，离心杯内的红细胞比容逐渐增加。

第三步：洗涤，某些自体血回收机电脑系统中，在自动模式下光学传感器检测红细胞比容达到一定数值时，机器进入洗涤阶段。生理盐水被泵入到离心杯中，使红细胞浓缩。并且再次清除血液中的杂物，如抗凝剂、细胞碎片、游离血红蛋白、血浆成分和血小板等。

第四步：回输，经过离心、洗涤后的血液进入血袋中进行回输。

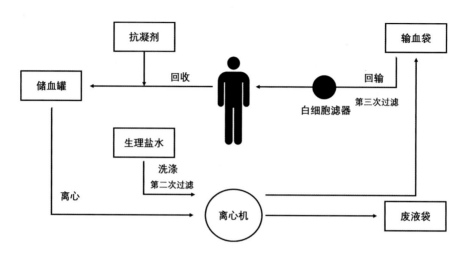

病例 21 图 1　自体血回收及回输模式图

2. ICS 应用概况　ICS 技术在心外科及骨科等手术中最先得到普遍应用，在产科应用由于受到羊水栓塞顾虑的影响起步较晚。然而随着对羊水栓塞发病机制认识的深入，越来越多的证据表明实施自体血回输并不增加产妇羊水栓塞的风险，因此 ICS 在产科的应用越来越普遍。

2018 年发表的英国麻醉医师协会的指南不推荐 ICS 常规用于剖宫产术中，对于术前贫血的、有产后大出血高风险的或术中发生意外出血的产妇推荐采用"回收模式"（collect only mode），即当术中出血 > 500ml 或者大于全身容血量 10% 且怀疑有继续出血倾向后，开始将收集的自体血洗涤处理备用。美国麻醉医师协会（The American Society of Anesthesiologists，ASA）建议在缺乏库存血或患者拒绝异体血输注时，考虑使用 ICS，而胎盘植入转诊中心对有产后大出血高危因素的产妇常规应用 ICS。《中国产科麻醉专家共识（2020 年）》也提到，合并有前置胎盘、胎盘早剥、胎盘植入等产妇行剖宫产手术时，应准备血液回输相关设施设备，做好大出血预案。

从经济效益方面考虑，Albright 等的研究结果表示术前评估输血风险超 50% 和预计输血 ≥ 3U 应用 ICS 可节约费用。我院的研究也发现在输注红细胞 ≥ 4U 时，选择 ICS 将降低用血费用，减少患者的经济负担。出血量越大，经过处理进行回输的红细胞量越大，成本效益则越显著。因此对于合并有产后出血的高危因素患者使用细胞回收是经济合理的。

我院在 2015 年 12 月底开展了该项技术，操作常规是在对患者进行充分的术前评估情况下，进行储血罐和离心杯分步安装，当储血罐中回收血量（含肝素盐水和羊水）量 ≥ 800 mL，安装离心杯并启动离心洗涤程序。

问题二：本病例在胎儿娩出前就实施了自体血的回收，羊水和血一起回收会不会增加羊水栓塞的风险？如何提高回输自体血的质量？

分析：

1. 自体血回输与羊水栓塞　羊水栓塞（amniotic fluid embolism，AFE）是胎儿物质（如胎儿鳞状细胞、组织因子等）进入母体诱发的一种妊娠类过敏综合征，常引起急性肺栓塞、循环衰竭、弥散性血管内凝血、肾衰竭或猝死。目前仍然是产科最困惑、最致命的并发症之一。

关于 AFE 的发病机制，传统观点认为，AFE 是由鳞状上皮、无定形碎片、胎脂、黏液或毳毛等羊水有形成分进入母体循环，阻塞肺小动脉和毛细血管，进而产生缺氧、右心衰、休克等一系列严重临床症状，即所谓的"机械性梗阻学说"。但近年来，大量的临床数据、动物研究并不支持这种"机械性梗阻学说"，而是认为，在分娩过程中，母胎屏障被破坏，羊水成分通过母胎屏障的破口（子宫颈内膜静脉、子宫下段的静脉以及子宫损伤和胎盘附着部位）进入母体循环，敏感的母体由于胎儿的异体抗原激活致炎介质产生炎症、免疫等瀑布样级联反应而引起的妊娠类过敏综合征。因此 AFE 发生的基础是母体血液中羊水成分和母体的特异体质。目前有研究报道，剖宫产术中回收的自体血经洗涤后胎儿鳞状上皮细胞及甲胎蛋白含量均低于母体静脉血水平，如果进一步应用白细胞滤过器则清除率几乎达 100 %。也有研究发现，健康产妇在常规分娩时，也会有一定数量的胎儿鳞状上皮细胞进入母体血液循环，而未有羊水栓塞的发生。迄今为止，全球范围内剖宫产 ICS 保守估计已有上万例，未见由此引起羊水栓塞的报道。因此 ICS 的安全性已得到越来越多的支持，成为节约血源的重要措施。

2. 提高回输自体血的质量　虽然目前暂无应用 ICS 发生羊水栓塞的报道，但是也应该尽可能清除回收血液里羊水等所有异常成分。常用措施有：①采用两套吸引装置，一套在手术开始时即使用，胎盘娩出后未见明显羊水再用另外一套吸引装置进行血液回收；②洗涤时增加冲洗量；③在自动模式下，离心杯全部装满才予以离心、洗涤；④使用白细胞滤器（LDFs）。

LDFs 是一种双层筛过滤膜，通过机械拦截及电荷吸附滤除微聚体及白细胞，同时可有效去除羊水主要成分。然而英国 2010—2017 年报道了约 20 例与使用 LDFs 相关的低血压事件，推测原因可能与血液回输过程中白细胞破裂释放大量细胞因子、缓激肽相关。目前国内还未有此类不良反应报道。

目前两套吸引装置和 LDFs 的使用也受到了一些质疑。有学者认为无论初始污染负荷如何，细胞回收 / 过滤过程都可以有效地去除羊水中的物质，而且两套吸引装置可能导致很多出血未被回收，从而使 ICS 回收效率降低。同时 LDFs 双层膜滤过降低了血液回输速率，对产后大出血抢救带来不利影响。2018 年英国麻醉医师协会指南建议在产科 ICS 实践中不推荐常规使用两套吸引装置吸引和 LDFs。本院自体血回输常规使用一套吸引装置回收，即术者可将血液和羊水一起吸入自体血储血罐，但回输自体血时尽可能加用 LDFs，不过如果大出血确实需要快速输血时，则弃用 LDFs。

问题三：ICS 的优点、适应证及禁忌证有哪些？

分析：

1. 优点

（1）可以有效地缓解血源紧张的现状。

（2）无需配型及疾病检验即能提供完全相容的血液。

（3）可有效避免输异体血所致的相关传染性疾病。

（4）减少输异体血所致的发热、过敏、溶血和移植物抗宿主等不良反应。

（5）避免输库存异体血所致高血钾、低钙及代谢性酸中毒。

（6）回收血相比异体血有更好的携氧能力及对免疫功能没有明显影响。

2. 适应证　ICS 的适应证包括：术前血红蛋白低（ < 100g/L）、稀有血型、交叉配血困难、拒绝输注异体血液、预计出血量 ≥ 1000ml。

剖宫产术中出血高危因素包括：妊娠合并胎盘植入（粘连性胎盘、植入性胎盘、穿透性胎盘植入）、胎盘早剥、前置胎盘、先兆子宫破裂、多胎妊娠、人工流产术 ≥ 3 次、剖宫产术 ≥ 2 次、既往产后出血病史。

3. 禁忌证　ICS 没有绝对的禁忌证，禁忌证都是相对的，包括：

（1）感染手术，如腹腔脓肿或结核。

（2）肿瘤手术。

（3）红细胞形态异常的血液疾病患者，如镰刀型红细胞和地中海贫血等，因为在回收处理过程中此类患者的红细胞容易破损，回收效率较低。

（4）Rh 阴性血型产妇剖宫产手术，因为术野血 ICS 可能增加母胎免疫反应风险。

2018 年英国麻醉医师协会 ICS 指南认为，恶性肿瘤和感染或污染手术的血液回收目前虽然存在争议，但无确切证据表明自体血回输后可造成肿瘤细胞转移，或者加重感染、增加其他特定并发症的风险。不过在行此类手术前，应与患者充分讨论 ICS 潜在的风险和益处，获得其同意，并在回输时使用白细胞滤器。

问题四：为什么说自体血的回输可能会增加母胎免疫反应的风险？

分析：

自体血回收机无法分辨胎儿红细胞和母体红细胞，因此回输自体血可能会增加产妇胎儿红细胞暴露。新生儿出生时 ABO 血型系统尚未发育完善，因此胎儿红细胞暴露并不会增加 ABO 血型不合的产妇母胎免疫反应风险。但出生时 Rh 血型系统已经发育完善，因此，当 Rh 阴性血型的母亲被 Rh 阳性的新生儿血液致敏时，就可能产生抗体（通常是抗 D），当该母亲再次怀孕，其体内的抗 D 抗体就可能通过胎盘引起胎儿红细胞破坏，发生溶血甚至死胎。所以，母胎免疫反应风险主要是针对 Rh 阴性血型产妇而言。

英国 ICS 推广应用工作组发布的《术中自体血回输操作手册》指出：Rh 阴性血型产妇在胎儿脐带血检测为 Rh 阳性（或未明确）的情况下，若母体需要回输自体血，则需在分娩后 72h 内至少给予抗 D 人免疫球蛋白 1500IU 作为初始剂量，并且在自体血回输后 30 ~ 40min 对母体血液样本进行 Kleihauer-Betke 实验，以考虑是否追加抗 D 免疫球蛋白剂量，此外建议产妇在产后 4 ~ 6 个月检测抗体生成情况。由于目前抗 D 免疫球蛋白在中国大陆尚未上市，因此产妇为 Rh 阴性血型仍是 ICS 的相对禁忌证。当然，禁忌证是相对的，如果发生大出血，需要权衡利弊，为了抢救产妇的需要，自体血仍然是可以回输的。Rh 阴性血型产妇输血的先后顺序应当是：Rh 阴性血型库血优于术中回收的自体血，自体血优于 Rh 阳性血型库血。

问题五：本例患者第一次手术结束后，子宫出血仍在继续且从阴道里流出，这部分血液可否进行回收处理后回输给患者？

分析：

目前，回收阴道血尚有顾虑，主要原因是阴道出血被细菌污染的概率很大，并且需要专门的回收装置。近年来对于阴道分娩后出血进行 ICS 也有很多尝试。常规的术中吸引装置在产房显然不适用，建议采用以下方式：待胎儿娩出后在产妇臀下再垫一个集液分娩洞巾，用于收集血液，并准备一个简易的含抗凝剂的储血罐，如果出血量达到 300mL 并预估出血将持续，就开始将洞巾内的血液抽吸到储血罐中，之后将回收的血液送至自体血回输机，经滤过、洗涤处理后将其应用白细胞滤器回输给产妇，同时给予产妇抗生素预防感染。在血液回收期间应避免包括大便、尿液、消毒液和血管活性药物（如米索前列醇）等污染物。

英国皇家康沃尔医院的研究人员对 50 例阴道分娩后的出血进行回收并检测，细菌污染中位浓度为 2cfu/ml，与剖宫产术中回收血液的细菌污染残留相似。美国匹兹堡大学医学中心的学者将阴道分娩后出血的患者进行血液回收、处理及回输，并无伤口感染、产后败血症、羊水栓塞等发生，认为对阴道分娩后的出血进行回收及回输是可行的。2014 年澳大利亚国家血液管理局（National Blood Authority, Australia, NBAA）自体血应用指南建议，经阴道分娩患者，若发生致命性大出血或本身拒绝异体输血时可以考虑使用回收式自体血，并推荐使用 LDFs 以及抗生素预防。目前关于阴道分娩的失血可否回输的研究样本量均较小，有待进一步的大样本研究来证实其安全性及有效性。

问题六：本病例中由于术中出血速度过快，储血罐已满而来不及回收，严重降低了 ICS 回收率，提高自体血回收率的措施有哪些？做好产科 ICS 还应注意哪些细节？

分析：

1. 提高回收率的措施

第一，为避免这种情况的发生，可以再连接一套吸引装置同时打开一个新的储血罐，连接肝素溶液，将不能及时回收的血液收集起来，等待洗涤、过滤。

第二，充分抗凝。孕妇术前一般处于生理性高凝状态，若不充分抗凝可能会发生回收血液快速凝集而影响红细胞回收效果；回收血在储血罐内发生凝集，堵塞储血罐，造成回收血液和储血罐浪费；洗涤后自体血含有微凝块堵塞白细胞滤器。因此提倡原则是"宁可抗凝过度，不可抗凝不足"。我科目前是将 37 500U 肝素加入 1000ml 生理盐水中制成抗凝液，抗凝剂滴速随着储血罐进血量的大小随时调节，抗凝剂的使用比例为 1 ：7，即 10ml 肝素盐水对应 70mL 血液。如果术中某一时间出血量多而肝素流速相对过慢，为避免对回收血的抗凝不充分，造成回收血部分凝固，首先提高抗凝剂的滴速，出血太快亦可将 12 500U 肝素直接注入储血罐里。正常情况下过量的肝素可以被洗涤清除。万一在输入自体血之后患者出现凝血异常，可以及时检测凝血功能，必要时用鱼精蛋白拮抗。

第三，控制负压吸引的压力，减少红细胞破坏，增加回收量。但在出血特别汹涌时，首先提高吸引负压至 –300mmHg。

第四，吸引技术：吸引器头尽量浸入血液面，吸引器头脱离组织和血液面，导致大量空气混合血液吸入，在空气和血液的交界面可引起溶血，降低红细胞回收率。研究表明将吸引器头置入血面下吸引时即便用较大的吸引负压也不易导致红细胞破坏，如果空气和血液混合吸入，即便是较小的负压也可引起大量的溶血。

第五，吸引器头：大口径的单腔吸引器头能减少对红细胞的破坏。

第六，洗涤含血纱布：将 1000ml 生理盐水放入无菌盆中，用过的含血纱布放入其中约 5min，然后轻轻挤压后再丢弃纱布。注意不能用力揉搓以免引起红细胞的破坏，这些含血的生理盐水也吸入储血罐。

第七，拆机的时机问题。该病例中因为患者行切除子宫手术时，自体血回收机上的耗材已经拆除，并且考虑到经济效益问题，未再安装新的耗材，因此，二次手术的800ml出血未能回收。对于以后行自体血回收的术中大出血患者，建议自体血回收机的耗材不要过早拆除，尽量等到患者准备返回病房时再拆除。

2、需要注意的细节

第一，回输时机：一些专家认为，任何回收到的可用的自体血液都应该回输给患者，即使术中血红蛋白高于异体输血阈值80g/L时。但也有学者认为，输血适应证应与异体血输注无差别。需注意的是如果回收血液，应在有效时间内回输至患者体内，若非立即输注，室温下可保存不超过6h，在1～6℃可保存24h，回输不及时则会造成血资源的浪费。

第二，回收的自体血经抗凝、洗涤、过滤等处理后，回输给患者的系浓缩红细胞。术中大量出血和大量自体红细胞输注往往伴有血小板和凝血因子的丢失。在这种情况下，其他血液制品，如血小板、新鲜冰冻血浆和冷沉淀，应适当输注。

病例点评

剖宫产术中ICS的应用已得到充分认识和肯定，大量的临床研究也表明其在产科人群中使用是安全有效的。但目前国内医疗机构还缺乏ICS在产科实施的标准化方案，2018年发表于Anaesthesia由英国麻醉医师协会制定的专家共识建议，每个医疗机构和产科单位对于ICS都应该有自己的常规并选出一名负责ICS的协调员，具体细节包括：医务人员的培训，患者选择，知情同意书内容，回输血袋用的标准化标签，回输前核对，文书书写，不良反应的报告以及质控审计等。是否需要使用两个吸引器使羊水尽量不进入自体血机器，回输自体血是否需要白细胞滤器，目前的证据还不一致。该指南建议使用一个吸引器且不推荐在产科ICS中常规使用白细胞滤器，而本机构的医疗常规是羊水可以直接吸入自体血机器储血罐中，血液回输阶段常规使用白细胞滤器，在紧急情况需要快速输血时可不使用，因为白细胞滤器会限制输血速度。

在临床实践中仍有诸多细节需要考虑，实施过程中的特殊情况也需要麻醉医生做出个体化处理，如本病例因为出血迅速，储血罐的滤芯来不及做第一次的过滤，肝素盐水即使使用最大速度，仍不能满足抗凝的需要，麻醉医生随机应变直接将肝素盐水用注射器注入储血罐，以避免抗凝不足。需要时刻谨记抗凝不足的危害，储血罐里若有微血栓，因为重力作用，血栓置于离心杯底层，在离心洗涤过程中是不能被去除的，最终随红细胞一起进入储血袋，这样的自体血回输有产生灾难性栓塞后果的风险。因为肝素几乎可以被完全洗涤清除，所以 ICS 实施过程中抗凝过度的报道极少见，即便发生了可疑的抗凝过度，也可以用鱼精蛋白拮抗。另外启动自体血的时机也应由麻醉医生根据专业知识和临床经验做出判断，如果对术中大出血估计不足，启动血液回收时可能血液已经大量流失，造成浪费。本病例术前对剖宫产时的大出血做了很好的预判，但对于产后出血并没有预料到，因此再次手术行子宫切除时没有使用 ICS，这也是本病例的不足和遗憾。

过滤和洗涤技术的逐步完善和白细胞滤器的使用，使阴道出血的自体血回输成为可能。主要的问题在于如何有效回收阴道出血以及对生殖道细菌污染的担忧。最近匹兹堡大学医学中心 Magee 妇女医院介绍了阴道出血自体血回输的实施经验，主要包括两方面内容：一是分娩过程中使用两块臀下垫，在胎儿娩出后垫第 2 块带反折储血装置的臀下垫（事先加入肝素）；二是一套简易血液回收装置在产房中始终处于备用状态。在该中心的回顾性研究中，64 例阴道出血自体血回输病例均未观察到直接不良事件。这为我们开展阴道出血自体血回输提供了借鉴。

（李　倩　聂玉艳　黄绍强）

要　点 Keypoint

1. 理论上使用两套吸引装置和白细胞滤器可以提高回收式自体血回输（ICS）的血液质量，但临床实践中存在很多问题，因此对这两项措施的应用存在争议。

2. ICS 的禁忌证都是相对的，包括感染手术、肿瘤手术、红细胞形态异常的血液疾病患者以及 Rh 阴性血型产妇剖宫产手术。地中海贫血等血液疾病患者实施 ICS 时，形态异常的红细胞在回收处理过程中容易破损，回收效率低。而 Rh 阴性血型产妇剖宫产手术，ICS 可能增加母胎免疫反应风险。

3. 自体血回收机无法分辨胎儿红细胞和母体红细胞，因此回输自体血会增加产妇胎儿红细胞暴露。当 Rh 阴性血型母亲被 Rh 阳性血型新生儿的血液致敏时，就可能产生抗体。当该母亲再次怀孕，该抗体就可通过胎盘引起胎儿红细胞破坏，发生溶血甚至死胎。

4. ICS 全程都须注意肝素的应用，宁可抗凝过度、不可抗凝不足。

5. 回收的自体血经处理后，回输给患者的系浓缩红细胞。术中大量出血时，由于凝血因子和血小板的丢失，在 ICS 的同时，需考虑其他血液制品（新鲜冰冻血浆、冷沉淀和血小板）的输注。

6. 阴道出血自体血回输的主要问题在于如何有效回收血液以及对生殖道细菌污染的担忧。可采用带反折集液设计的臀下垫、产房常备一套简易血液回收装置来提高回收效率，使用白细胞滤器和抗生素预防感染。

参考文献

[1]Klein AA，Bailey C，Charlton AJ，et al.Association of Anaesthetists guidelines：cell salvage for perioperative blood conservation 2018[J]．Anaesthesia，2018，73（9）：1141-1150.

[2]American Society of Anesthesiologists Committee on Standards and Practice Parameters，Chicago，IL.Practice guidelines for Obstetric Anesthesia：an updatedreport by the American society of Anesthesiologists task force on obstetric Anesthesia and the society for Obstetric Anesthesia and Perinatology[J].Anesthesiology，2016，124：270-300.

[3]Albright CM，Rouse DJ，Werner EF.Cost savings of red cell salvage during cesarean delivery[J].Obstet Gynecol，2014，124（4）：690-696.

[4]李倩，聂玉艳，耿桂启，等 . 回收式自体输血对剖宫产产妇的影响 [J]. 中华围产医学杂志，2017，20（9）：656-660.

[5]Addison J，Poles D，Spinks C，et al.2017 SHOT key recommendations survey[J].Serious Hazards of Transfusion，2018．https：//www.shotuk.Org /shot-reports.

[6]Teare KM，Sullivan IJ，Ralph CJ.Is cell salvaged vaginal blood loss suitable for re-infusion？[J].Int J Obstet Anesth，2015，24（2）：103-110.

[7]Phillips JM，Tamura T，Waters JH，et al.Autotransfusion of vaginally shed blood as a novel therapy in obstetric hemorrhage：A case series[J].Transfusion，2022，62（3）：613-620.

[8]Phillips JM，Sakamoto S，Buffie A，et al.How do I perform cell salvage during vaginal obstetric hemorrhage？[J].Transfusion，2022，62（6）：1159-1165.

病例 22

产时子痫并发急性胎儿宫内窘迫

📄 病例资料

患者女性，28岁，身高160cm，体重55kg，因"G1P0，孕41^{+1}周，头位，未临产"入院待产，计划经阴道自然分娩。入院血常规、凝血功能、心电图及肝肾功能无明显异常。既往无特殊病史，孕期检查无明显异常，孕期体重增长15kg。

次日，孕妇及家属要求阴道试产，宫颈评分为4分，无经阴道试产禁忌，选择子宫颈水囊引产术促宫颈成熟 + 人工破膜综合引产，无异常情况，密切关注产程进展。

入院第3日宫颈口开至2cm时，根据产妇需要，于腰椎L$_{2～3}$间隙行连续硬膜外分娩镇痛，连接患者自控镇痛装置，操作顺利。分娩镇痛方案：0.1% 罗哌卡因 + 0.5μg/ml舒芬太尼。镇痛泵参数设置：负荷量8ml，背景剂量6mL/h，锁定时间15min，镇痛效果满意。当晚20：00宫口开7cm，头先露，宫缩间隔3min，持续15s，胎心144次/min。孕妇BP 125/89mmHg。

21：27产妇突发抽搐，呼之不应，面色青紫，牙关紧闭，四肢强直，口吐白沫，呼吸暂停持续1min。立即呼叫麻醉医生急救。麻醉医生到场时，产妇呼吸已恢复，鼻导管吸氧中，但意识不清，BP 168/101mmHg，HR 117次/分，胎心率60～72次/分，拟"急性胎儿宫内窘迫，子痫？羊水栓塞？"即刻启动紧急剖宫产流程。

21：30转手术室，监测显示HR 138次/分，BP 130/82mmHg，SpO$_2$ 99%，RR 20次/分，胎儿窘迫，冲击量硫酸镁4g静脉滴注治疗中。21：34行全麻下紧急剖宫产，静脉注射丙泊酚180mg、艾司洛尔30mg、琥珀胆碱100mg进行麻醉诱导，可视喉镜下行气管插管顺利，IPPV模式行机械通气。静脉泵注丙泊酚6mg/（kg·h）维持麻醉。插管后产妇HR 100次/分，BP 123/80mmHg，SpO$_2$ 100%。21：37娩出一活男婴，重3750g。新生儿科医师抢救新生儿，1min和5min Apgar评分分别为3分和9分。胎儿娩出后，静脉注射舒芬太尼30μg和顺式阿曲库铵6mg，静脉滴注右美托咪定30μg。

虽然该产妇子痫可能性大，但考虑羊水栓塞亦不能排除，故在硫酸镁冲击量之后予维持量静脉滴注，同时予氢化可的松 200mg 静脉滴注。术中急查血常规、血生化、肝肾功能、凝血全套、血糖、电解质、尿常规。21：59 桡动脉血气分析：pH 6.997，PO_2 535mmHg，PCO_2 37mmHg，K^+ 3.8mmol/L，BE −21mmol/L，提示代谢性酸中毒，予碳酸氢钠 125mL 静脉滴注。22：10 血常规检测回报：血红蛋白 142g/L，白细胞 18.44×10^9/L，中性粒细胞 82%，血小板 230×10^9/L。

22：15 手术结束，即刻停止麻醉维持药物输注。术中出血 200ml，羊水量 400ml，术中尿量 200ml，补液：抗生素 100ml ＋ 晶体液 500ml ＋ 胶体液 500ml，总计 1100ml。术中宫缩剂使用：催产素宫体注射 20U ＋ 20U 静脉滴注。因宫缩欠佳，卡前列素氨丁三醇（欣母沛）1 支（250μg）宫体注射。手术期间生命体征波动于 HR 85 ～ 120 次 / 分，BP 100 ～ 129/62 ～ 78mmHg，SpO_2 100%。

22：25 术中相关检测结果陆续回报：D- 二聚体 8.63mg/L，抗凝血酶活性 51%，纤维蛋白降解产物 31mg/L，血糖 14.9mmol/L，余未见明显异常。22：40 产妇自主意识恢复，可配合完成指令性动作，能耐受气管导管。此时 BP 122/60mmHg，HR 88 次 / 分，SpO_2 100%。22：45 复查动脉血气分析：pH 7.273，PO_2 496 mmHg，PCO_2 34mmHg，SO_2 100%，K^+ 4.1mmol/L，BE −11.2mmol/L。尿沉渣结果回报：蛋白质 2+，红细胞 3136.90/μl，白细胞 39.00/μL，酮体 3+，隐血 3+。

22:58 产妇意识和肌力完全恢复，拔除气管插管，BP 120/63mmHg，HR 90 次 / 分，RR 20 次 / 分，SpO_2 100%，尿量累计共 650ml。23：10 25% 硫酸镁 60ml 加入 5% 葡萄糖溶液 500mL 中静脉滴注，维持 15h，预防子痫抽搐的再次发作。

23：55 复查动脉血气分析：PH 7.393，PO_2 234mmHg，PCO_2 38mmHg，SO_2 100%，K^+ 3.9mmol/L，BE −5.7mmol/L。产妇生命体征稳定，转入 ICU 加强监测，予硫酸镁解痉、注射用头孢曲松钠（罗氏芬）抗感染、促进子宫收缩、低分子肝素钙注射液（速碧林）抗凝等治疗。

手术后第 1 天，产妇行头颅 CT 平扫：未见明显异常。追问患者及其家属均否认产妇本人及亲属有癫痫、精神疾病等相关特殊病史。最终诊断为"产时子痫，急性胎儿宫内窘迫"。

后续产妇与新生儿恢复良好，术后第 6 天共同出院。术后 42 天检查未见明显异常。

◉ 病例分析

问题一：子痫的定义是什么？它与子痫前期有何关系？本例患者的诊断明

确吗?

分析:

1. 妊娠期高血压疾病　子痫是妊娠期高血压疾病的惊厥表现,也是这一类疾病较严重的表现之一。妊娠期高血压疾病(hypertensive disorders of pregnancy)是全球范围内严重影响母胎发病率与死亡率的疾病。全球妊娠期高血压引起的母体死亡约占母体死亡总数的14%;在拉丁美洲和加勒比地区,约占母体死亡总数的22%。如能及时提供有效的医疗措施,多数妊娠期高血压疾病导致的围产期母婴死亡是能够避免的。妊娠期高血压疾病主要包括:妊娠之前已经存在的慢性高血压、由各种母体基础病理状况受妊娠及环境因素影响诱发和促发的高血压、子痫前期、子痫和高血压引起其他器官的严重并发症。无论何种类型的妊娠期高血压疾病,并非都有典型的发病病程,在妊娠的不同阶段都有发展变化的可能性。

2. 子痫　定义是指无神经系统疾病的子痫前期产妇围产期发生的惊厥抽搐或无法解释的昏迷。它是孕产妇死亡的一个重要原因。子痫发作可在产前、产时或产后任何时期。子痫患者通常有大脑刺激的先兆症状,如严重和持续的枕部或额部头痛、视力模糊、畏光和精神状态改变。然而,值得重视的是子痫也可以在没有任何先兆症状的情况下发生,20%～38%的患者在子痫发作前并没有出现典型的子痫前期(高血压或蛋白尿)症状。虽然子痫发作后大多数可自行恢复,残留神经功能受损情况并不常见,但仍有一些严重患者可能会有短期和长期的并发症(如记忆和认知功能受损),特别是在子痫反复发作或未纠正的严重高血压导致细胞毒性水肿或梗死后。多达1/4的患者子痫发作后,核磁共振成像(MRI)表现为永久性白质损伤,值得庆幸的是这种影像学表现临床上并没有转化为显著的神经功能缺损。

无论何种类型的妊娠期高血压疾病,都可能存在复杂的多因素发病背景,通过病史我们可以筛查子痫发作的相关危险因素。研究发现,与子痫发作相关的高危因素包括:低龄妊娠、初产、多胎妊娠、葡萄胎、持续存在的高血压、肾脏或者心血管疾病、重度子痫前期史或者子痫史、非免疫胎儿水肿和系统性红斑狼疮。

子痫的发病率世界各地报道差异很大,主要在于不同国家的诊断及对重度子痫前期治疗方案的不同。近10年人群的研究表明,发达国家子痫的发病率在(0.1～5.9)/万,并表现出随时间推移而下降,这主要归功于硫酸镁解痉治疗的应用。

3. 子痫前期与子痫的关系　关于子痫前期与子痫的关系,之前的认识是妊娠期间持续性高血压和显著蛋白尿的子痫前期患者,如果没有及时的对症处理与预防子痫发作措施,其自然病程便是子痫发作。然而,两项随机对照试验研究结果表明,对照组中仅有一小部分子痫前期患者(1.9%)或重度子痫前期患者(3.2%)出现了子痫发作。

同样值得注意的是，有相当比例的患者出现突发性子痫时没有任何征兆或症状。一项对英国全国性子痫病例的分析发现，38%的子痫病例在医院中没有任何高血压或蛋白尿病史。因此，认为妊娠高血压疾病发展呈"子痫前期—重度子痫前期—子痫"的线性发展概念是不准确的。

4. 本病例的诊断　由于子痫前期/子痫与胎儿、产妇严重不良预后密切相关，且可表现为不典型的发病过程，因此，对不典型的子痫前期/子痫病例，早期识别、诊断和治疗，对避免母婴发生严重并发症是至关重要的。本病例是在临产分娩过程中，无明显先兆症状的情况下，发生的不明原因抽搐惊厥，表现为暂时性高血压、意识障碍、严重酸中毒、缺氧性急性胎儿窘迫，术中初步诊断为产时子痫并发急性胎儿窘迫。结合产妇发病表现、对症处理、围手术期相关检查结果，以及头颅CT检查排除颅内病变，追溯病史否认癫痫与精神异常病史，最终将分娩过程中无法解释的抽搐诊断为产时子痫。

问题二：子痫的病因及发病机制如何？临床特点有哪些？
分析：

1. 子痫的病因与发病机制　到目前为止，子痫前期、子痫的发病机制仍不明了。

子痫前期的发病机制可能包括慢性子宫胎盘缺血、免疫不耐受、脂蛋白毒性、遗传印记、滋养细胞凋亡和坏死增多及孕妇过度耐受滋养细胞炎性反应等。最近的研究表明，血管生成因子失衡可能在子痫前期的发病机制中起作用，也有可能这些机制共同触发了子痫前期与子痫。

子痫的发病可能是大脑自主调节机制紊乱，导致颅内高灌注以及血管源性脑水肿和脑血流降低。神经放射学的研究表明，子痫可能是可逆性后部脑病综合征（Posterior Reversible Encephalopathy Syndrome，PRES）的一种形式。因此，排除其他病因之后在妊娠中的不明原因惊厥抽搐可诊断为子痫。根据相关研究报告，可诱发子痫的疾病有：癫痫、脑卒中、高血压脑病、缺血或缺氧事件、脑实质占位损伤、系统性疾病（系统性红斑狼疮、镰状细胞贫血）、感染（脑膜炎、脑炎）、电解质及内分泌紊乱、可逆性后部脑病综合征、脉管或动脉炎、羊水栓塞、药物（戒断、滥用）和器官衰竭。子痫的主要并发症包括反流误吸、肺水肿、脑血管意外、心脏骤停、静脉栓塞、急性肾衰竭、死亡。子痫伴发高围生期死亡率、胎盘早剥、重度胎儿宫内生长受限、早产。

2. 子痫的临床特点　产妇在子痫前期的任何临床表现在子痫中都可以出现。约80%的患者表现有神经症状，最主要症状的是头痛、视物模糊。其他包括：畏光、上腹部疼痛、反射活动亢进、精神或意识状态的改变。这些症状可出现在子痫发作前和

（或）发作后。子痫发作在重度子痫前期患者中更常见，但轻度子痫前期患者或临界高血压患者，即使没有任何典型的前驱症状和体征的，子痫发作也可能发生。产妇血压水平在预测子痫并发症方面不可靠。即使轻度高血压，也可能发生重要器官功能障碍、肾衰竭或神经系统并发症。血压＞ 160/110mmHg 视为疾病严重程度的一个重要标志，并可能导致严重的母胎并发症。还应该强调的是，对于临床上看似轻微或非典型病程的患者发生子痫的诊断与处理是一个巨大的挑战。根据 2020 年 ACOG 指南更新的建议，关于子痫前期的诊断，目前还是基于临床表现，关键是本就不该将"轻度"与"重度"进行割裂地看待成不同疾病，应从子痫前期发病多因素和发病机制多通路角度，理解和认识子痫前期 - 子痫发病的异质性以及临床表现多样性和复杂性，不忽视疾病的进展性和变化性，需要注意观察病情和病程的动态变化和发展。

虽然妊娠的任何阶段都可能发生子痫，但是大多数情况下，子痫在分娩期间或者产后 48h 内发生。晚期子痫定义为在产后 48h 至产后 2 周发生的子痫。大多数子痫都有重度子痫前期史，但是 10% ~ 15% 的子痫患者病程表现不典型，并不出现高血压或者蛋白尿。临床上子痫通常是突然发作。典型表现为：面部肌肉张力的改变与随之而来的持续 15 ~ 20s 的全身肌肉的强直抽搐，进而进展为全身性阵挛，可伴随约 1min 的呼吸暂停。子痫发作后，产妇呼吸大多数可自行恢复，但患者可表现为持续不同时间的昏迷状态。严重者可进展为呼吸心搏骤停。虽然子痫的诊断定义为在子痫前期产妇中的突发没有其他病因的抽搐惊厥发作。但是需要我们注意的是有些只有昏迷而没有抽搐的患者，排除相关明确病因后，也可以诊断为子痫。

问题三：如何控制及管理子痫发作？

分析：

产时子痫发作复苏与管理的首要目标是立即评估产妇和胎儿情况，及时控制抽搐、保护气道、防止严重并发症（低氧血症、误吸、心脑血管意外等）。进一步措施有对症降压治疗、解痉预防子痫复发、必要时终止妊娠。在子痫发作时或者抽搐刚结束时，常伴有胎心率异常，但若不是持续性的可不急于终止妊娠。

2020 年发表的 ACOG 产妇复苏及控制子痫抽搐的方案：

1. **呼吸** 保护气道，患者左侧卧位，托下颌，使用纯氧面罩通气；在子痫抽搐时，充分给氧是不可能的，但仍需要在氧气面罩下给氧，必要时面罩加压通气甚至气管插管。全程监测氧饱和度。

2. **循环** 建立静脉通道、实时监测血压及生命体征变化、监测心电图。使用药物控制血压和心率。常用降压药物包括拉贝洛尔、肼屈嗪、硝苯地平、尼卡地平、硝普钠（用法详见病例 22 表 1）。

病例 22 表 1　降压药在子痫前期 / 子痫中急性重度高血压的治疗

药物	起效时间	剂量
拉贝洛尔	5 ~ 10min	首剂 20mg 静脉滴注每 10min 增加 40 ~ 80mg 最大剂量 220mg
肼屈嗪	10 ~ 20min	每 20min 增加 5mg 静脉滴注最大剂量 20mg
硝苯地平	10 ~ 20min	10mg 口服每 20min 增加剂量，最大剂量 50mg
尼卡地平	10 ~ 15min	起始输注速度 5mg/h 然后每 5min 增加 2.5mg/h 最大剂量 15mg/h
硝普钠	0.5 ~ 1min	输注速度 0.25 ~ 0.5 μg/（kg·h）

3．药物治疗控制抽搐　首选的抗惊厥药物是硫酸镁，硫酸镁除了控制抽搐，更广泛用于预防抽搐复发。主要原因是大部分子痫发作首次抽搐一般持续时间短，并且可能发生在无法及时建立静脉通路和药物应用的情况下。但仅采取保守期待治疗，约10% 的子痫患者会出现抽搐复发。目前普遍认为，子痫患者需要解痉治疗以防止抽搐复发和反复发作可能导致的并发症。硫酸镁常用治疗方案：静脉冲击负荷量治疗20min 输注硫酸镁（4 ~ 6g），持续维持剂量 1 ~ 2g/h，注意监测镁离子浓度、膝反射检查、肾功能及毒性反应。

如果抽搐持续或者反复发作，应该考虑应用其他药物，包括苯二氮䓬类药物，甚至丙泊酚。

问题四：产时子痫产妇实施紧急剖宫产时，麻醉方式如何选择？
分析：

子痫发作后的产妇分娩方式应视产妇与胎儿两方面情况综合决定。终止妊娠应该是基于预期的阴道分娩的概率和子痫发作状态的性质以及病情进展个体化决定的。

如果决定紧急剖宫产，对于清醒的、颅内压正常的子痫发作之后的产妇，可以考虑椎管内麻醉，尤其是事先已经留置了硬膜外导管的产妇。南非的一项包括 66 名稳定的子痫发作后产妇的研究表明，使用硬膜外麻醉与全身麻醉相比，母婴的结局并没有显著性差异。

本例患者在子痫发作后出现持续性的严重胎儿心动过缓，因而决定紧急剖宫产。由于患者意识状态尚未完全恢复正常，并且紧急情况下患者颅内压无法迅速准确判断，所以似乎不适宜使用分娩镇痛的硬膜外导管实施硬膜外麻醉。全麻有利于控制气道，静脉麻醉药对子痫的控制也有益，且当时羊水栓塞与颅内血管疾病不能排除，故本例患者选择了全身麻醉。

问题五：对于临产过程中发作子痫的产妇，紧急剖宫产时全身麻醉管理尤其需要注意哪些问题？

分析：

对于产时子痫患者并发急性胎儿窘迫，产科启动紧急剖宫产流程，麻醉医生应以最快的速度进行病史收集与术前评估，做好麻醉前准备。对于这样的病例，全麻管理尤其需要做好预防反流误吸、困难气道和稳定血流动力学的应对方案，此外也要充分评估子痫前期治疗药物硫酸镁对全麻的影响。

紧急剖宫产的产妇，多数是饱胃状态，实施全身麻醉时，反流误吸风险高。如果时间允许，术前清醒的产妇，可口服枸橼酸合剂中和胃酸。此外，静脉注射胃复安10mg和雷尼替丁50mg抑制胃肠蠕动和胃酸分泌。但这些属于锦上添花的措施，而非必需。预防反流误吸最关键的还是采用快速顺序诱导技术。经典的快速顺序诱导包括4方面：充分的预氧合、按照顺序注射事先准备好的诱导药物、整个诱导过程不进行正压通气和采用Sellik手法行环状软骨压迫。

气道管理方面，因产妇呼吸道黏膜水肿，子痫前期/子痫的产妇可能尤为明显，因此建议采用较常规小一号的气管导管，备好可视喉镜和其他困难气道工具。

对于子痫前期/子痫的产妇，在全麻管理中维持血流动力学稳定非常重要。研究表明，子痫前期产妇发生脑血管意外的风险全身麻醉约为椎管内阻滞的2.4倍。全麻诱导时，为了减少气管插管等操作引起的血流动力学显著波动，可在丙泊酚和肌松药基础上联合其他一些抑制应激反应的药物，这些药物包括β受体阻滞剂（艾司洛尔、拉贝洛尔）、硝酸甘油、肼苯达嗪、尼卡地平、利多卡因以及阿片类镇痛药（芬太尼、阿芬太尼和瑞芬太尼）。抑制插管应激反应的药物选择依赖于麻醉医生的认识和习惯，其中瑞芬太尼效果确切，尤其值得推荐，$0.5\mu g/kg$ 与 $1\mu g/kg$ 同样有效，并且更少发生低血压。尽管瑞芬太尼对新生儿影响短暂而轻微，但仍需做好复苏的准备。

硫酸镁对预防子痫及防止子痫的反复发作是十分必要的，硫酸镁的使用也可以降低产妇死亡率。硫酸镁的半衰期为4～5h，若在剖宫产前停止输注，分娩时镁剂的血药浓度只是轻微下降，然而增加了术后子痫发作风险，因此推荐子痫或者子痫前期患者剖宫产期间持续输注镁剂。值得注意的是硫酸镁可延长非去极化肌松药的作用时间，使产妇的肌松恢复延迟，麻醉苏醒期仔细评估产妇的肌松恢复情况，必要时实施肌松监测和肌松拮抗。

本病例全麻的实施过程顺利，术中根据动脉血气分析结果及时纠正因急性缺氧所致的酸碱紊乱，手术结束后，评估患者意识、生命体征及拔管标准后谨慎拔除气管导管，并持续静脉输注硫酸镁预防子痫的再次发作，同时监测血镁浓度、尿量及复查肾功能注意硫酸镁的毒性反应。术后及时行影像学检查，排除了潜在的颅内病变，最终明确了产时子痫并发急性胎儿窘迫的诊断。

👍 病例点评

本病例为硬膜外分娩镇痛下产妇第一产程突发抽搐，羊水栓塞、子痫、脑血管意外均有可能，不管是哪种诊断，紧急处理原则是一致的，如呼救，预防跌倒损伤，将产妇置于侧卧位，预防误吸，吸氧，监测生命体征。同时使用药物控制抽搐，必要时进一步呼吸支持加强氧合，对症处理高血压并评估胎儿。发现病情后的紧急对症支持治疗可为明确诊断争取宝贵的时间，对预后也有至关重要的作用。

本例患者成功救治的关键在于医疗团队快速地评估和决断，紧急终止妊娠使母胎顺利脱离危险境地。产妇子痫发作时如有静脉通路就可静脉用药及时终止抽搐，但本病例抽搐时间较短，为自限性，麻醉医生到场后抽搐已经停止，所以未使用控制惊厥的药物，但需尽快使用硫酸镁预防子痫复发。硫酸镁的持续应用对降低全麻气管插管时的应激反应也有帮助。有研究表明诱导时使用低剂量 30mg/kg 的硫酸镁与利多卡因一样可以有效抑制插管时的应激反应。尽管标准的剖宫产全麻诱导中，阿片类药物是不推荐使用的，但是现在越来越多的证据支持妊娠高血压疾病的产妇剖宫产全麻诱导时使用超短效的瑞芬太尼，这可以有效抑制气管插管的应激反应，稳定母体的循环，避免脑血管意外等严重并发症。当然抑制插管时的应激反应有多种药物可选择，本病例中使用艾司洛尔也无不可。良好的术后镇痛对这类患者尤为重要，多模式镇痛当为首选。该患者已经留置了硬膜外导管，因此最佳的镇痛方案应该是硬膜外注射长效低脂溶性阿片类药物（吗啡或氢吗啡酮），在此基础上再辅以阿片类药物患者静脉自控镇痛（PCIA）。该患者血压总体上在正常范围，因此可以常规应用小剂量非甾体抗炎药（NSAIDs）。对于血压控制不佳的典型的子痫前期患者，NSAIDs 的使用需要谨慎。

本病例在处理过程中也有几点不足。子痫发作时应将患者置于左侧卧位或者子宫左倾位，此体位有利于减轻增大的子宫对主动脉、下腔静脉的压迫，当母亲因为抽搐氧耗大大增加，同时呼吸暂停使胎盘氧供降低，侧卧位或子宫左倾位可使胎盘氧供最大化，也许有助于缓解胎儿宫内窘迫的状况。此外，不管是子痫还是羊水栓塞，没有证据表明糖皮质激素是治疗必需的，因此术中 200mg 氢化可的松的使用并没有依据。

产前没有任何妊娠高血压疾病的产妇突发产时抽搐和意识丧失，给整个医护团队带来了巨大的挑战。麻醉医生需要及时给予生命支持治疗和紧急手术时合理的麻醉管理，产科团队快速明确诊断必要时果断终止妊娠，新生儿团队及早启动新生儿复苏。对于这样的患者，分娩后还需严密监测，积极预防子痫再发作，放射科医生影像学检查排除其他脑部疾病，整个过程都需要多学科的协作。

（路耀军　聂玉艳　黄绍强）

参考文献

[1]Say L，Chou D，Gemmill A，et al.Global causes of maternal death：a WHO systematic analysis[J].Lancet Glob Health，2014，2（6）：e323-333.

[2]Bernstein PS，Martin Jr JN，Barton JR，et al.National Partnership for Maternal Safety：

consensus bundle on severe hypertension during pregnancy and the postpartum period[J].
Obstet Gynecol，2017，130（2）：347-357.

[3]Cooray SD，Edmonds SM，Tong S，et al.Characterization of symptoms immediately
preceding eclampsia[J].Obstet Gynecol，2011，118（5）：995-999.

[4]Poon LC，Shennan A，Hyett JA，et al.The International Federation of Gynecology and
Obstetrics（FIGO）initiative on pre-eclampsia：a pragmatic guide for first -trimester
screening and prevention[J].Int J Gynecol Obstet，2019，145（S1）：1-33.

[5]ACOG Practice Bulletin.Gestational Hypertension and Preeclampsia[J].Obstetrics &
Gynecology，2020，135（6）：e237-e260.

[6]O'Connor H D，Hehir MP，Kent EM，et al.Eclampsia trends in incidence and outcomes
over 30 years[J].Am J Perinatol，2013，30（8）：661-664.

[7]Liu S，Joseph KS，Liston RM，et al.Incidence，risk factors，and associated
complications of eclampsia[J].Obstet Gynecol，2011，118（5）：987-994.

[8]Duley L，Gülmezoglu AM，Henderson-Smart DJ，et al.Magnesium sulphate and other
anticonvulsants for women with pre-eclampsia[J].Cochrane Database Syst Rev，2010，
2010（11）：CD000025.

[9]Huang CJ，Fan YC，Tsai PS.Differential impacts of modes of anaesthesia on the risk of
stroke among preeclamptic women who undergo Caesarean delivery：a population-based
study[J].Br J Anaesth，2010，105（6）：818-826.

[10]EI-Orbany M，Connolly LA.Rapid sequence induction and intubation：current
controversy[J].Anesth Analg，2010，110（5）：1318-1325.

病例 23

子痫前期肥胖产妇脊麻后子痫发作

病例资料

患者女性，29 岁，身高 162cm，体重 101kg，体重指数（BMI）38.5，血压 159/102mmHg，24h 蛋白尿 0.64g，诊断为"孕 39 周，G1P0，子痫前期，先天性巨结肠术后，妊娠合并子宫肌瘤，病理性肥胖"。产前预计胎儿体重 3700g，计划经阴道分娩，入院待产。入院后地诺前列酮栓（欣普贝生）促宫颈成熟 + 缩宫素综合引产，同时硫酸镁解痉治疗。孕 39^{+4} 周时产妇无临产迹象，行人工破膜术。孕 39^{+5} 周，产程仍无进展，产科医生考虑引产失败拟行急诊剖宫产术。

产妇入手术室后，查体见全身水肿（++），以下肢明显，无创血压 142/90mmHg，心率 82 次 / 分，SpO_2 100%。术前 2h 正常进食，神志清楚，除宫缩痛外无其他不适。术前心电图、血常规、凝血功能、肝肾功能正常。

开放外周静脉后在右侧卧位下实施腰 – 硬联合麻醉，选择 $L_{3~4}$ 间隙进行穿刺。由于产妇病理性肥胖并且水肿明显，体位摆放困难，穿刺点定位不清。经反复调整硬膜外针方向，约 15min 后终于穿刺成功，采用针内针法向蛛网膜下隙注入 18mg 0.5% 罗哌卡因，顺利留置硬膜外导管。产妇改仰卧位后即诉头晕，考虑其发生腰麻后低血压，予面罩吸氧，手术床左倾 15°，并立刻手动监测血压，结果为 138/92mmHg，此时心率 78 次 / 分。产妇随后出现意识模糊，呼之不应，右上肢肌张力增高，眼球固定并上翻，牙关紧闭，随后左上肢肌张力增高，呼吸减弱。

主麻医生迅速呼叫帮助，同时面罩加压给氧，此时产妇血压 223/118mmHg，心率 46 次 / 分，SpO_2 98%。予 0.4mg 尼卡地平静脉推注，复测血压 158/100mmHg，心率 62 次 / 分。麻醉医生立刻做全麻插管准备，与此同时产科医生开始剖宫产手术。由于切皮时产妇没有任何体动，血流动力学也稳定，因此并没有进行全麻诱导。5min 后娩出一女婴，体重 3420g，1min、5min 的 Apgar 评分均为 9 分。胎儿娩出后缓慢静脉输注 30μg 右美托咪定（10min 输完）。同时静脉滴注硫酸镁。胎儿娩出后产妇意识即逐渐恢复，自主呼吸也完全恢复，面罩吸氧 3L/min 下 SpO_2 100%，无其他明显不适。术中血压波动于 110 ~ 130/70 ~ 80mmHg，心率波动于 65 ~ 80 次 / 分。

手术历时约 1h，术中输液 1000ml，出血 200ml，尿量 100ml。术毕留置硬膜外导管，产妇转入重症监护室（ICU）观察，继续硫酸镁解痉等治疗，产妇生命体征平稳，未再出现急性血压升高或抽搐发作。

次日行头颈部核磁共振成像（MRI）检查，无脑出血或其他异常。术后第 4 天出院，随访无殊。

病例分析

问题一：该产妇腰麻后突然出现意识丧失、肌张力增高、牙关紧闭，发生了什么情况？需要与哪些并发症进行鉴别诊断？

分析：

该产妇入院诊断为"孕 39 周，G1P0，子痫前期，先天性巨结肠术后，妊娠合并子宫肌瘤，病理性肥胖"，其中子痫前期需要特别关注。子痫前期是妊娠期高血压疾病的一种表现，而妊娠期高血压疾病的定义是妊娠 20 周后新发的收缩压 ≥ 140mmHg 和（或）舒张压 ≥ 90mmHg，两次测量至少间隔 4h 以上，产后 12 周内可恢复正常。当妊娠期高血压出现蛋白尿或器官损伤时，即可诊断为子痫前期。子痫是在子痫前期的基础上发生不能用其他原因解释的新发强直阵挛性、局灶性或多灶性抽搐发作，是子痫前期更严重的表现之一。

该产妇入院后在引产的过程中已使用过硫酸镁解痉治疗，但椎管内麻醉后先发生头晕，随后出现意识模糊、肌张力增高、呼吸减弱等类似癫痫发作表现，考虑发生产时子痫的可能性大。因为肥胖，该产妇硬膜外穿刺时体位摆放和穿刺操作均较困难，操作时间较长，在这个过程中也没有很好地监测血压，这些可能都是子痫发作的诱发因素。

由于子痫是一种排他性诊断，需要排除其他病因。

该产妇蛛网膜下隙给药平卧后迅速发生意识模糊和肌张力改变，首先需要排除仰卧位低血压综合征（supine hypotensive syndrome，SHS）。SHS 是指妊娠晚期孕妇仰卧位时，出现头晕、恶心、呕吐、胸闷、面色苍白、出冷汗、心跳加快及不同程度血压下降，当转为侧卧位后，上述症状即减轻或消失的一组综合征。椎管内麻醉的交感神经阻滞使阻滞范围以内的血管发生扩张，血液瘀滞，从而减少回心血量和心排出量，更容易发生 SHS。严重的低血压若超出脑血管自身调控范围，也可以突发晕厥与抽搐。

因此该病例主麻医生的处理首先是左倾卧位和吸氧，同时复测血压，但产妇的血压并无降低，反而是升高的，还需进一步降压治疗，因此可以排除 SHS。

其次需要排除羊水栓塞（Amniotic Fluid Embolism，AFE）。AFE 是致命的产科急症之一，虽然发病率低，但起病急，病势凶险，应及早鉴别诊断。AFE 的早期症状也可以表现为呼吸困难、烦躁不安、晕厥、抽搐等症状。一旦怀疑 AFE，快速开始支持性治疗是至关重要的，包括考虑是否即刻娩出胎儿、循环支持和呼吸支持。虽然根据该病例的最终发展可以排除 AFE，但在早期无法完全识别时，仍应尽早对症支持治疗，维护呼吸、循环功能稳定。

局麻药全身毒性反应也应当进行排除。局麻药全身毒性反应是指局麻药误入血管内或其他原因导致的血液中局麻药的浓度超过一定水平而引起中枢神经系统和心血管系统的异常反应。其主要症状包括：前驱症状（口周麻木、耳鸣、意识模糊、构音障碍、烦躁不安、困倦、味觉障碍等），神经症状（易激惹、意识丧失、癫痫发作），心血管系统症状（心律失常、高血压或低血压、传导紊乱、心搏骤停等）。怀疑局麻药中毒反应首要治疗是吸氧、保持气道通畅和循环支持，必要时输注脂肪乳剂治疗。本病例仅在蛛网膜下隙给予小剂量罗哌卡因，并没有在硬膜外追加过药物，因此可基本排除局麻药全身毒性反应。

妊娠期脑卒中发生率大约是万分之三十，包括缺血型和出血型脑卒中。孕产妇的纤维蛋白原、血管假性血友病因子、Ⅷ因子、纤溶酶原激活物抑制剂等促凝因子水平增高，同时高孕酮水平导致血液淤滞，这些都增加了缺血性脑卒中和血栓形成风险。而孕期全身血容量增加，血管内皮功能障碍如血管壁通透性增高，可增加出血型卒中倾向。子痫前期和妊娠期高血压的孕妇是妊娠期脑卒中高危人群，缺血型和出血型脑卒中发病率均较普通孕妇高 6 倍。脑卒中早期可表现为眩晕、肢体麻木无力或抽动、视物模糊、头痛等，与该病例的症状有一定重合，需要进行鉴别，通过 MRI 检查可以排除。

最后需要考虑的是癫痫发作和精神异常，根据产妇及家属提供的病史，可以排除。

问题二：子痫的预后如何？

分析：

子痫可导致孕产妇中枢神经系统并发症增加，如持续 12h 的昏迷或意识丧失、卒中、子痫持续状态或完全瘫痪，也会导致严重的母体缺氧、创伤和吸入性肺炎，孕产妇死亡风险增加。子痫孕产妇长期的心血管疾病发病率增加，虽然残留的神经损伤很少，但一些孕产妇可能会有短期和长期的记忆和认知功能受损，尤其是在子痫反复发作导致细胞毒性脑水肿或梗死后。子痫会致使胎儿的围产期死亡率和并发症风险增高，报道的胎儿围产期死亡率为 5.6% ~ 11.8%。

问题三：该产妇 BMI 为 38.5，对于肥胖产妇，椎管内麻醉应注意哪些问题？

分析：

世界卫生组织（WHO）将 BMI ≥ 30 定义为肥胖，中国的肥胖标准为 BMI ≥ 28。妊娠后机体发生的生理变化可影响每一个器官，而肥胖会加剧这些变化，增加母亲和胎儿的风险，同时也对麻醉提出了挑战。

1. 肥胖的风险　随着 BMI 的增加，产妇各器官系统合并疾病的发生率也明显增加，包括妊娠期高血压疾病、糖尿病、静脉血栓栓塞等。此外，产科不良结局的风险（如剖宫产、引产失败、第二产程延长、产后出血等）也明显增加。

2. 对麻醉管理的影响

（1）呼吸管理：肥胖产妇脂肪组织增多，一方面增加氧耗，另一方面导致肺胸顺应性降低，呼吸做功增加，而功能残气量的降低，使其对缺氧的耐受力进一步下降。仰卧位会加重呼吸功能受损程度。无论全麻还是椎管内阻滞，麻醉前和术后复苏时，应尽可能将产妇置于半卧位，以改善呼吸和氧合。

此外，肥胖产妇容易发生呼吸道阻塞，除了妊娠导致的呼吸道黏膜水肿，主要原因是口咽部软组织（脂肪）增加。患有阻塞性睡眠呼吸暂停的产妇需加强呼吸功能监测，尤其是接受了阿片类镇痛药者。必要时可使用持续气道正压通气治疗以减少气道塌陷和术后低氧血症的风险。

（2）血压监测：肥胖产妇监测血压通常有一定的困难，袖带必须大小合适才能准确测量血压。常规的袖带用于肥胖产妇测量的血压值往往可能偏高。最好准备专用的大号血压袖带。如果产妇上臂太粗或袖带绑上后呈非圆柱状则可考虑测量前臂血压，但要注意前臂所测血压通常比上臂所测血压高 8 ~ 10mmHg。如果产妇合并明显的系统疾病或者怀疑其呼吸功能受损，可行有创动脉压监测，也方便血气分析。

（3）椎管内麻醉：在肥胖产妇实施椎管内麻醉更具挑战性。肥胖产妇硬膜外阻滞失败及意外硬脊膜穿破的风险更高。

对于肥胖尤其是病态肥胖产妇，最好于坐位实施椎管内阻滞。棘突和髂嵴等引导操作的解剖学标志在肥胖产妇可能模糊不清，需要仔细辨别。超声技术可帮助确定中线、椎间隙，以及皮肤到硬膜外腔的距离。标准的穿刺针（10cm）通常具有足够的长度以达到硬膜外腔或蛛网膜下隙。极度肥胖的产妇偶尔需要更长的穿刺针（16cm）。肥胖产妇在坐位穿刺时，硬膜外导管可能更容易置入血管。

需注意肥胖产妇背部皮下脂肪的横向移动容易将硬膜外导管拉出硬膜外腔。为防止硬膜外导管脱落，应将其置入硬膜外腔至少 5cm，但也需谨记硬膜外导管置入越深，误入静脉和单侧阻滞的可能性越大。

👍 病例点评

麻醉医生无论是参与分娩镇痛、剖宫产围手术期管理以及多科协作中都可能遇到孕产妇高血压急症，主要包括两方面：①子痫前期 / 子痫：主要指紧急发病，持续时间 ≥ 15min 的严重高血压（160/110mmHg）；②慢性高血压急性恶化，出现并发症，病情无法控制的高血压。此时需积极降压治疗，目标是血压控制在 140 ~ 150/90 ~ 100mmHg 范围内。

高血压急症的一线治疗药物包括静脉输注拉贝洛尔、肼屈嗪或口服硝苯地平速释片，极少数情况下，当一线药物不能缓解严重高血压时，可以使用尼卡地平等二线药物控制。硫酸镁不被推荐作为抗高血压药，但仍然是预防子痫的首选药物。妊娠高血压、子痫前期伴有严重表现或子痫的孕产妇，都建议使用硫酸镁预防和控制子痫的抽搐。

子痫发作时首先应做好基本的支持措施，包括呼叫帮救、防止孕产妇受伤、放置侧卧位、防止误吸、给氧和监测生命体征等，之后尽快应用硫酸镁。大多数子痫发作是自限性的，硫酸镁不是阻止子痫发作的必要条件，其目的在于防止子痫的反复发作。对于存在硫酸镁应用禁忌证（重症肌无力、肾功能不全等）以及少数抽搐严重的孕产妇，需要静脉给予苯二氮䓬类药物（如咪达唑仑、地西泮等）或丙泊酚实施镇静控制抽搐，但这些药物抑制咽喉部反射，增加误吸风险，并且还可能抑制呼吸中枢，应做好辅助通气和气管插管的准备。

该病例的处理存在几个值得探讨的地方：

1. 该产妇在实施了腰麻之后很快发生子痫，产科医生在其血压略微控制后紧急实施剖宫产手术。由于产妇在仰卧位之后很快就意识模糊，麻醉医生无法评估腰麻效果，只是凭经验判断效果不会差，因此让手术医生开始手术，同时也去做全麻的准备。手术划皮时产妇没有任何体动及心血管反应，所以没有实施全麻。并且幸运的是产妇对后续的右美托咪定镇静和硫酸镁解痉治疗反应良好，没有出现子痫的再次发作。

对于这种情况下最佳的麻醉方案值得探讨。毫无疑问，无论从对新生儿影响、还是产妇所面临风险的角度考虑，椎管内阻滞是绝大多数剖宫产首选的麻醉方式，然而，对于本例产妇，如果腰麻作用不佳，手术刺激是否会加重子痫的症状尚不得而知。另一方面，丙泊酚是子痫反复发作时有效的处理药物，因此全麻在完成剖宫产的同时，也是控制子痫的有效手段。当然，本例产妇术前 2h 有进食，因此全麻面临反流误吸风险，需要采用快速顺序诱导。而对于子痫产妇必须考虑减轻气管插管时的应激反应，因此麻醉诱导时需配伍应用瑞芬太尼，这就需要做好新生儿复苏的准备。因此，每一种麻醉方式都有利和弊，无论选择哪种方式，都需要充分考虑到潜在风险。

2. 其实对于该患者而言，在产妇子痫发作时紧急实施剖宫产是值得商榷的。子痫本身并不是立即剖宫产的指征，除非并发了持续的严重胎心率异常，否则可以在处理子痫的过程中等待患者苏醒。通常子痫发作后患者 10～20min 苏醒，苏醒后可以评估腰麻的效果，再决定手术麻醉方式。万一如果在等待苏醒的过程中子痫反复发作或者出现胎心率异常，则再立刻实施手术。

（袁燕平　孙　申　黄绍强）

要点 Keypoint

1. 子痫发作本身并不是立即剖宫产的指征，除非并发了持续的严重胎心率异常。

2. 患有阻塞性睡眠呼吸暂停的肥胖产妇需加强呼吸功能监测，尤其是接受阿片类镇痛药者。必要时可使用持续气道正压通气治疗以减少气道塌陷和术后低氧血症的风险。

3. 常规的血压袖带用于肥胖产妇测量的血压值往往偏高。如果产妇上臂太粗或袖带绑上后呈非圆柱状则可考虑测量前臂血压。

4. 对于肥胖尤其是病态肥胖产妇，最好于坐位实施椎管内阻滞。超声技术可帮助确定中线、椎间隙以及皮肤到硬膜外腔的距离。

参考文献

[1]Gestational Hypertension and Preeclampsia：ACOG Practice Bulletin Summary，Number 222[J]. Obstet Gynecol，2020，135（6）：1492-1495.

[2] 中华医学会妇产科学分会妊娠期高血压疾病学组 . 妊娠期高血压疾病诊治指南（2020）[J]. 中华妇产科杂志，2020，55（4）：227-238.

[3]Belfort MA，Anthony J，Saade GR，et al.A comparison of magnesium sulfate and

nimodipine for the prevention of eclampsia[J].N Engl J Med, 2003, 348（4）: 304–311.

[4]Fishel Bartal M, Sibai BM.Eclampsia in the 21st century[J].Am J Obstet Gynecol, 2022, 226（2S）: S1237–S1253.

[5]Abalos E, Cuesta C, Carroli G, et al.WHO Multicountry Survey on Maternal and Newborn Health Research Network.Pre–eclampsia, eclampsia and adverse maternal and perinatal outcomes : a secondary analysis of the World Health Organization Multicountry Survey on Maternal and Newborn Health[J].BJOG, 2014, 121 Suppl 1 : 14–24.

[6]Ackerman CM, Platner MH, Spatz ES, et al.Severe cardiovascular morbidity in women with hypertensive diseases during delivery hospitalization[J].Am J Obstet Gynecol, 2019, 220（6）: 582. e1–582. e11.

病例 24　产时子宫峡部破裂大出血

病例资料

患者女性，38 岁，体重 78kg，身高 158cm。入院诊断：①妊娠高血压；②妊娠合并亚临床甲减；③高危妊娠监督：孕 5 产 1，孕 39^{+4} 周，头位；④高龄经产妇妊娠监督。

既往史：亚临床甲状腺功能减退病史 2 年，现口服优甲乐 2 片 qd，孕 37 周时曾经在硬膜外麻醉下行臀位外倒转术。

入院化验检查：24h 尿蛋白正常（0.28g/24h），甲状腺功能正常（TSH 2.56μIU/ml，FT3 3.99pmol/L，FT4 13.11mmol/L），血常规、凝血功能、肝肾功能及血糖均在正常范围。

宫颈放置球囊促宫颈成熟，两天后实施人工破膜术，宫口开至 2cm 实施分娩镇痛，血压 133/94mmHg，HR 83 次 / 分，L_{2-3} 穿刺，向头侧置管 5cm，分娩镇痛效果确切（镇痛泵配方：0.1% 罗哌卡因 + 0.5μg/ml 舒芬太尼共 100ml，背景剂量 5ml/h，单次按压剂量 8ml，锁定时间 15min），VAS 评分 ≤ 3 分，15：00 宫口开全，15：53 测量腋窝体温 40℃。

病例分析

问题一：硬膜外分娩镇痛后发热可能与哪些因素有关？如何处理？
分析：

30 多年前 Fusi 等第一次报道了硬膜外镇痛相关的产妇发热（Epidural-related maternal fever，ERMF）。曾经有人质疑 ERMF 是否真的存在，因为引起母亲发热的混淆因素很多，包括：产次，是否引产，入院 IL-6 水平，产程时长，是否合并 B 组链球菌感染，破膜时间，因胎心率对母体进行的干预措施，阴道助产，剖宫产，新生儿体重，孕周，新生儿是否入 NICU 等。后来多项研究控制了这些混杂因素，无可辩驳地证明了 ERMF 现象的存在，并计算出其校正后的优势比（OR）为 2.9 ~ 14.5。

ERMF 的特点：①仅见于临产妇女，未孕妇女和实施硬膜外麻醉择期剖宫产的产妇都不存在此种现象；②只出现在一小部分（15% ~ 25%）接受硬膜外镇痛的临产妇女中；③ ERMF 潜在的病理生理过程尚不确定。

目前普遍认为 ERMF 是一种非感染性炎症反应，可能伴有胎盘炎症和全身炎性细胞因子增加（IL-6 和 IL-8）。使用广谱抗生素和对乙酰氨基酚不能降低其发生率，但有研究表明糖皮质激素可以降低 ERMF 的发生率。

对于 ERMF 目前还没有统一的临床处理指南，临床上也很难鉴别或者说没有足够的时间鉴别是感染还是 ERMF。对于体温升高的产妇，不应急于干预，但需加强监测，包括产妇体温和胎心率。可通过改善产房室温及物理降温等措施来控制产妇体温。对于发热的产妇，需要检查血常规、C 反应蛋白和降钙素原来判断是否需要抗生素治疗。持续发热时，产科医生需评估阴道分娩条件，必要时和产妇及家属沟通相应的产科处理措施。

本例产妇发热体温较高（40℃），且宫口已开全已经接近 1h，产科医生决定静脉应用非甾体抗炎药和物理降温的同时，即刻行产钳助产，尽快结束分娩。

📋 病例资料

16：00 因产妇高热行低位产钳助产，16：08 娩出胎儿，1min 和 5min Apgar 评分分别为 3 分和 8 分，16：15 娩出胎盘，此时患者开始烦躁不安，监测显示血压降低，产科呼叫麻醉科寻求帮助。麻醉科医生到达后发现患者躁动不安，尚能对答，血压 68/42mmHg、心率 160 次/分，床头有大量呕吐物。助产士告知，产妇第二产程进食大量巧克力等固体食物，分娩室内无任何插管急救工具。虽然有少量阴道出血，但与患者的低血压表现不符，产科医生怀疑发生了羊水栓塞。

🔘 病例分析

问题二：分娩后发生严重低血压，在这种紧急情况下麻醉医生需要做哪些应急处理？

分析：

麻醉医生一方面需要向产科医生了解有关该病例的临床细节，另一方面结合患者的临床表现和监测的生命体征在短时间内做出紧急判断和处理决定。该患者出现意识障碍、血压低、心率快，而血氧饱和度因为患者躁动不安无法获得。此时紧急处理也应该遵循"ABC"原则：

1. 保证气道（Airway，A）通畅，高流量（10 ~ 15L/min）面罩吸氧。如发生了呕吐，应及时吸引清除口腔内呕吐物，防止误吸。

2. 观察患者呼吸（Breath，B）频率和幅度，必要时面罩辅助呼吸甚至气管插管。

3. 循环（Circulation，C）需要紧急干预，使用血管活性药物升高血压。

4. 保证大口径静脉通路的建立，进行液体治疗。在不明确病因的情况下，可以快速输注晶体液，若明确诊断有活跃性出血，及早使用胶体液进行复苏。

5. 回抽硬膜外导管，排除硬膜外导管入血或误入蛛网膜下隙。做出转移至手术室的决定，因为分娩室目前不具备手术干预和全麻条件。

6. 寻求帮助，呼叫第二名麻醉医生到场。同时与产科一起进行可能病因的诊断与鉴别诊断。

病例资料

使用大剂量去氧肾上腺素使患者血压维持在 70 ~ 85/35 ~ 45mmHg。检查硬膜外导管固定牢固，回抽无脑脊液和血液。患者随后被转移至手术室，快速行颈内静脉穿刺置管。超声科医生行超声检查发现腹腔大量液体，考虑为血液。患者的诊断由疑似羊水栓塞改为子宫破裂，需即刻行剖腹探查术。此时患者意识淡漠，但尚能配合。

病例分析

问题三：产后腹腔出血行紧急剖腹探查术应选用何种麻醉方式？具体如何实施？

分析：

尽管硬膜外导管未移位且镇痛效果确切，患者还是饱胃状态，但其血流动力学不稳定，意识淡漠，已经处于休克失代偿期，这是椎管内麻醉的禁忌证。毫无疑问全身麻醉应是此时最佳麻醉方式。

对于饱胃的产妇，全麻需要采用快速顺序诱导（Rapid sequence induction，RSI）技术。RSI经典内容包括：预给氧，按顺序注射麻醉药物，环状软骨压迫，整个过程不进行面罩正压通气，直至气管插管成功。套囊充气为止。

RSI 的具体实施步骤如下：

1. 快速气道评估　孕期激素水平的改变导致气道黏膜水肿，且临产和分娩前后气道黏膜水肿会进一步加剧。研究表明与分娩前相比，约一半产妇分娩后 Mallampati 评分会增加，总产程时长与 Mallampati 评分增加存在相关性，且这种气道的改变可能会持续至产后 48h。因此只要患者能配合，花几秒时间进行简单的床旁气道评估是必要的。

2．预氧合 预氧合是 RSI 中非常重要的环节，孕妇耗氧量增加且伴随功能残气量降低。与非孕妇女相比，孕妇呼吸暂停后去饱和的速度大大加快。有效的预给氧可以延长去饱和时间，为之后的气管插管创造条件。如果是超重或肥胖患者，预给氧时建议将患者上半身和头部抬高，使外耳道和胸骨切迹在一条直线水平的斜坡体位（Ramped position）。研究表明此体位可增加功能残气量，改善喉镜视野和减少胃食管反流。此时应使用紧闭面罩给氧。若时间允许，应进行充分的预氧合，预氧合有效的标准为呼气末氧浓度达到 90%；紧急情况下，可让患者行 8 次肺活量呼吸，氧流量 ≥ 10L/min；若情况非常紧迫，可让患者做 4 次用力肺活量呼吸进行预氧合。

3．麻醉药物选择 琥珀胆碱一直是 RSI 标准肌松药，其起效迅速作用时间短，60s 即可提供优越的插管条件，若插管失败，患者也可迅速从肌松中恢复。罗库溴铵 0.9 ~ 1.2mg/kg 可提供与琥珀胆碱 1mg/kg 相似的插管条件。随着罗库溴铵特异性拮抗药环糊精的出现，罗库溴铵越来越多地被用于 RSI。全麻药目前常规是丙泊酚，如果产妇存在低血容量休克或血流动力学不稳定，可用依托咪酯或氯胺酮（艾司氯胺酮）代替丙泊酚。除非产妇合并妊娠高血压疾病和严重心脏病，胎儿娩出前一般不建议使用阿片类药物。但本例患者为产后出血，麻醉诱导药物可以使用阿片类药物。

4．RSI 中的气道管理 环软骨压迫由 Sellick 第一次描述，是通过对环状软骨施加压力，闭合上段食管，防止胃内容物反流和误吸。虽然环状软骨压迫的有效性和潜在问题存在诸多争议，但至今还是推荐的操作。一直以来 RSI 期间不使用面罩正压通气，以避免胃胀气和反流误吸。英国困难气道协会（the Difficult Airway Society，DAS）和产科麻醉医师协会（the Obstetric Anaesthetists' Association，OAA）的指南建议诱导后可以使用气道峰压不超过 20cmH$_2$O 的压力进行轻微面罩通气，同时施以正确的环状软骨压迫，并不增加反流误吸风险，但可降低高危患者缺氧的风险。推荐在产科手术室常规配备可视喉镜，以提高一次插管成功率。备好吸引装置，若胃内容物反流及时吸引，减少误吸的风险。

📖 病例资料

16：45 开始麻醉诱导，使用密闭面罩氧流量 10L/min，在患者 4 次用力肺活量呼吸后依次注射舒芬太尼 20μg、丙泊酚 80mg、罗库溴铵 50mg。考虑为休克失代偿患者，适当减少了丙泊酚剂量。第二名麻醉医生实施环状软骨压迫，可视喉镜气管插管成功后行机械通气。整个诱导过程需要去氧肾上腺素持续泵注维持循环。

手术进腹后腹腔充满血，探查发现子宫右峡部侧壁破裂，有活跃性出血。手术止血困难，决定行全子宫切除术。因失血量大，改大剂量去甲肾上腺素维持血压。创面持续渗血，患者凝血功能差（病例 24 图 1）、DIC。术中大量输血，包括红细胞、新鲜冰冻血浆（Fresh frozen plasma，FFP）、冷沉淀。使用输液加温装置加热血制品和液体，并使用加温毯保温，以避免发生致命的低温、酸中毒和凝血障碍。

随着 FFP 和低温沉淀物的输入，患者凝血功能稍有好转：PT 23s、APTT 46s。但创面仍持续渗血，血栓弹力图显示 R 值明显延长，表明凝血因子功能较低，需继续输FFP。术中多次血气分析，根据结果调整患者酸碱平衡和电解质，分次给予碳酸氢钠250ml。术中使用大剂量血管活性药物维持血压在 90/60mmHg 左右，心率一直维持在120 次 / 分左右。19：50 测中心静脉压 16mmHg，同时发现患者无尿，给予速尿 20mg。

基项	项目简称	检测结果	高低标志	参考范围	参考单位
☑	血主	轻血克查值三夏			
☑	凝血酶原时间	29	↑	9-12秒	秒
☑	国际标准化值	2.57	↑	0.85-1.15	
☑	活化部分凝血	>170	↑	21-37秒	秒
☑	纤维蛋白原	1.0	↓	1.8-4.2克/升	克/升
☑	凝血酶时间	27.2	↑	14-21秒	秒
☑	D-二聚体	>80.00	↑	成人:|0-0.55;|...	毫克/升
☑	抗凝血酶活性	35		成人:|70-125;|...	%
☑	纤维蛋白降解	406.6	↑	成人:|0-5.0;|...	毫克/升

病例 24 图 1 术中凝血功能检查结果

手术历时 3h，估计出血量约 8000ml。术中共输入红细胞 26U、新鲜冰冻血浆4600ml、冷沉淀 78U、血小板 4U、纤维蛋白原 19g、氨甲环酸 4g 和凝血酶原复合物，术中补液 5000ml（胶体 1500ml，晶体 3500ml）。

病例分析

问题四：产科大出血的定义是什么？何时启动大出血输血方案？产科大出血输血预案包括哪些内容？

分析：

产科大出血（Massive obstetric hemorrhage，MOH）指失血量超过 2500ml 的产科出血。妊娠导致一系列的生理变化，因此 MOH 机制与创伤大出血不同，这也意味着管理方法会不同。妊娠妇女几乎所有凝血因子血浆浓度都升高，而纤溶系统的活性下降，使机体处于高凝状态。正常妊娠时血容量增加，血液稀释和心排血量增加，只有出血量相当大时，生命体征（如心动过速，低血压）才会出现改变。

分娩中（术中）血液里混合羊水，术后出血会积存在宫腔内，这些导致产科出血量的估计存在困难。启动产科大输血预案的时机通常在产科一线治疗无效的时候。一线治疗包括应用子宫收缩药（催产素、麦角新碱、前列腺素类药物）、修补撕裂伤、徒手清除胎盘。临床上输血常与二线治疗相关，如子宫动脉栓塞，球囊压迫，手术止血操作（B-Lynch 缝合、血管结扎、紧急切除子宫），在产科出血的管理中很少需要早期输血。

预计发生 MOH 时，需要在 30min 内实施一线措施——扩容，即静脉输液（晶体液或胶体液）纠正低血容量。出血超过 1000ml 时建议开通两路大口径静脉输入加温的液体。若术前无备血，此时需要抽血送入血库备血。在等待输血的过程中，液体复苏的最大容量应限制在 3500ml 以内，最多 2000ml 温热晶体液尽快一次性输入，若等待输血过程较长，可再加 1500ml。需要谨记过多的液体会导致稀释性凝血功能障碍。

每个医疗机构都应制订自己的 MOH 处理方案，MOH 方案有助于迅速获得足够的血液制品，缩短血库和用血科室的交流流程，方案的激活需要电子或者口头的医嘱，血库必须在 5 ~ 10min 给出响应。各个国际医学机构都有对产科大出血的建议（病例 24 表 1）。本院的 MOH 方案如下：①当估计失血量超过 2000ml，或尽管失血量较小，但患者血流动力学不稳定或意识改变时，该方案就会被激活。麻醉医生立刻请求帮助，产科医生负责呼叫血库激活该方案；②红细胞、血浆、血小板以 1 ：1 ：1（如 10U 红细胞、1000ml FFP、1U 单采血小板）输注，尽管研究表明这种按照固定比率输注血液制品在 MOH 中并没有显示出优越性；③一旦激活 MOH 方案，就开始静脉给予纤维蛋白原浓缩物 4g（经验用药或者根据凝血功能检查结果），其后根据病情和检查结果酌情输注纤维蛋白原和冷沉淀。

病例 24 表 1　不同的国际医学机构对产科大出血的建议

	RCOG	AAGBI	斯坦福大学	SEDAR/HULP
监测	凝血功能	凝血功能	FIBTEM ＋凝血功能	凝血功能
床旁检测	是	是	是	未表明

续表

	RCOG	AAGBI	斯坦福大学	SEDAR/HULP
经验性使用 FFP	1U FFP：6U RC* 或 1U FFP：4500ml 出血	确定为 MOH	只在特殊病例使用	大出血时 4U FFP：4URC
根据目标使用 FFP	若 APTT > 1.5 倍正常值，使用 15ml/kg	15ml/kg 以避免 APTT > 1.5 倍正常值	若 FIBTEM < 12mm 或 APTT/PT > 1.5，使用 15ml/kg	未表明
纤维蛋白原	若 < 1g/L 或出血 > 4500ml，10U 冷沉淀	冷沉淀或纤维蛋白原	纤维蛋白原使 FIBTEM > 11mm	大出血（> 2500ml 或活动性出血）时 4g 纤维蛋白原
血小板	< 50 × 10^9/L	< 75 × 10^9/L	< 75 × 10^9/L	< 75 × 10^9/L 或活动性出血
氨甲环酸	不用	用	用	不用
活化Ⅶa因子	是：在灾难性出血伴有纤维蛋白原 > 1g/L 且血小板 > 20 × 10^9	部分单位的方案和正常纤维蛋白原	特殊情况使用，只有纤维蛋白原 > 2g/L 且血小板 > 50 × 10^9	特殊情况使用，只用于纤维蛋白原和血小板都正常的危重出血

注：AAGBI：大不列颠和爱尔兰麻醉医师协会；HULP：拉巴斯大学医院（西班牙）；FFP，新鲜冰冻血浆；RCOG：英国皇家妇产科学院；SEDAR：西班牙麻醉复苏协会；PT：凝血酶原时间；APTT：活化部分凝血活酶时间；RC：红细胞；FIBTEM：血栓弹力图；MOH：产科大出血。注：★ 欧美国家 1U 压缩红细胞约为 450ml，1U FFP 约为 250ml。

问题五：实施产科大量输血方案（massive transfusion protocol，MTP）时具体血液成分的比例如何决策？

分析：

MTP 有助于给正在大出血的患者迅速输注大量血制品，但合适的红细胞 / 血浆比例尚不确定，MTP 中应尽可能接近模拟全血，从而减少稀释性凝血障碍和低血容量的发生。有两种输血方案：一种是基于固定比例的输血方案（Ratio-based transfusion）；另一种是以实验室和床旁检测结果为指导的输血方案。

基于固定比例的输血方案（Ratio-based transfusion）的概念来自于战地创伤患者治疗的回顾性研究，这种输血策略是将红细胞，血浆和血小板按照一定比例还原全血。究竟哪种比例 MTP 中更有助于患者的预后仍有争议。研究报道在严重创伤患者中 1 : 1 : 1（1U 血小板：1U 血浆：1U 红细胞）和 1 : 1 : 2（1U 血小板：1U 血浆：2U 红细胞）两种输血比例对患者 24h 和 30d 的死亡率无差别。一项研究纳入了多个学科（从血管外科到内科）的非创伤性大输血患者，结果发现高比例的输血策略对患者无生存获益。值得说明的是，因为 FFP 的捐献者为非孕妇女，其纤维蛋白原水平一般为 2g/L，这种按照经验固定比例进行成分输血，可能会导致患者纤维蛋白原、Ⅷ因子和 VWF 因子浓度下降，从而引起出血倾向。

MTP 中更科学的做法是根据实验室或床旁血液检测结果提供血制品。Nascimento 等对严重创伤患者进行的随机对照研究比较了基于每 2h 实验室数据输血策略和 1 : 1 : 1 配比输血策略，但此研究被迫提前终止，因为配比输血患者 28d 存活率明显低于基于实验室数据输血策略的患者。血栓弹力图指导的输血策略也明显优于固定配比输血。总之，多项研究均表明与固定比例的输血策略相比，使用实验室数据进行输血决策患者将会生存获益。

但在临床实践中往往是两种输血方案相结合，在来不及获得实验室或者床旁检查结果时，先根据经验给予固定比例的血液制品，一旦获得实验室或床旁血液检查结果后，血制品的比例应做出相应的调整。

问题六：哪些实验室或者床旁检查有助于优化产科 MTP？
分析：

患者大出血时，凝血功能和血红蛋白数据对输血决策至关重要，因此血常规和凝血功能检查是 MOH 最常用的监测。英国血液协会的指南建议：一系列常规的凝血功能检测如血小板计数、凝血功能、纤维蛋白原都应该根据出血的严重程度以 30 ～ 60min 间隔来进行，以指导正确使用止血剂和成分输血（推荐等级 1C）。但这种传统实验室检查比较耗时，不能快速反映患者的状态，在持续出血的情况下效率低下，指标敏感性差（如 PT 和 APTT）。

血液黏弹性检测用于监测凝血功能，测量血凝块形成和溶解的黏弹性特性。与常规的凝血检验相比有诸多优点：可在床旁实施；其结果以图形形式显示；在 10min 内即可评估血栓形成和溶解参数，结果获得更快，有助于更早做出临床决策；使用样本为全血，对凝血功能评估更全面。目前市场上常用的有两种类似的仪器，即 TEG（thromboelastography）和 ROTEM（rotational thromboelastometry），尽管参数有所不同，但其原理相同。探针放入一杯血中，要么转动杯子，要么转动探针，血块的黏弹性特性随着放置在探针上的阻力增加而改变，这种改变被转换成电信号输出，凝血特征可以从产生的信号图中获得。

与普通的创伤大出血相比，产科 MOH 凝血障碍出现的早且更严重，TEG/ROTEM 可用于指导个体化成分输血（FFP 和血小板）和必要时使用合适的凝血因子浓缩物。多项研究表明产科大出血中使用床旁血液黏弹性检测可减少出血相关的并发症，如减少血液制品的使用、降低子宫切除率、缩短住院时间和入住 ICU 率。

问题七：MTP 中发现手术创面渗血严重，血制品的选择和止血药物的使用应该作何调整？

分析：

手术创面渗血严重，说明患者发生了凝血障碍，需尽快进行实验室或床旁凝血功能检查，根据需要输 FFP、冷沉淀、血小板等血制品，有的放矢地纠正凝血障碍。

凝血障碍的类型、严重程度和发生率因出血的病因不同而不同，宫缩乏力和生殖道撕裂主要为稀释性凝血障碍，因胎盘剥离（胎盘早剥）而引起的，主要为消耗性凝血功能障碍，其特征是即使失血量相对较少，也会快速产生低纤维蛋白原血症和血小板减少症。羊水栓塞，一些严重的子痫前期或 HELLP 综合征以及严重的胎盘剥离（胎盘早剥），会出现真正的消耗性凝血障碍。理解了这些疾病的病理生理，在来不及获得凝血检测的情况下，可根据经验及早输 FFP 和血小板及使用合适的凝血因子浓缩物来改善凝血功能。

氨甲环酸（Tranexamic acid，TXA）是一种赖氨酸类似物，通过与纤溶酶原的赖氨酸受体位点结合而发挥抗纤溶的作用。2017 年发表于 Lancet 的 WOMAN 试验，由全球 21 个国家 193 家医院参与，纳入了 2 万多名产妇，该研究结果显示 TXA 降低了 PPH 妇女因出血导致的死亡，且没有明显不良反应。因此该研究建议发生 PPH 时应尽早给予 TXA。

FFP 是从捐献全血分离出的血浆，并冷冻以维持凝血因子活性。因含丰富的凝血因子，输注 FFP 的目标是维持 INR < 1.8。

纤维蛋白是血块的重要成分，低纤维蛋白原血症干扰血块形成。正常女性纤维蛋白原为 $2 \sim 4g/L$，妊娠后其浓度增加为 $4 \sim 6g/L$。大量研究表明血浆纤维蛋白原水平是 PPH 伴凝血障碍风险最密切相关的参数，纤维蛋白原水平水平 $< 2g/L$ 与产妇不良结局相关，应及时进行补充。FFP 中的纤维蛋白原含量较低，冷沉淀和纤维蛋白浓缩物能提供高浓度的纤维蛋白原。1U 冷沉淀含有 $150 \sim 350mg$ 纤维蛋白原，常用剂量为 $8 \sim 10U$，因需多个供体才能获得足够剂量的纤维蛋白原，相应地输血反应的风险也增加。纤维蛋白原浓缩物经过病毒灭活和抗原、抗体去除，能提供准确的剂量，减少对其他血制品的需求，同时减少循环超负荷。4g 纤维蛋白原浓缩物相当于 10U 冷沉淀，大约可将血浆纤维蛋白原水平提高 1g/L（按照 60mg/kg 剂量）。

多个指南建议活动性出血期间使血小板保持 $> 50 \times 10^9/L$，这意味着血小板计数低于 $75 \times 10^9/L$ 就应开始着手输血小板。因为妊娠期血小板低于 $75 \times 10^9/L$ 较少见（胎盘早剥、羊水栓塞、重度子痫前期或免疫性血小板减少症除外），产科大出血若按照外科休克的输血包 1 : 1 : 1 输血，会导致血小板输入过多。应根据实验室检查和床旁血液黏弹性检查及时补充血小板。

凝血酶原复合物包含 Ⅱ、Ⅶ、Ⅸ、Ⅹ 因子，用于 MOH 属于适应证外使用。2022 年加拿大妇产科医师协会发表的第 431 号临床实践指南认为，除治疗合并凝血因子 Ⅱ 或 Ⅹ 缺乏的患者外（在这种情况下，应咨询血液科医生），凝血酶原复合物在治疗 PPH 中并无明显作用。

📋 病例资料

22 : 00 手术结束，患者生命体征基本稳定，尿量 200ml，停用血管活性药物，血压维持在 90 ～ 100/50 ～ 60mmHg，但凝血功能仍未恢复正常，PT 19s，APTT 40s。带气管导管入 ICU。

术后第二天晨患者意识清醒，生命体征稳定，拔除气管导管，面罩吸氧 6L/min，SpO_2 92% ～ 95%。凝血功能恢复正常，拔除硬膜外导管。术后使用低分子肝素预防血栓。术后 3 天转出 ICU。

⏱ 病例分析

问题八：对于该患者，分娩镇痛的硬膜外导管可否在手术结束时立即拔除？硬膜外导拔除后多长时间可以使用肝素预防深静脉血栓？

分析：

经历过大出血的产妇，在拔除硬膜外导管前需进行凝血功能检查，在凝血功能恢复正常前不能拔除硬膜外导管，以免造成硬膜外出血或血肿。本例患者手术结束时凝血功能尚未恢复正常，故硬膜外导管不能拔除，而应妥善固定，以免搬动患者时意外脱出。

MOH 增加了产后血栓栓塞的风险。因此，在术后凝血功能恢复正常后需及时采取措施预防深静脉血栓。美国区域麻醉协会指南建议，硬膜外导管拔除 2h 后再使用低分子肝素；对于每日使用一次的患者，一般首次低分子肝素应在术后 6 ～ 8h 使用，第二次应在首次使用后至少 24h 时使用。留置的硬膜外导管和神经阻滞导管应在末次低分子肝素使用后至少 10 ～ 12h 拔除。

病例点评

这例阴道分娩的产妇，在娩出胎盘后突发躁动不安和严重低血压，此时产道中并没有明显出血，且产妇实施了硬膜外镇痛，没有突发腹部剧烈疼痛，子宫破裂不可能作为首选诊断，况且产妇产前不存在出血和子宫破裂的潜在危险因素，因此产科医生考虑发生了羊水栓塞。不管此时的诊断是什么，维持循环、保证氧合都是急救的首要目标，同时也为超声检查明确诊断赢得了时间。

阴道分娩后发生 PPH 时，绝大多数在产道中可以观察到大量出血，但本例是子宫破裂向腹腔出血，因此非常隐匿，诊断不及时就可能延误治疗造成致命的后果。这个病例还是提醒我们，需要警惕这种类型的 PPH，阴道分娩后出现严重低血压时，在排除阴道出血后，也要迅速判断是否存在腹腔出血。一旦高度怀疑腹腔大出血，就应该考虑尽快剖腹探查进行手术止血。

大出血时最好能根据床旁凝血功能监测结果来指导输血和血制品应用，如果暂时不能获得凝血功能检测结果，则需要识别引起出血的潜在因素，做出正确的判断。如宫缩乏力和生殖道破裂出血的凝血障碍一般为稀释性的，仅在出血量大时发生。而胎盘早剥一般为消耗性凝血功能障碍，出血量较少时就需要及早输 FFP 和冷沉淀等改善凝血功能的血制品。本病例为子宫破裂，不存在消耗性凝血功能障碍，发生创面渗血不止，基本考虑为稀释性凝血因子缺乏引起，在暂时没有凝血功能检测结果时，只能凭经验使用固定比例的大输血方案，等实验室检查或床旁黏弹性检测结果出来后，再及时调整血制品的输注，这也是本病例抢救成功的关键。

在 MOH 的救治中，产科医生、麻醉医生、助产士和护士多学科密切协作至关重要，并且需要在合适的时机动用所有可能的人力和物质资源。在整个救治过程中，应该有一个负责指挥协调的领导者，各个团队成员分工明确，每项任务（使用血管活性药物维持循环、输血输液，与血库协调调用血液制品，跟踪各项化验报告并及时汇报）有专人负责，形成闭环反馈和执行，并及时将可疑或异常的发现通知到每位团队成员，在领导者协调下达成一致目标，最大程度地发挥团队作用。多学科协作要真正做到默契配合，就需要在平时经常进行模拟演练，培养每一位参与者的团队协作意识。

（聂玉艳　黄绍强）

要 点 Keypoint

1. 阴道分娩发生产后出血时，通常在产道中可观察到大量血液，但也需警惕隐匿性的腹腔出血。

2. 产科大量输血有两种方案，在来不及获得实验室及床旁检测结果时，先根据经验给予固定比例的血液制品，一旦获得实验室或床旁血液检查结果，血制品的比例就应做出相应调整。

3. 如暂时不能获得实验室和床旁检测结果，则需要识别引起出血的潜在因素，做出正确的判断。如宫缩乏力和产道损伤出血的凝血障碍一般为稀释性的，仅在出血量大时发生；而胎盘早剥一般为消耗性凝血功能障碍，出血量较少时就需要及早输 FFP 和冷沉淀等改善凝血功能的血制品。

4. 血浆纤维蛋白原水平 < 2g/L 与产妇不良结局相关，应及时进行补充。FFP 中的纤维蛋白原含量较低，冷沉淀和纤维蛋白浓缩物能提供高浓度的纤维蛋白原。

5. 产后大出血的救治是围产医学多学科密切协作的一个典型场景。应在平时经常进行模拟演练，以促进各学科成员之间的默契配合。

参考文献

[1]Sultan P，David AL，Fernando R，et al.Inflammation and epidural-related maternal fever：proposed mechanisms[J].Anesth Analg，2016，122：1546-1553.

[2]Ahuja P，Jain D，Bhardwaj N，et al.Airway changes following labor and delivery in preeclamptic parturients：a prospective case control study[J].Int J Obstet Anesth，2018，33：17-22.

[3]Abdul-Kadir R，McLintock C，Ducloy AS，et al.Evaluation and management of postpartumhemorrhage：Consensus from an international expert panel[J]. Transfusion，2014，54：1756-1768.

[4]Kozek-Langenecker SA，Afshari A，Albaladejo P，et al.Managementof severe perioperative bleeding：guidelines fromthe European Society of Anaesthesiology[J].Eur J

Anaesthesiol，2013，30：270-382.

[5]Holcomb JB，Tilley BC，Baraniuk S，et al.Transfusion of plasma，platelets，and red blood cells in a 1 ： 1 ： 1 vs a 1 ： 1 ： 2 ratio and mortality in patients with severe trauma：the PROPPR randomized clinical trial[J].JAMA，2015，313：471-482.

[6]Nascimento B，Callum J，Tien H，et al.Effect of a fifixed-ratio（1 ： 1 ： 1） transfusion protocol versus laboratory-results-guided transfusion in patients with severe trauma：a randomized feasibility trial[J].CMAJ，2013，185：E583-E589.

[7]Collins PW，Lilley G，Bruynseels D，et al.Fibrin-based clot formationan early and rapidly available biomarker for progressionof postpartum hemorrhage：a prospective cohort study[J].Blood，2014，124：1727-1736.

[8]Cortet M，Deneux-Tharaux C，Dupont C，et al.Association between fibrinogen level and severityof postpartum haemorrhage：secondary analysis of a prospectivetrial[J].Br J Anaesth，2012，108：984-989.

[9]Hunt BJ，Allard S，Keeling D，et al.A practical guideline for the haematological managementof major haemorrhage[J].Br J Haematol，2015，170：788-803.

[10]Shakur H，Roberts I，Fawole B，et al.Effect of early tranexamic acid administration on mortality，hysterectomy，and other morbidities in women with post-partum haemorrhage （WOMAN）：an international，randomised，double-blind，placebo-controlled trial[J]. Lancet，2017，389：2105-2116.

[12]Robinson D，Basso M，Chan C，et al.Guideline No.431：Postpartum hemorrhage and hemorrhagic shock[J].J Obstet Gynaecol Can，2022，44（12）：1293-1301.

硬膜外分娩镇痛转剖宫产硬膜外麻醉失败

病例资料

产妇 28 岁，身高 163 cm，体重 77kg，因"G3P0，孕 40^{+2} 周，检查发现尿蛋白（+）1 天"入院。入院后完善相关检查，因"妊娠期蛋白尿"行人工破膜＋催产素滴注综合引产，11：00 临产。

14：00 宫口开 2cm，检查血常规、凝血功能在正常范围，于 L$_{2~3}$ 行硬膜外分娩镇痛，穿刺置管顺利，给予 0.1% 罗哌卡因＋0.5μg/ml 舒芬太尼 6ml，5min 后产妇无不适主诉、疼痛 VAS 评分 8 分，再次给予 0.1% 罗哌卡因＋0.5μg/ml 舒芬太尼 7ml，连接镇痛泵（镇痛泵配方：0.1% 罗哌卡因＋0.5μg/ml 舒芬太尼 100ml，设置：背景剂量 6ml/h，PCA 6ml，锁定时间 15min），20min 后产妇疼痛 VAS 评分 4 分。15：15 宫口开 4cm，停催产素，PCA 给药一次。

17：00 胎心监护宫缩应激试验（contraction stress test，CST）示：伴频发变异减速至 90 ~ 120 次 / 分，CST Ⅲ 类。此时宫口开 8cm，宫缩时嘱产妇用力屏气，胎头下降感不明显，产瘤大小为 5cm×4cm。考虑胎儿宫内窘迫，无法立即阴道分娩，继续阴道试产可能进一步加重胎儿宫内窘迫程度，决定立即行剖宫产术终止妊娠。

病例分析

问题一：分娩镇痛转急诊剖宫产时，麻醉方式如何选择？如何提高硬膜外镇痛转硬膜外麻醉的成功率？

分析：

1. 麻醉方式的选择　分娩镇痛转急诊剖宫产时，麻醉方式选择的原则首先是根据手术的急迫程度。对于大多数非紧急的手术，应该首先考虑利用分娩镇痛时留置的硬膜外导管实施硬膜外麻醉，以减少重新穿刺对患者造成的损伤。如果之前一段时间分娩镇痛效果较差，提示硬膜外导管位置不佳，或者怀疑硬膜外导管移位，也可以重新穿刺实施脊髓麻醉。当椎管内麻醉效果不理想时，可以考虑应用镇痛药来补救，值得推荐的是艾司氯胺酮，如果椎管内麻醉失败，则转为全身麻醉。

如果剖宫产手术非常急迫，则利用原来的导管实施硬膜外麻醉或直接实施全身麻醉均可，主要还是基于麻醉医生的能力和对情况（包括产科因素、硬膜外导管等）的综合判断。

如果分娩镇痛采用的是连续蛛网膜下隙阻滞的方法，比如意外硬脊膜穿破后直接将导管置入蛛网膜下隙进行分娩镇痛，则转剖宫产时无论紧急与否，都可以利用该导管实施脊麻，最快速地达到手术麻醉的要求。

2. 提高硬膜外镇痛转硬膜外麻醉的成功率　要提高转硬膜外麻醉的成功率，应该从以下三方面来考虑：

（1）用于硬膜外的药物种类：对于急诊剖宫产而言，起效迅速的局麻药（如氯普鲁卡因和利多卡因）通常会被优先考虑。碱化的利多卡因（碳酸利多卡因）非离子成分较盐酸利多卡因高，其中的 CO_2 可促进局麻药的弥散与捕获，因此可以加快硬膜外阻滞起效并增强阻滞效果。近期一项 Bayesian 网状 meta 分析肯定了碱化的利多卡因和氯普鲁卡因是剖宫产硬膜外麻醉起效最快的两个局麻药，然而这两个药物还没有被很好地进行过直接比较。此外，研究表明，局麻药中添加脂溶性阿片类药物如芬太尼可以加速硬膜外麻醉起效、增强镇痛效能，因此在紧急剖宫产时，可以将芬太尼（或舒芬太尼）添加到利多卡因中以进一步加快起效、促进阻滞平面升高。

（2）局麻药浓度：分娩镇痛转剖宫产麻醉时，由于硬膜外腔已有相当量的低浓度局麻药，通过硬膜外导管追加的局麻药会被一定程度的稀释，因此为了加速起效并且阻滞完善，无论是氯普鲁卡因还是碳酸利多卡因，所加的局麻药应该采用原液。

（3）给药时机：一旦决定实施剖宫产，在产房应尽早启动硬膜外麻醉，可立即给予试验剂量评估麻醉效果，可在转运前给予首次剂量，相当于试验剂量以排除硬膜外导管入血或入蛛网膜下隙，转入手术室后再将余量一次性全部注射入硬膜外导管，以缩短麻醉时间。

硬膜外分娩镇痛转剖宫产硬膜外麻醉失败的危险因素包括：①实施剖宫产的麻醉医师产科麻醉专业化程度和经验不足；②分娩镇痛过程中，产妇因疼痛需硬膜外单次给药的次数增加，往往提示硬膜外导管位置不当，转剖时容易发生硬膜外麻醉失败；③剖宫产的紧急程度，越是急迫的剖宫产，越没有时间仔细评估硬膜外麻醉的效果，或是没时间等待硬膜外麻醉起效而改全麻；④产妇身高，越是高的产妇，阻滞平面不足的风险可能越高。

其实，分娩镇痛过程中，积极的镇痛管理对降低转剖宫产时硬膜外麻醉失败的发生率是非常有益的。积极的镇痛管理主要涉及两方面，一方面麻醉医师对产妇爆发痛的原因能迅速地诊断并进行有针对性的处理，尤其是及时地调整或者重置功能不良的硬膜外导管，有时可能只需要将硬膜外导管向外拔出 1cm 就能改善镇痛效果，而功能良好的硬膜外导管是转剖宫产时硬膜外麻醉成功的关键；另一方面，积极的镇痛管理还包括与产科团队密切的沟通，这样在有转剖宫产可能时麻醉医师才能第一时间接到通知，从而在产房尽早启动硬膜外麻醉，为硬膜外麻醉的成功争取时间。

病例资料

17：05 麻醉医师到达产房，产妇自诉分娩镇痛效果良好，故通过硬膜外导管给予 1.73% 碳酸利多卡因 3ml。产妇立即诉耳鸣，回抽见注射器内鲜血持续回流。

病例分析

问题二：该产妇此时发生了什么？应该如何考虑完成剖宫产麻醉？
分析：

血内局麻药浓度骤然升高，可引起一系列毒性症状，按其轻重程度排序为：舌或唇麻木、头痛头晕、耳鸣、视力模糊、注视困难或眼球震颤、言语不清、肌肉颤搐、语无伦次、意识不清、惊厥、昏迷和呼吸停止。因此，给予硬膜外试验剂量后，产妇出现耳鸣，为局麻药毒性反应的早期症状之一；回抽见注射器内鲜血持续回流，确认硬膜外导管意外进入血管。

该产妇硬膜外分娩镇痛转剖宫产硬膜外麻醉失败，所以需更改麻醉方式。根据此时产妇及胎儿的情况，可以考虑重新穿刺实施脊髓麻醉，如果手术非常紧迫，在硬膜外导管进入血管的情况下，全麻应该是最佳的选择。

病例资料

17：10 产妇转入手术室，监测生命体征平稳，将误入血管的硬膜外导管拔除，选择 L$_{3\sim4}$ 重新穿刺行单次脊麻，鞘内注射罗哌卡因 15mg，手术顺利，术中无明显不适主诉。
术后患者安返病房，术后 3 天顺利出院。

病例分析

问题三：硬膜外分娩镇痛转剖宫产时，实施脊髓麻醉需注意什么？

分析：

硬膜外分娩镇痛转剖宫产时，由于硬膜外腔已经积聚了一定量的局麻药，此时实施脊髓麻醉，需要警惕高平面脊麻甚至全脊麻的风险，已经有过不少类似的病例报道。因此，并不推荐单次脊麻，而是推荐脊髓-硬膜外联合麻醉（CSEA）。因为单次脊麻时，为了确保阻滞平面，势必需要较大的局麻药剂量，而实施 CSEA 时，蛛网膜下隙注射的局麻药剂量可以适当降低，经评估后必要时通过硬膜外导管再补充，这样高平面脊麻的风险就明显降低。即便如此，还是需要做好处理高平面脊麻甚至全脊麻的准备。

此外，由于硬膜外腔积聚了一定量的液体，在穿刺过程中需要仔细判断脊麻针的位置，不要误将硬膜外腔的少量药液当成脑脊液。判断的依据包括穿刺时的解剖层次和回抽液体的持续性，通常硬膜外腔即使有较多的药液，也比较难持续回抽。

问题四：急诊剖宫产时，如何实施全身麻醉？

分析：

全身麻醉具有起效迅速、从麻醉诱导到胎儿娩出时间最短、对凝血功能的要求不高等优点，但也存在反流误吸、困难气道、新生儿抑制等风险。急诊剖宫产手术实施全麻时，需要考虑如何将这些风险降到最低。

1. 预防反流误吸　一旦决定急诊手术，应立即禁饮禁食。对于饱胃患者，决定实施急诊手术后应尽早给予口服枸橼酸合剂 30ml 以中和胃酸，静脉注射胃复安 10mg ＋雷尼替丁 50mg 以抑制胃肠蠕动和胃酸分泌，并备好吸引器。

对于急诊饱胃产妇，降低反流误吸风险最关键的是麻醉诱导时采用快速顺序诱导技术。经典的快速顺序诱导包括 4 个重要环节：

（1）诱导前充分预氧合，吸纯氧 3min；情况紧急时改为 60s 内进行 8 次或 30s 内 4 次深呼吸，新鲜氧流量不低于 10L/min。麻醉诱导一般应在手术的各项准备措施（如消毒、铺巾等）完成后开始。

（2）按顺序注药，肌松起效后气管插管。

（3）整个诱导过程不进行正压通气，这样即使有反流，也不会发生误吸。当然，如果产妇肥胖、或者插管不顺利，出现氧饱和度的下降，此时轻微的面罩正压通气是可行的，控制吸气峰压最好不超过 $15cmH_2O$（最起码不超过 $20cmH_2O$），反流误吸风险是非常低的。

（4）环状软骨压迫（Sellick 手法）：存在争议，目前指南不推荐常规采用。不过如果要实施面罩正压通气，则建议实施环状软骨压迫。推荐产妇意识消失前环状软骨的压力为 10N（1kg），意识消失后压力为 30N（3kg），直至插管成功、套囊充气为止。

2. 做好困难气道的准备　妊娠妇女因妊娠性肥胖、舌体肥大、呼吸道黏膜水肿等，全身麻醉下行剖宫产产妇困难插管的风险为 1：49，插管失败的风险为 1：808，产科困难插管仍然是一个值得持续关注的问题。困难插管的危险因素包括 BMI 增加、Mallampati 评分Ⅲ或Ⅳ、舌颏间距小、下颌前突受限、开口受限和颈椎受限等。对于全麻剖宫产产妇，尤其是已确定存在困难插管高危因素的产妇，应积极做好产科全麻气道管理的预案：包括预氧合、最佳产妇体位、预防误吸和备好困难插管的工具，建议可视喉镜应该是产科手术室的标准配置。因产妇呼吸道黏膜水肿，建议采用较常规小一号的气管导管。

气管插管时，延长患者缺氧耐受时间的方法包括提高预氧合效果（头高 20°～30°，面罩扣紧，持续气道正压通气）与窒息氧合技术。窒息氧合技术是一种在呼吸暂停时通过鼻腔、口腔或鼻咽通气道等将氧气持续输入到患者气管内的技术，可对窒息患者进行被动的氧合，延长安全窒息时间，在困难气管插管的情况下可延缓低氧血症的发生。

窒息氧合的机制：正常情况下，肺泡中氧被肺循环吸收的速率为 250ml/min，肺循环向肺泡中排除 CO_2 的速率也是 250ml/min，而呼吸暂停时，氧的吸收速度没有变，而 CO_2 的排除速度只有 8～20ml/min，因此肺泡内气体压力下降，这种压力梯度促使大气道中的 O_2 向终末支气管直至肺泡流动，产生类似于"肺泡通气"的特征。

3. 减少麻醉药对产妇及胎儿新生儿的影响　传统上剖宫产全麻仅应用丙泊酚、琥珀胆碱进行诱导插管，然后高浓度吸入麻醉药维持麻醉，胎儿娩出后静脉注射阿片类镇痛药，降低吸入麻醉药浓度，或者改为丙泊酚维持麻醉。所应用的药物影响母体和胎儿的关键是药物透过胎盘屏障的程度及其对子宫收缩的影响。

（1）静脉麻醉药

丙泊酚：是目前最常用的全麻诱导药物，已经取代硫喷妥钠常规用于剖宫产全麻。但丙泊酚不适用于产妇血流动力学不稳定、低血容量休克的情况，此时应考虑氯胺酮或依托咪酯。

氯胺酮：既可以作为镇痛药（0.5mg/kg）联合丙泊酚用于全麻诱导，也可以单独作为全麻药（1～1.5mg/kg）取代丙泊酚用于剖宫产全麻。由于剂量大时可引起精神症状及增加子宫平滑肌张力，因此一般禁用于有精神病史、先兆子宫破裂、脐带脱垂等情况的患者,慎用于高血压患者。艾司氯胺酮为右旋氯胺酮,较氯胺酮镇痛效能更强,达到相同麻醉效果时,艾司氯胺酮剂量仅为氯胺酮的1/2,苏醒更快,精神方面的不良反应更少。

依托咪酯:静脉注射0.2 ~ 0.3mg/kg可用于产妇的麻醉诱导,适用于血流动力学不稳定的产妇。

（2）肌松药:肌松药是高度解离的物质,脂溶性很低,所以不易通过胎盘屏障,对胎儿几乎无影响,且不影响母体子宫收缩,都可安全用于产科麻醉。琥珀胆碱推荐诱导剂量1 ~ 1.5mg/kg,罗库溴铵的快速诱导剂量0.6 ~ 1.0mg/kg,如果产妇同时在使用硫酸镁,肌松药可适当减量。

（3）阿片类镇痛药:胎儿娩出前不建议常规使用阿片类药物,以免造成新生儿呼吸抑制,但子痫前期或合并心脑血管疾病的产妇除外,以避免诱导插管时血流动力学的剧烈波动导致心脑血管意外。对新生儿影响最小的阿片类药物为瑞芬太尼,单次注射0.5 ~ 1.0μg/kg对胎儿影响小。无论使用何种阿片类药物,一旦使用仍需做好新生儿复苏准备。阿片类药物对子宫收缩无明显影响。

（4）吸入麻醉药:是剖宫产全麻最常用的麻醉维持药物,对子宫平滑肌呈现剂量依赖性的抑制作用,高浓度使用可致宫缩不良继而有大出血风险,因此在胎儿娩出前吸入麻醉药的呼气末浓度一般为1MAC,而胎儿娩出后伴随阿片类药物的应用,呼气末吸入麻醉药浓度降低至为0.5MAC,最高不超过0.75MAC。

（5）其他抑制插管应激反应的药物:由于传统的产科全麻诱导不推荐应用阿片类药物,为有效抑制麻醉诱导气管插管的应激反应,同时又能减少全身麻醉诱导药物的剂量,可以选择艾司洛尔、硫酸镁、利多卡因或尼卡地平等药物来配伍进行诱导。

此外,如果可能,建议一直保持子宫左倾位至胎儿娩出;常规监测$PetCO_2$,避免过度通气降低子宫胎盘血流。

问题五:如何看待分娩镇痛时硬膜外试验剂量?
分析:

硬膜外置入导管后回抽并不能完全保证导管处于正确的位置,为防止用于硬膜外阻滞剂量的局麻药误入静脉、蛛网膜下隙或硬膜下间隙后导致全身局麻药中毒反应或全脊髓麻醉,常规应先给予硬膜外试验剂量(传统上包括利多卡因45mg和肾上腺素15μg),以判断硬膜外导管位置是否正确。

然而在分娩镇痛时使用传统的试验剂量尚存争议。一是由于产妇妊娠期间的心输出量增加超过50%,临产后心率的波动和心动过速的发生也相当常见,子宫收缩有可能掩盖预期的肾上腺素带来的血流动力学变化，肾上腺素 15μg 对多数产妇的全身效应非常有限；但对于另外一些敏感的产妇，但对于另外一些敏感的产妇，肾上腺素可能会增加心肌氧耗、降低子宫胎盘血流导致胎儿宫内窘迫、恶化子痫前期患者血流动力学等。因此，对临产产妇而言，肾上腺素并不能有效鉴别导管入血，试验剂量所导致的不良反应相对非孕人群明显增加。二是产妇对局麻药敏感性增强，当硬膜外导管误入蛛网膜下隙时，给予试验剂量的局麻药就可能导致异常广泛的阻滞甚至全脊麻；而正常情况下导管确实在硬膜外时，分娩镇痛的产妇接受常规试验剂量的局麻药都可能产生运动阻滞而使得行走能力下降，减少自由行走和活动的时间，与"可行走的硬膜外镇痛"这一当代理念相冲突。因此，传统的试验剂量在产科人群中似乎不合适，因为它更容易引起并发症，而不是避免并发症。

鉴于目前低剂量、低浓度硬膜外镇痛（通常布比卡因不超过 0.1%，罗哌卡因不超过 0.15%，辅以小剂量阿片类药物）的实践，单次镇痛剂量本身就可被视为适当的试验剂量。比起肾上腺素，观察硬膜外镇痛效果更适合用来判断产妇的硬膜外导管是否误入血管。对于鉴别蛛网膜下隙还是硬膜外置管来说，单次注射的布比卡因剂量不超过 10mg（或等效的罗哌卡因剂量）就是安全而有效的。

当分娩镇痛中转剖宫产时，需要通过硬膜外导管加药来满足麻醉的要求，重新测试硬膜外导管位置的必要性存在争议。尽管用于分娩镇痛的导管已经建立，但仍可能发生罕见的导管向蛛网膜下隙或血管移位情况，与分娩镇痛相比，转剖宫产硬膜外麻醉需要使用高浓度大剂量的局麻药，因此局麻药全身毒性反应和全脊麻的风险远远高于分娩镇痛。考虑到人员交接的问题，很多麻醉医生认为不是自己放置的硬膜外导管确实需要硬膜外试验剂量，但又不得不在这种需要与潜在的延迟可能导致胎儿进一步受损之间做出平衡。因此，分娩镇痛转剖宫产时，硬膜外可以采用递增式的给药方式来平衡导管移位风险与快速起效的需求，即先将诱导剂量的一小部分作为试验剂量通过硬膜外导管注射，确认无入血和入蛛网膜下隙的迹象后再将余量一次性注入。而为了节省时间，初始的试验剂量最好在产妇从产房转运至手术室前即给药，这样可以利用转运的时间对硬膜外导管进行判断。一旦到达手术室，就可以立刻决定是按计划实施硬膜外麻醉、还是更改为其他麻醉方式。

📝 病例点评

硬膜外镇痛转剖宫产麻醉是分娩镇痛工作中经常要面临的问题，因为阴道分娩转剖宫产的发生率一般不低于 10%，有的甚至可达 20%。由于是急诊手术，产妇在临产过程中可能进食了某些固体食物，即便是按照目前的专家共识在临产后严格限制固体食物，而以高能量的清液体代替，由于能量越高食物的胃排空越慢，因此紧急手术时依然存在反流误吸的风险。并且，临产和分娩的过程也可能增加产妇困难气道的风险。从规避剖宫产全麻上述风险的角度出发，从减少胎儿麻醉药物暴露的角度考虑，充分利用事先已留置的硬膜外导管实施硬膜外麻醉是绝大多数情况下首选的麻醉方式。因此，如何提高硬膜外镇痛转硬膜外麻醉的成功率，是产科麻醉中一个热点的话题。

为了迅速达到剖宫产硬膜外麻醉所需的阻滞平面（T_6），通常需要将未经稀释的、诱导剂量的局麻药一次性注入硬膜外腔，这与一般平诊剖宫产手术硬膜外局麻药分多次注入不同，因此面临着更大的全脊麻和局麻药全身毒性反应的风险，而且一旦发生，程度也更严重。所以，硬膜外试验剂量在此时尤为重要。通常，无论是碳酸利多卡因还是氯普鲁卡因，如果计划的局麻药诱导剂量是15ml（其实这是一个最低剂量，多数产妇可能需要20ml），可以将3ml作为试验剂量提前注入，观察3～5min后，排除硬膜外导管入血或入脑脊液，再将余下的12ml（最大17ml）局麻药一次性注入硬膜外间隙。即使发生意外的导管移位，3ml试验剂量全部入血，就像本例一样，也只引起轻微的局麻药中毒早期症状，不至于发生严重的后果。

当硬膜外麻醉失败时，如果剖宫产手术非常紧迫，全麻应该是最合适的选择，否则的话，椎管内阻滞，尤其是脊髓–硬膜外联合阻滞（CSEA），仍然是首选。本例患者采用单次脊麻，虽然其后的麻醉和手术过程顺利，但相对于CSEA来说，高平面脊麻甚至全脊麻的风险明显增加。这是因为之前的分娩镇痛已在硬膜外间隙潴留了一定量的局麻药，具体的量受镇痛泵的背景输注速度、末次单次注射剂量（包括PCA和麻醉医师额外补救给药）、间隔时间、硬膜外吸收入血的速度等多方面因素的影响，变异很大。在这种情况下实施脊麻，原来硬膜外的局麻药就可能经过硬脊膜上的破孔进入蛛网膜下隙，导致高平面脊麻甚至全脊麻。CSEA相对单次脊麻来说，由于可以先在蛛网膜下隙注射一个较小的剂量，经评估后如需要再通过硬膜外导管补充给药，因此更加安全。

这个病例再一次强调了硬膜外试验剂量在分娩镇痛转剖宫产硬膜外麻醉的重要性，也提示每个科室应该制定分娩镇痛转剖宫产时麻醉实施的规范和流程，以降低意外和不良事件的风险，保障母婴安全。

（刘晶晶　黄绍强）

要 点 Keypoint

1. 分娩镇痛产妇行急诊剖宫产时，麻醉方式的选择主要根据手术的急迫程度。对于大多数非紧急的手术，首选利用已有的硬膜外导管实施硬膜外麻醉。如手术非常急迫，选择硬膜外麻醉还是全麻基于麻醉医生的能力和对当时情况的判断。

2. 提高分娩镇痛转硬膜外麻醉的成功率应从三方面考虑：选择起效迅速的局麻药；局麻药应采用未稀释的原液；优化硬膜外给药时机，尽早启动硬膜外麻醉。

3. 积极的分娩镇痛管理有利于降低中转剖宫产时硬膜外麻醉失败的发生率，主要包括两方面，一是对产妇爆发痛的原因能迅速诊断并进行针对性的处理，确保硬膜外导管功能良好；二是与产科团队密切的沟通协作。

4. 硬膜外分娩镇痛产妇行剖宫产时，实施脊麻需警惕高平面阻滞甚至全脊麻的风险。此时脊麻硬膜外联合阻滞优于单次脊麻。

5. 急诊饱胃产妇全麻诱导时，降低反流误吸风险最关键的是采用快速顺序诱导。可视喉镜应是产科手术室的标准配置。

6. 气管插管时，延长患者缺氧耐受时间的方法包括提高预氧合效果（头高20°～30°、面罩扣紧、持续气道正压通气）与窒息氧合技术。

7. 阴道分娩转急诊剖宫产时，为了迅速达到硬膜外麻醉所需的阻滞平面，通常需将未稀释的全部诱导剂量的局麻药一次性注入硬膜外腔，这与平诊手术硬膜外局麻药分多次注入不同，因此面临更大的全脊麻和局麻药毒性反应的风险，所以硬膜外试验剂量尤为重要。

参考文献

[1]Fernandes NL，Dyer RA.Anesthesia for urgent cesarean section[J].Clin Perinatol，2019，46（4）：785-799.

[2]Hillyard SG，Bate TE，Corcoran TB，et al.Extending epidural analgesia for emergency caesarean section：a meta-analysis[J].Br J Anaesth，2011，107（5）：668-678.

[3]Mankowitz SK，Gonzalez Fiol A，Smiley R.Failure to extend epidural labor analgesia

for cesarean delivery anesthesia : a focused review[J].Anesth Analg, 2016, 123（5）: 1174-1180.

[4]Bauer ME, Mhyre JM.Active management of labor epidural analgesia is the key to successful conversion of epidural analgesia to cesarean delivery anesthesia[J].Anesth Analg, 2016, 123（5）: 1074-1076.

[5]Halpern SH, Soliman A, Yee J, et al.Conversion of epidural labour analgesia to anaesthesia for caesarean section : a prospective study of the incidence and determinants of failure[J].Br J Anaesth, 2009, 102（2）: 240-243.

[6]Bauer ME, Kountanis JA, Tsen LC, et al.Risk factors for failed conversion of labor epidural analgesia to cesarean delivery anesthesia : a systematic review and meta-analysis of observational trials[J].Int J Obstet Anesth, 2012, 21（4）: 294-309.

[7]D'Angelo R, Smiley RM, Riley ET, et al.Serious complications related to obstetric anesthesia : the serious complication repository project of the society for obstetric anesthesia and perinatology[J].Anesthesiology, 2014, 120（6）: 1505-1512.

[8]Reschke MM, Monks DT, Varaday SS, et al.Choice of local anaesthetic for epidural caesarean section : a bayesian network meta-analysis[J].Anaesthesia, 2020, 75（5）: 674-682.

[9]El-Orbany M, Connolly LA.Rapid sequence induction and intubation : current controversy[J].Anesth Analg, 2010, 110（5）: 1318-1325.

[10]Heard A, Toner AJ, Evans JR, et al.Apneic oxygenation during prolonged laryngoscopy in obese patients : arandomized, controlled trial of buccal raetube oxygen administration[J].Anesth Analg, 2017, 124（4）: 1162-1167.

[11]Ansari J, Carvalho B, Shafer SL, et al.Pharmacokinetics and pharmacodynamics of drugs commonly used in pregnancy and parturition[J].AnesthAnalg, 2016, 122（3）: 786-804.

[12]Van de Velde M.The use of remifentanil during general anesthesia for caesarean section[J]. Curr Opin Anaesthesiol, 2016, 29（3）: 257-260.

[13]Reale SC, Bauer ME, Klumpner TT, et al.Multicenter Perioperative Outcomes Group Collaborators.Frequency and risk factors for difficult intubation in women undergoing

general anesthesia for cesarean delivery：amulticenter retrospective cohort analysis[J].

Anesthesiology，2022，136（5）：697-708.

[14]Massoth C，Wenk M.Epidural test dose in obstetric patients：should we still use it？[J].

Curr Opin Anaesthesiol，2019，32（3）：263-267.

病例 26　脊髓拴系综合征产妇的分娩镇痛

病例资料

患者女性,30岁,身高163cm,体重83.9kg。因自觉规律性腹痛急诊入院,入院诊断:G1P0,孕39周5天,单胎,头位,试管婴儿妊娠状态,妊娠期糖尿病,脊髓拴系综合征。患者8年前被诊断脊髓拴系综合征,近两年自觉腰酸,立久或弯腰时酸胀加重或腰痛,不伴有下肢感觉异常和无力等症状,孕期腰酸腰痛症状未有明显加重。腰椎磁共振提示:腰椎序列正常,前后纵韧带和黄韧带未见异常。脊髓圆锥末端位于L$_4$椎体水平,终丝紧贴椎管后壁。

入产房后该患者即表达了要求分娩镇痛的强烈意愿。考虑脊髓拴系患者实施椎管内阻滞发生神经并发症的风险高,与其沟通后决定采用κ受体激动剂纳布啡进行静脉镇痛。

23:30宫口开2cm,胎心监护正常,23:40静脉缓慢推注纳布啡10mg,观察20min,产妇主诉每次宫缩疼痛程度有所降低,数字评分量表(NRS)从8分降至5分,无头晕等其他特殊情况。0:00追加纳布啡5mg,3min后疼痛逐渐降低至3分,给药后胎心率始终无明显变化。观察至凌晨1:00,患者及胎儿均无异常。

6:00产妇要求追加镇痛药物,再次予纳布啡10mg静脉注射,产妇的感受与第一次用药相似,30min后追加5mg,镇痛效果满意。观察30min无明显不良反应,之后每小时随访,母胎均无异常。

12:00左右宫口开全,产妇表示疼痛程度可忍受,未追加镇痛药。

13:06顺利分娩,母婴无异常,新生儿Apgar评分正常。

病例分析

问题一:什么是脊髓拴系综合征?其病因和发病机制是什么?

分析：

脊髓拴系综合征（tethered cord syndrome，TCS）是指由于先天及后天因素导致无弹性结构系住脊髓末端，限制其垂直移动所致的神经障碍症候群，于1976年由Hoffman等提出。TCS按病因可以分为终丝牵张、脂肪脊髓脊膜膨出、脊髓纵裂畸形（split cord malformation，SCM）、脊髓脊膜膨出、皮窦道等。

脊髓和椎管分别由胚胎时期的外胚层和中胚层发育而来，妊娠第18～28天外胚层开始增生形成神经板，并逐渐闭合形成神经管，第11周时骨性椎管闭合，第12周时脊髓延伸于整个椎管，其尾端和椎管末端相平。但在生长发育的过程中椎体生长发育的速度，即椎管增长的速度比脊髓增长的速度要快，由于头端是固定的，故逐渐出现脊髓向头侧"上移"的现象。出生后约3周脊髓圆锥末端逐渐达到成人水平，即T_{12}、L_1椎体下缘水平（大约5%的成年人的圆锥位于L_2水平）。

脊髓圆锥尾部的细胞团退化与软脊膜共同形成终丝（成人终丝直径一般不超过2mm），附着于第1～2尾骨背侧的骨膜上，终丝有固定脊髓的作用。正常柔软纤细的终丝和齿状韧带对牵拉具有一定的缓冲作用，允许脊髓在生长发育过程中逐渐上移，但如果终丝变短增粗后，这种缓冲作用就减弱甚至消失了。脊柱尤其是腰椎在屈曲或伸展等运动时，终丝的弹性允许圆锥和终丝之间连接部分适应这些活动，但如果腰骶部的病变改变了正常组织的组成成分和终丝的位置，终丝丧失了弹性，便会成为限制脊髓圆锥运动的"锚"，即形成拴系，脊髓圆锥相对椎体的位置比正常者低。当脊髓神经长期被过度牵拉，其血流、代谢和电生理功能等方面发生改变，进而出现一系列的TCS神经功能损害的临床表现。

一些TCS患者的圆锥处于正常的位置，这些患者为隐匿性TCS，其病因主要就是终丝纤维化而失去弹性。

问题二：脊髓拴系综合征的流行病学特点是什么？有哪些临床表现？
分析：

脊髓拴系综合征大部分与神经管畸形有关，大概占神经管畸形患者的35%～87%。神经管畸形（neural tube defects，NTDs）是一组异质性很高的椎弓根、脊髓和脑膜层疾病，是由于胚胎发育时神经管闭合不全所致，为最常见的神经系统出生缺陷，约占新生儿神经系统出生缺陷的38.6%。NTDs发病率存在地区差异，世界范围内NTDs总体发病率约为0.5/1000～2/1000，其中欧洲和北美地区最低，南亚最高，包括我国在内的东亚地区为1.9/1000。据文献报道甘肃、云南、山西等省份NTDs发生率高达1/200，云南陆良地区的NTDs患儿占比超过全国总病例数的13%。

TSC 可发生于任何年龄段，病理类型和年龄不同，临床表现各异。主要包括疼痛（难以描述的疼痛或不适，常无皮肤节段分布特点），躯体感觉运动功能障碍（主要是下肢进行性无力和行走困难，以双侧多见）、肌肉骨骼畸形、大小便功能障碍等，常伴有脂肪性脊髓脊膜膨出、腰骶部脂肪瘤和终丝增粗短缩等。TCS 是由于脊髓圆锥受牵拉所致，故症状多出现在快速生长期，如胎儿期、幼儿期和青春期。脊髓圆锥受牵拉的程度决定了症状出现的年龄。脊髓圆锥受牵拉程度不严重时，在快速生长期可以无症状。在没有骨科畸形或泌尿系统功能障碍的患者中，创伤往往导致症状出现。创伤可能是轻微的（妊娠、分娩、运动），也可能是直接对脊柱的重大创伤。据推测，这部分患者的拴系程度不足以单独引起症状，但创伤增加了本已紧张的脊髓的压力，改变了微循环和细胞代谢，最终导致神经系统功能恶化。

体格检查是诊断 TCS 的关键，可发现腰骶部皮下肿块、皮肤窦道、血管瘤和多毛症、皮赘。一岁以下的患儿可能很难发现括约肌障碍，但当有下肢畸形或肛门直肠畸形需考虑是否有脊髓拴系的存在。学步期和幼童通常表现为运动和感觉功能的障碍，运动能力或膀胱功能倒退，可表现为步态异常，感觉障碍，脊柱侧凸的进展或足部畸形，也可能会有背部或下肢的疼痛。青少年期的患者表现为腰骶区、会阴部和腿部的疼痛，括约肌功能障碍或是尿失禁，与腰部屈伸动作相关的疼痛。成人 TCS 主要表现为排尿困难、腰骶部疼痛、下肢感觉运动功能障碍等。

问题三：很多文献报道了脊髓拴系患者在椎管内阻滞后出现下肢神经并发症甚至截瘫的情况，对于这种椎管内阻滞风险较高的产妇，分娩镇痛时如果不适合椎管内阻滞，可以选择何种其他的镇痛方案？

分析：

目前，椎管内阻滞是分娩镇痛的最常用方法，它不仅提供有效的镇痛，而且对母体和新生儿的不良反应小，但是在硬膜外镇痛有风险或是硬膜外镇痛禁忌时，需要考虑其他全身用药方法，常见的有吸入麻醉药和阿片类药物。

1. N_2O　是常用的分娩镇痛吸入麻醉药，无色、有点甜味，血溶解度低，起效快，在吸入后 60 秒内达到脑浓度峰值，清除快速。其作用机制复杂，可通过抑制中枢神经系统钾通道，激活内源性阿片类物质释放，也可激活 GABA 受体缓解焦虑。患者能够在阵痛期自行给药，并根据自己的疼痛水平自行滴定药量。N_2O 吸入后的并发症主要有恶心、呕吐、头晕、口干、嗜睡。虽然 N_2O 用于分娩镇痛其效果个体差异非常大，疼痛的缓解程度明显不如椎管内阻滞，但它的应用对母胎都比较安全，而且有研究发现产妇的满意度也较高，因此可以作为有椎管内阻滞禁忌证产妇分娩镇痛的另一种可行的选择。

2. 阿片类镇痛药 阿片类药物是分娩镇痛全身用药的一大类。其中最早使用的是哌替啶，价格低廉，但镇痛效能不佳，常导致过度镇静、恶心呕吐、胎儿呼吸抑制等不良反应，且活性代谢物去甲哌替啶半衰期长，目前已很少使用。美国妇产科医师协会（ACOG）近期推荐的常用于分娩镇痛的胃肠外或全身性阿片类药物见病例 26 表 1。因为阿片类药物的分子量低，脂溶性强，容易透过胎盘，另外新生儿的血脑屏障发育并不是很完善，阿片类药物可直接作用于呼吸中枢，所有阿片类药物都有可能导致新生儿呼吸抑制和新生儿行为改变。新生儿的药物消除需要的时间比成人长，因此作用可能会延长，特别是在接近分娩时使用时。

枸橼酸芬太尼是一种短效阿片类药物，具有起效快的特点。但芬太尼的使用会导致蓄积效应，在反复使用或持续输注后常因再摄取作用而延长输注相关半衰期，随之延长其在新生儿体内的清除半衰期。

宫缩痛是间歇性的疼痛，理想的分娩镇痛药物要求起效快，剂量能够进行个体化调节。无论产程长短，一旦结束用药，药物可被机体即刻代谢，且药物作用可在短时间内消失。

近年来使用比较多的静脉分娩镇痛药物是瑞芬太尼。瑞芬太尼是一种短效、强效的 μ - 阿片受体激动剂，脂溶性低，分布容积小。在人体内 1 分钟左右迅速达到血 - 脑平衡，起效快，通过非特异性组织酯酶在成人和新生儿的组织和血液中被迅速水解。瑞芬太尼在使用后虽可渗透胎盘屏障，但可迅速在胎儿体内彻底代谢，不会对胎儿产生不良影响。正是由于独特的药代动力学和药效学特点，瑞芬太尼静脉镇痛用于分娩备受关注，似乎有望成为目前最接近理想的静脉分娩镇痛药物。2018 年 8 月柳叶刀杂志发表了一篇由英国 14 家医院进行的比较瑞芬太尼和哌替啶分娩镇痛的大样本多中心随机对照研究，其结果表明，瑞芬太尼 PCIA 分娩镇痛时需要转为硬膜外镇痛的产妇比例较肌内注射哌替啶者显著减少，器械助产率也降低。不过瑞芬太尼 PCIA 时低氧饱和度的比例明显高于肌内注射哌替啶，但只要密切监测，均易于识别和处理，并不导致母亲和新生儿的不良结局。然而，与椎管内阻滞分娩镇痛相比，瑞芬太尼静脉镇痛的效果还是要差很多，最突出的问题是剂量过大时可能造成产妇的呼吸抑制，由此导致的产妇心搏骤停已有报道。因此采用瑞芬太尼静脉分娩镇痛一定要谨慎。瑞芬太尼 PCA 分娩镇痛操作规程中安全注意事项：①不建议背景输注，不允许同时使用笑气或其他镇痛药物；②持续监测产妇 SpO_2，并始终提供 1：1 的看护；③ PCA 推荐剂量 10 ~ 30μg（最大不超过 30μg），锁定时间 2min；④应用其他阿片类药物后若再应用瑞芬太尼，间隔时间应＞4h；⑤脐带夹毕前终止瑞芬太尼 PCA 的时间应〉5 ~

10min。

纳布啡为 κ 受体激动剂、选择性拮抗 μ 受体，对呼吸抑制作用弱。纳布啡起效时间为 2 ~ 3min，30min 达峰值，作用可持续 3 ~ 6h，静脉注射纳布啡用于分娩镇痛可能引起胎心率的变异性降低，包括加速和长时程变异的减少。2011 年的一项研究，纳入 302 例经阴道分娩的初产妇，在第一产程的活跃期对 57 例产妇静脉推注纳布啡 10mg 镇痛，与无镇痛的对照组相比，纳布啡镇痛组镇痛效果满意，第一产程进展时间明显缩短，不伴有胎儿、产妇及新生儿相关并发症的增加。另有研究发现小剂量纳布啡可改善 μ 受体介导的瘙痒且不影响镇痛效果。一项纳布啡用于全麻诱导的研究提示，静脉推注纳布啡 0.2mg/kg 可以抑制插管应激反应，但可能引起新生儿短时抑制：纳布啡组的新生儿 1 分钟 Apgar 评分低于生理盐水对照组（分别为 6.75 ± 2.3，8.5 ± 0.74，$P = 0.0002$）（纳布啡组有 27% 新生儿 Apgar 评分为 4 ~ 6 分，对照组 7% 新生儿 Apgar 评分为 4 ~ 6 分）。所有新生儿 5 分钟的 Apgar 评分都为 9 ~ 10 分，这提示即使万一纳布啡应用后不久胎儿即娩出，也不会发生新生儿长时间抑制。

布托啡诺是一种 κ 受体激动、选择性 μ 受体激动拮抗剂。布托啡诺 1mg 静脉注射 15 分钟后可使宫缩疼痛强度降低 25% ~ 35%，布托啡诺可能会产生过量的镇静作用。而且布托啡诺使用后会出现一种药物相关的胎心率正弦波形，这种心率模式如果不与布托啡诺使用相关，通常意味着胎儿缺氧 / 缺血。

病例 26 表 1　分娩镇痛常用的胃肠外或全身阿片类药物

药物	剂量及给药方式	起效时间	持续时间	消除半衰期（母体）
芬太尼	50 ~ 100μg/h；或 PCA，负荷剂量 50μg，10 ~ 25μg/10 ~ 12min	2 ~ 4min	30 ~ 60min	3h
吗啡	2 ~ 5mg IV 5 ~ 10mg IM	10min IV 30min IM	1 ~ 3h	2h
纳布啡	10 ~ 20mg IV，SQ 或 IM	2 ~ 3min IV 15min SQ 或 IM	2 ~ 4h	2 ~ 5h
布托啡诺	1 ~ 2 mg IV 或 IM	5 ~ 10 min IV 30 ~ 60 min IM	4 ~ 6h	2 ~ 5h
瑞芬太尼	PCA：0.15 ~ 0.50μg/Kg PCA 锁定时间 2 min	20 ~ 90 s	3 ~ 4min	9 ~ 10min

　　引　自：American College of Obstetricians and Gynecologists' Committee on Practice Bulletins—Obstetrics.ACOG Practice Bulletin No.209：Obstetric Analgesia and Anesthesia.Obstet Gynecol，2019，133：e208-e225.

问题四：神经管畸形对麻醉和镇痛带来了挑战，对于合并脊髓拴系综合征的产妇，是否可以实施椎管内阻滞分娩镇痛？如果可以，应该注意哪些方面？

分析：

神经管畸形的患者合并了潜在的身体畸形、既往的泌尿外科和（或）神经外科手术（通常存在脑室–腹膜分流）、不同程度的肾脏损害、高血压和乳胶过敏等。为这些产妇提供分娩镇痛是有挑战的，如果进行椎管内阻滞，可能会出现镇痛不全、镇痛不对称、平面过高或阻滞平面不能延伸到脊髓缺损水平以下。更为顾虑的是，为这样的患者实施椎管内阻滞可能明显增加其神经系统并发症的风险，既往虽然有脊柱裂患者成功实施硬膜外阻滞的案例，也有不少 TCS 患者硬膜外阻滞后出现截瘫的报道，此外，即使没有神经并发症，椎管内神经阻滞也可能会出现镇痛不全、镇痛不对称、平面过高等多种问题。因此传统上，保守一点考虑，对于这一类产妇并不常规推荐椎管内阻滞分娩镇痛。然而，综合大量的循证医学证据，科学地讲，椎管内阻滞是可以用于经过选择的病例的。

合并神经管畸形的产妇如果需要实施椎管内阻滞分娩镇痛，应该注意几下几点：

有神经管畸形病史的产妇应在分娩前到麻醉门诊就诊，进行完整的感觉和运动检查并记录在案。应根据临床和影像学(磁共振 MRI)检查确定骨缺损的解剖水平和程度，识别具有完整黄韧带的正常解剖水平作为椎管内穿刺部位，确定脊髓圆锥的终止水平、拴系是否存在、脑脊液池容量及肿块的存在，确定中枢神经系统分流是否存在并判断其功能，确定是否存在乳胶过敏。

根据临床和放射学检查，与患者讨论分娩镇痛方案，提供现实的镇痛效果预期。不建议通过病灶或疤痕穿刺。硬膜外阻滞应在解剖学正常、黄韧带完整的水平进行。如硬膜外腔因矫正手术发生改变，镇痛可能不全。对于解剖异常患者，建议减少硬膜外药物的单次推注剂量。

对于脊髓拴系患者，因为脊髓与周围组织有粘连，蛛网膜下隙亦非正常解剖结构，脊髓有时会与硬脊膜紧贴在一起，蛛网膜下隙穿刺非常容易损伤脊髓。部分病例因脊髓或圆锥受到的牵拉轻而无临床症状．但行椎管内阻滞或镇痛可加重脊髓圆锥受牵拉的程度．导致神经功能恶化，出现神经系统并发症。因此 TCS 患者应该禁止行蛛网膜下隙阻滞，以免穿刺针损伤脊髓，而硬膜外阻滞并非绝对禁忌，但操作需要非常谨慎，以确保不发生意外硬脊膜穿破。

此外，行椎管内阻滞前，如果发现腰骶部皮肤有凹陷、斑块甚至伴有毛发，应询问病史，如果有腰腿痛、尿失禁等神经症状以及一些无法解释的下肢神经功能异常时应高度怀疑 TCS，应详细询问有关病史，并做影像学检查确诊。如果患者行椎管内阻滞后出现神经症状，确诊为 TCS，应尽快行椎板切除术及拴系松解手术，以改善神经系统症状。

👍 病例点评

神经管闭合不全是最常见的先天性神经系统发育畸形，包括开放性和隐性两大类，开放性神经管闭合不全，即脊髓（基板）和脑膜层的畸形部分未被皮肤覆盖，暴露于环境当中，有四种类型：脊髓脊膜膨出、脊髓膨出、半脊髓脊膜膨出和半脊髓膨出；隐性神经管闭合不全，即覆盖的皮肤存在，但脊髓和相关结构是异常的，这一类疾病解剖变异广，包括背部中线所有结构的发育异常：低位脊髓和髓质圆锥、脊髓拴系、脊髓分裂、脂肪瘤等。也就是说，脊髓拴系综合征是隐性神经管闭合不全的一种类型。

为这样的产妇实施剖宫产麻醉或分娩镇痛，麻醉医生确实面临着挑战，因为经典的工具书（比如 Chestnut 产科麻醉学）中并没有这类产妇麻醉管理的内容，这类患者接受椎管内阻滞后出现神经并发症的文献报道非常多，因此，我们在突然面对这样一个产妇时选择了相对保守的分娩镇痛方案，即静脉镇痛。在对比了瑞芬太尼 PCIA 和纳布啡静脉镇痛的优缺点后，我们选择了纳布啡。实际上在此之前，我们已经对纳布啡用于分娩镇痛有了深入了解，包括经典工具书中的描述、ACOG 的指南以及文献中涉及的可能不良反应等。相对而言纳布啡的用药（每 4 ~ 6 小时 10 ~ 20mg 静脉注射）比较简单，需要投入的精力和潜在的风险都远小于瑞芬太尼，而结果也是令人满意的。

然而，在后来有时间仔细查阅神经管闭合不全患者麻醉管理的文献后，我们意识到，对于这例产妇静脉镇痛是一种保守的方案而非最科学的方案，其实她还是有条件接受硬膜外分娩镇痛的，当然，这需要和产妇及家属对可能的风险进行充分的沟通，也需要麻醉医生在操作时拿出最大的耐心和细心。

通过这个病例的分析，一方面希望麻醉医生在面对有椎管内阻滞禁忌证的产妇时如何实施静脉镇痛有深入的了解，另一方面也希望大家对于神经管闭合不全的患者应该如何考虑椎管内阻滞的问题有全面而科学的认识。

（胡建英　黄绍强）

要 点 Keypoint

1. 脊髓拴系综合征大部分与神经管畸形有关。神经管畸形是一组异质性很高的椎弓根、脊髓和脑膜层疾病，是由于胚胎发育时神经管闭合不全所致，为最常见的神经系统出生缺陷。

2. 由于药代动力学和药效学的优点，瑞芬太尼似乎更接近理想的静脉分娩镇痛药物。然而其镇痛的效果明显比椎管内阻滞差，最突出的问题是可能造成产妇呼吸抑制，因此必须持续监测 SpO_2，并始终提供一对一的看护。

3. 纳布啡和布托啡诺等 κ 受体激动剂也可用于静脉分娩镇痛。布托啡诺可能引起胎心率正弦波形，这种胎心模式在没有药物的情况下常意味着胎儿缺氧 / 缺血。纳布啡可能引起胎心率的变异性降低。

4. 神经管畸形产妇要求分娩镇痛时，椎管内阻滞可用于经过选择的病例。应根据临床和影像学检查确定骨缺损的解剖水平和程度，识别具有完整黄韧带的正常解剖水平作为椎管内阻滞穿刺部位，确定脊髓圆锥的终止水平、拴系是否存在、脑脊液池容量及肿块的存在，确定中枢神经系统分流是否存在并判断其功能，确定是否存在乳胶过敏。

5. 对于脊髓拴系患者应禁止行蛛网膜下隙阻滞，以免穿刺针损伤脊髓，而硬膜外阻滞并非绝对禁忌，但操作需谨慎，避免发生意外硬脊膜穿破。

参考文献

[1]Yamada S，Won DJ，Pezeshkpour G，et al.Pathophysiology of tethered cord syndrome and similar complex disorders[J].Neurosurg Focus，2007，23（2）：E6.

[2] 齐翔，邹哲伟 . 先天性脊柱裂的诊断和治疗 [J]. 临床小儿外科杂志，2019，18（2）：91-94.

[3] 钟家斐，顾硕 . 神经管畸形围生期处理新进展 [J]. 临床小儿外科杂志，2020，19（6）：548-553.

[4]Murphy CJ，Stanley E，Kavanagh E，et al.Spinal dysraphisms in the parturient：implications for perioperative anaesthetic care and labour analgesia[J].Int J Obstet Anesth，2015，24（3）：252-263.

[5]ACOG Practice Bulletin No.209：Obstetric Analgesia and Anesthesia[J].Obstet Gynecol，2019，133（3）：e208-e225.

[6]Ching WSS，Cheung CW.Analgesic Efficacy and Adverse Effects of Meperidine in Managing Postoperative or Labor Pain：A Narrative Review of Randomized Controlled Trials[J].Pain Physician，2020，23：175-201.

[7]Melber AA，Jelting Y，Huber M，et al.Remifentanil patient-controlled analgesia in labour：six-year audit of outcome data of the Remi PCA SAFE Network（2010—2015）[J].Int J Obstet Anesth，2019，39：12-21.

[8]Kim TH，Kim JM，Lee HH，et al.Effect of nalbuphine hydrochloride on the active phase during first stage of labour：a pilot study[J].J Obstet Gynaecol，2011，31（8）：724-727.

[9]Amin SM，Amr YM，Fathy SM，et al.Maternal and neonatal effects of nalbuphine given immediately before induction of general anesthesia for elective cesarean section[J].Saudi J Anaesth，2011，5（4）：371-375.

病例 27 产后耻骨联合分离

病例资料

患者女性，29 岁，身高 156cm，体重 60kg，因 "G1P0，孕 40^{+3} 周，下腹痛 2 小时" 入院待产。入院诊断 "孕 40^{+3} 周，已临产"。术前检查血常规：血红蛋白 121g/L，白细胞 8.01×10^9/L，血小板 181×10^9/L。凝血功能：血浆凝血酶原时间（PT）10s，活化部分凝血活酶时间（APTT）26.2s，国际标准化比值（INR）0.85。既往有 $L_5 \sim S_1$ 椎间盘突出病史，腰背部疼痛史，无下肢疼痛及麻木史。否认其他系统性疾病。

入院后第二天，产妇开始规律宫缩，产程进展迅速，疼痛剧烈要求行分娩镇痛时宫口已开至 6cm，麻醉医生选择 $L_{2 \sim 3}$ 间隙进行硬膜外穿刺置管，穿刺过程患者无不适主诉，顺利向头侧置入加强型硬膜外导管，深度 4cm，回抽无血液、无脑脊液，给予 3ml 1.73% 碳酸利多卡因，观察 5min 产妇无不适主诉，给予负荷剂量 8ml（0.1% 罗哌卡因 + 0.5μg/ml 舒芬太尼），连接患者自控镇痛电子泵（PCEA，0.1% 罗哌卡因 + 0.5μg/ml 舒芬太尼 100ml，背景输注剂量为 5ml/h，PCA 单次注射 5ml，锁定时间 15min），常规监测产妇 BP、HR、ECG、SpO_2 及胎心。1h 后顺利娩出一男婴，无产钳助产，新生儿体重 3.24kg，1min 和 5min 的 Apgar 评分均为 9 分，第一产程用时 7h，第二、三产程分别用时 29min 及 6min。产后观察 2h，产妇生命体征平稳，拔除硬膜外导管后返回病房。

7h 后产妇主诉腰部、耻骨、会阴部剧痛，不能翻身和下床，双下肢疼痛但无麻木，稍感无力。查体示 "双下肢感觉正常，股四头肌肌力减退，肌力 Ⅲ 级，踝关节跖屈背伸正常"，怀疑神经损伤，给予 40mg 甲强龙静脉滴注，同时给予口服布洛芬缓解疼痛。急查 MRI 检查示 "腰椎序列与生理性曲度均正常。各椎间隙无狭窄，$L_5 \sim S_1$ 椎间盘向后突出，硬脊膜囊无受压，双侧隐窝无狭窄。"

产后第三天，患者仍翻身、下床困难，耻骨处疼痛稍减弱，双下肢无力，行走困难。行 CT 平扫 + 三维重建示 "耻骨联合间距为 13mm，耻骨联合分离"，同时复查 MRI 示 "$L_5 \sim S_1$ 椎间盘突出，余无异常"，确诊为 "耻骨联合分离，$L_5 \sim S_1$ 椎间盘突出"。嘱患者骨盆制动，卧床休息，下地行走时需佩戴骨盆矫正带，若疼痛不能耐受给予口服布洛芬。

产后第10天患者出院。嘱咐其减少负重和下蹲活动，减少站立和行走时间。

产后42天随访，产妇疼痛减轻，可短距离行走；三个月随访，患者完全康复。

◎ 病例分析

问题一：该产妇产后出现了耻骨、会阴部、腰背痛及下肢疼痛无力，应从哪几方面来分析原因？

分析：

孕期体重增加，子宫增大，重心前移引起姿势改变，激素水平改变和关节松弛等多种因素共同作用，可造成孕产妇一系列骨骼肌肉问题，包括耻骨联合分离、椎间盘突出等。

此外，文献报道1%的产妇在阴道分娩后出现下肢神经功能缺损，这些损伤大多是暂时性的，但有时也会持续几天以上，导致不适甚至残疾，可能和既往神经系统病史、初产妇、肥胖、孕周＞41周、硬膜外镇痛、硬膜外镇痛开始较晚、分娩时某些体位维持时间较长、分娩持续时间延长（特别是第二产程）、产钳助产、新生儿出生体重偏高、头盆不称等因素相关。

接受硬膜外分娩镇痛的产妇，也可能出现椎管内穿刺针和置管的直接损伤、硬膜外血肿和感染以及药物毒性导致的神经损伤。

因此该产妇生产后出现的症状应从分娩相关神经并发症、硬膜外麻醉并发症以及产妇自身因素这三个方面进行鉴别诊断。

问题二：阴道分娩相关的神经并发症有哪些？发生机制是什么？如何进行预防治疗？

分析：

1. 分娩相关神经并发症 分娩相关的神经并发症较为罕见，主要指发生于产后的下肢感觉和（或）运动功能受损，通常在产妇分娩后尝试下地行走时发现，文献报告其发生率为0.92%。神经损伤包括横断、牵拉、压迫或血管损伤，预后取决于损伤时间和程度。产后周围神经损伤一般3个月内可恢复（1周至18月，平均2个月）。若发生轴突损伤，其恢复取决于神经轴突损失的多少。若少于50%，多能在1年内恢复，完全恢复可能需3年。容易受损的神经按照损伤发生率由高到低分别为股外侧皮神经、股神经、腓总神经、腰骶干、坐骨神经及闭孔神经。

2. 发生机制　股外侧皮神经损伤是最常见的分娩相关神经损伤。由于股外侧皮神经不含运动纤维，因此临床表现不包括运动症状，以髋部外侧疼痛伴大腿上外侧刺痛、烧灼、麻木和感觉异常为主要表现，故又称为感觉异常性股痛。股外侧皮神经损伤的高危因素包括产妇肥胖、糖尿病、截石位过度屈曲、挤压、主动用力时间过长造成腹内压过度增加，以及长时间固定体位等。股外侧皮神经损伤具有自限性，产后多可自行缓解。

股神经损伤的产妇多表现为产后髂腰肌及股四头肌肌力减弱，坐位不能伸腿，屈髋、屈膝无力，膝反射减弱或消失，不影响内收功能。除肌无力外，股神经损伤的典型表现还包括腹股沟区或股前区感觉丧失。阴道分娩时，产妇截石位过度屈曲、外展使股神经于腹股沟韧带内受到挤压，可能导致该神经缺血损伤。产妇过度肥胖、巨大儿、器械助产是股神经损伤的危险因素。产后股神经损伤具有自限性，通常于产后数周或数月内自愈。

腓总神经损伤以单侧居多，主要表现为足下垂、跨阈步态、小腿外侧和足背麻木或感觉缺失。长时间蹲位、长时间屈膝、产妇截石位腿架放置不当、分娩过程中医护人员施压于产妇双膝导致膝外侧长时间受压等因素均可导致腓总神经损伤。腓总神经损伤症状可持续存在，但多数在 6 个月内缓解或消失。

腰骶干受压是产后足下垂的主要原因。巨大儿、先露异常、产钳助产、产妇骨盆形态异常都是造成腰骶干神经损伤的直接因素。腰骶干在伤后的 1 ~ 3 周神经传导和肌电图多正常，恢复常需要数周至数月。

坐骨神经损伤的发病机制尚不明确，可能与截石位使神经过度牵拉，以及截石位手术操作有关。值得注意的是，坐骨神经容易被楔形的髋垫压迫，因此髋垫应放于骨性骨盆下，而非臀部之下。

闭孔神经损伤并不常见，表现为患侧大腿不能内收、内旋、屈曲，并出现股内侧皮肤感觉障碍，常见于产程延长和困难阴道分娩时。

综上所述，导致分娩相关神经损伤的主要危险因素为巨大儿或胎先露异常、长时间截石位、第二产程延长以及固定腿架的不正确使用，其中部分因素相互关联，如长时间采取截石位和第二产程的延长等。接受分娩镇痛的产妇较少自觉地调整体位以缓解不适、感觉减退后不能识别症状等因素都可能增加神经损伤的风险。产程中长时间用力时，应不断变换下肢体位，避免过度屈髋、过度外展外旋。减少主动用力时间，直到胎儿降至阴部后再主动用力。

3. 治疗　神经损伤的治疗多取决于患者的症状。非甾体抗炎药是疼痛的一线疗法，替代方法为放置利多卡因贴剂，顽固性疼痛可以通过周围神经阻滞缓解，同时物理治疗也有一定的作用。

该患者下肢无麻木或感觉缺失，跗屈背伸正常，可以排除分娩相关神经损伤。

问题三：与麻醉相关的产妇神经损伤有哪些？该如何诊断治疗？
分析：

产妇多使用椎管内阻滞进行分娩镇痛，亦可能会引起神经损伤，包括药物损伤、穿刺直接损伤、药物误注、短暂性神经综合征（TNS）、马尾综合征、椎管内血肿、脓肿等。硬膜外分娩镇痛引起的周围神经损伤是极罕见的。

短暂性神经综合征与马尾综合征是局部麻醉药物毒性反应的最常见临床表现。短暂性神经综合征（TNS）指蛛网膜下隙麻醉神经功能完全恢复后，出现的下肢（臀部、大腿、小腿）烧灼样、压榨样或放射性痛，半数以上的患者有腰背痛，半数患者疼痛向下肢放射，程度轻、中、重不等，不伴有运动功能障碍，能完全恢复。马尾综合征经常发生于腰麻或硬膜外麻醉后，主要表现为下肢麻痹、膀胱功能损伤及会阴知觉障碍等。该产妇穿刺顺利，穿刺过程中未误入蛛网膜下隙，且症状与以上两种综合征不符，应排除。

穿刺损伤包括脊髓圆锥、脊神经根损伤，引起脊髓损伤的原因包括硬膜外麻醉穿刺过深、腰麻穿刺点定位在 $L_{2\sim3}$ 椎间隙但实际穿刺点在 $L_{1\sim2}$，脊髓圆锥终点变异、脊髓栓系等，在穿刺时患者常有异感。穿刺引起的脊神经根损伤，应该和穿刺部位一致，一般应该是单一神经根，穿刺时异感明显，表现为局灶性感觉运动机能减退。该产妇穿刺过程顺利，无重复穿刺，症状也与脊髓或脊神经根损伤不符，所以可排除穿刺损伤。

硬膜外血肿多由于患者凝血机能障碍或使用抗凝药物，在椎管内麻醉穿刺损伤后出血难止，在硬膜外腔形成血肿压迫脊髓，主要症状包括腰背痛（神经根性）、膀胱功能障碍、感觉和运动缺陷。此类患者术后应该密切观察，当病人出现腰痛及双下肢运动感觉障碍时，及时进行 MRI 检查，发现血肿及早手术，争取最佳结果。该患者凝血功能正常，未经过抗凝药物治疗，同时穿刺过程中也无出血难止情况，MRI 检查也排除了硬膜外血肿的可能性。

硬膜外脓肿患者除出现剧烈背部疼痛，还会有感染中毒症状如发热、白细胞总数和中性粒细胞明显升高。治疗早期（8h 内）行椎板切除减压引流，应用大剂量抗生素治疗，一般患者可康复，延误治疗可致永久性截瘫。该产妇症状及影像学检查与其不符，应排除。

问题四：耻骨联合分离的病因和发病机制是什么？流行病学有什么特点？诊断标准及预防治疗措施有哪些？

分析：

1. 病因和发病机制　耻骨联合分离又称耻骨联合关节炎，为产妇分娩中的并发症之一。耻骨联合关节是非滑液性纤维软骨微动关节，连接左右两侧耻骨，成人仅有的移动 2mm 和 1° 的旋转。功能上，耻骨联合关节能够对抗张力、剪切力和压应力。在妊娠期间，为了顺应生产过程中胎儿的顺利分娩，耻骨联合会发生明显的解剖学改变，耻骨间隙扩大，耻骨联合处活动能力增强。分娩过程中，耻骨间盘的裂隙增宽，以增大骨盆的径线，其周围的肌纤维附着在耻骨上韧带、耻骨下韧带、耻骨前韧带、耻骨后韧带共同加强维持耻骨联合的稳定性，减轻应力导致耻骨联合分离的风险。随着妊娠进展，孕妇体重逐渐增大，核心肌群的肌力减弱，身体重心前移，分泌的松弛素等致使关节、韧带失稳，从而导致脊柱—骨盆的整体生物力学发生改变，可能发生耻骨联合分离。多种因素参与该病的发生，如耻骨联合本身存在先天性或病理性的薄弱，胎儿头与盆腔比例失调、多胎、巨大儿，产妇结缔组织紊乱、产钳分娩、急产、骨盆先天性畸形、产时大腿过分外展或受压、骨盆环受力增加，既往有骨盆外伤史、软骨病、软骨软化、佝偻病、结核等，产程过长、助产不当等也是诱发因素。当耻骨联合间距 > 10mm 时出现疼痛症状，即可明确诊断，常表现为耻骨联合上疼痛，腿部及背部放射痛，不能站立，不能下床等。一般于产后 1 ~ 2 个月可逐渐恢复至正常，不会留有明显后遗症。

2. 流行病学特点　国内孕产妇发生耻骨联合分离的概率是 1/300 ~ 1/30000，而英国孕产妇的发病率约 2.8%，挪威的发病率高达 37.5%，发病似乎具有一定的区域性。

3. 诊断标准　孕产妇耻骨联合分离目前尚无统一的诊断标准，临床主要根据症状、体征、查体、影像学检查 4 个方面整体分析。具体为：①在产前、分娩、产后均可出现耻骨联合处剧烈疼痛和炎症反应，疼痛可放射至腰部和大腿区域，以内侧区域为主，活动、负重或抬腿时症状加重；②常见行走困难或站立不稳，查体可见联合处发红或肿胀，存在明显的压痛点，可触及增宽的间隙，骨盆挤压或分离试验阳性；③部分患者可出现骶髂关节炎，特伦德伦伯格试验以及判断骶髂关节病变的"4"字征试验阳性敏感度极高；④骨盆 X 线检查多出现分离 > 10mm。

4. 预防及治疗　预防包括产前、产时及产后预防。产前预防：规律的有氧体育锻炼和盆底肌运动可以在一定程度上预防耻骨联合分离的发生，同时应避免孕期长时间站立及重体力劳动。加强饮食控制，避免产生巨大儿。产时及产后预防：对于有高危因素的产妇，应密切观察产程，指导产妇在第二产程合理用力，避免急产及腹压突然增加。助产士在助产时避免过分用力压迫产妇两侧大腿，同时应避免两侧大腿长时间过度外展。当已确诊为巨大儿时，应适当放宽剖宫产手术指征。对于产后的高危患者，下床活动时，建议佩戴骨盆矫正带，并避免长时间的负重行走，以及频繁上下楼。

目前，国内外对于围产期耻骨联合分离的治疗方式和手术指征尚存在争议，但大家普遍认同应首先采取保守治疗的方法。确诊耻骨联合分离后，建议孕产妇卧床休息为主，体位一般采取侧卧位，避免过早下床活动。下地行走时佩戴骨盆矫正带。疼痛严重时，可予口服非甾体类抗炎药或局部封闭治疗。可采用超短波、红外线等物理因子进行局部治疗，通过改善患处的血液循环，达到消炎止痛、促进耻骨联合愈合的目的。虽然耻骨联合分离急性期以卧床休息为主，但系统科学的功能锻炼也是非常重要的促进因素。当耻骨联合分离 > 4cm，经保守治疗仍存在顽固性疼痛及功能障碍者，方可考虑手术治疗。钢板螺钉内固定系统是目前治疗耻骨联合分离的主要手术方式。

该产妇产后耻骨及会阴部剧痛，不能翻身活动，行走困难，符合耻骨联合分离的诊断。同时由于耻骨为下肢很多肌群的附着点，疼痛导致产妇活动受限，查体时股四头肌肌力减退，肌力Ⅲ级，可能混淆判断。此外产妇既往有椎间盘突出病史，而且MRI亦提示 $L_5 \sim S_1$ 椎间盘突出，产后的腰痛可能与此相关，同时双下肢感觉无异常及踝关节跖屈背伸正常也与 MRI 提示无硬脊膜受压相符。综上所述，该产妇的诊断为"耻骨联合分离，$L_5 \sim S_1$ 椎间盘突出"。

问题五：接受椎管内阻滞分娩镇痛的产妇，产后出现神经损伤症状应该如何进行诊断处理？

分析：

对于接受硬膜外分娩镇痛的产妇，产后出现神经损伤时需产科、麻醉科和神经科等多学科联合会诊，及时积极诊断处理，防止发生永久性损害。应重视病史的采集和严谨记录，如发生的时间（较产前加重、产后出现）、产科情况（分娩方式、产钳使用、产妇体位、外阴裂伤）、麻醉过程（是否穿刺困难），进行必要的体格检查（尤其是运动功能判断，以有助于损伤定位）。部分患者需要进行影像学检查明确诊断，如进行MRI 检查排除硬膜外血肿。此外，肌电图检查可以协助损害定位。

👍 **病例点评**

这是一例行硬膜外分娩镇痛的产妇，产后出现腰痛、会阴疼痛、双下肢肌力减退和疼痛症状。一开始考虑麻醉相关的神经损伤，后经影像学检查证实为耻骨联合分离，

$L_5 \sim S_1$ 椎间盘突出。

该产妇初始诊断的困难之处在于产后同时出现腰痛、会阴疼痛、双下肢肌力减退和疼痛的症状。由于患者无下肢麻木或感觉缺失，跖屈背伸正常，分娩相关的神经损伤较容易排除。但患者在会阴疼痛的同时伴有腰痛和双下肢肌力减退及疼痛，且我们忽视了产妇既往有 $L_5 \sim S_1$ 椎间盘突出病史和腰背部疼痛史，因此我们首先怀疑的是麻醉相关的神经损伤，所幸后续及时的影像学检查明确了耻骨联合分离的诊断，腰痛和双下肢疼痛的症状可能与同时存在的椎间盘突出有关。这是该病例诊断中的混杂因素，也提醒我们今后碰到类似的病例，要考虑到多种因素并存的可能性。

尽管产后出现的神经损伤大部分是由产科因素引起，但因剖宫产或分娩镇痛接受了椎管内阻滞的产妇，产后出现腰臀部及下肢神经功能的异常时，产科医生往往第一时间寻求麻醉医生的协助来进行诊断和治疗。我们需要明确损害的性质和范围，判断是外周神经损伤还是中枢性的神经受累，然后才能分析导致其发生的原因是麻醉的因素、还是产科的因素，抑或是产妇自身隐匿的疾病所造成的。可能造成混淆的隐匿的疾病包括多发性硬化、格林巴利综合征、脊髓栓系、脊髓脑膜瘤、脊柱结核等。这些合并疾病事先即存在，只是尚无明显症状，因此在产前未被诊断，而恰巧在产后出现了明显的症状和体征，与麻醉相关的神经损伤并发症出现时间正好吻合。因此，如果常规的影像学检查不能解释产后神经损害的症状和体征时，麻醉科医生应该寻求神经科医生的帮助，对患者进行全面而专业的神经学检查，以排除神经系统的其他疾病，并与产科和麻醉相关的神经损伤进行鉴别，做出正确的诊断，以免延误病情，错过最佳治疗时间。

（李 倩 孙 申）

要点 Keypoint

1. 导致分娩相关周围神经损伤的主要危险因素为巨大儿或胎先露异常、长时间截石位、第二产程延长以及固定腿架的不正确使用。容易受损的神经按照损伤发生率由高到低分别为股外侧皮神经、股神经、腓总神经、腰骶干、坐骨神经及闭孔神经。

2. 股外侧皮神经不含运动纤维，因此其损伤表现不包括运动症状，以髋部外侧疼痛伴大腿上外侧刺痛、烧灼、麻木和感觉异常为主要表现。

3．产后出现神经损伤时，应从分娩相关神经并发症、椎管内麻醉并发症以及产妇自身因素三个方面进行鉴别诊断。要重视病史的采集和记录，进行必要的体格检查和影像学检查，肌电图检查有助于损害定位。

4．产妇如合并多发性硬化、格林巴利综合征等疾病，有时在产后才出现明显的症状体征，可能会混淆诊断。当常规的影像学检查不能解释产妇神经损害的临床表现时，应及时请神经科医生会诊。

5．耻骨联合分离表现为产时或产后出现的耻骨联合处剧烈疼痛，疼痛可放射至腰部和大腿（以内侧区域为主），影响站立和行走。X线检查趾骨联合间距 > 10mm 即可明确诊断。

参考文献

[1]Klein A.Peripheral nerve disease in pregnancy[J].Clin Obstet Gynecol，2013，56（2）：382–388.

[2]Wong CA，Scavone BM，Dugan S，et al.Incidence of postpartum lumbosacral spine and lower extremity nerve injuries[J].Obstet Gynecol，2003，101：279–288.

[3]Richard A，Vellieux G，Abbou S，et al.Good prognosis of postpartum lower limb sensorimotor deficit：a combined clinical，electrophysiological，and radiological follow-up[J].J Neurol，2017，264：529–540.

[4]O'Neal MA，Chang LY，Salajegheh MK.Postpartum spinal cord，root，plexus and peripheral nerve injuries involving the lower extremities：a practical approach[J].Anesth Analg，2015，120（1）：141–148.

[5]Neal JM，Barrington MJ，Brull R，et al.The second ASRA practice advisory on neurologic complications associated with regional anesthesia and pain medicine：executive summary 2015[J]. Reg Anesth Pain Med，2015，40（5）：401–430.

[6]Shnaekel KL，Magann EF，Ahmadi S.Pubic symphysis rupture and separation during pregnancy[J].Obstet Gynecol Surv，2015，70（11）：713–718.

[7]Aslan E，Fynes M.Symphysial pelvic dysfunction[J].Curr Opin Obste tGynecol，2007，19（2）：133–139.

分娩镇痛转剖宫产时产妇突发意识丧失

病例资料

产妇 42 岁，身高 162cm，体重 76kg，G3P1，孕 39^{+4} 周入院待产。甲状腺功能减退，孕期规律服用优甲乐，甲状腺功能在正常范围。17:30 因规律宫缩，宫口容受 0.5cm 转产房待产。

19:00 宫口开 2cm，行分娩镇痛。于 L$_{2-3}$ 间隙行硬膜外穿刺，留置硬膜外导管 5cm。操作顺利，试验药物 1% 利多卡因 4ml，确认导管未放入蛛网膜下隙或血管后，经硬膜外导管分两次共推注 0.15% 罗哌卡因 10ml。15 分钟后阻滞平面至 T$_9$，产妇 VAS 评分由 9 分降为 1 分。连接硬膜外镇痛泵，药物配置：0.15% 罗哌卡因，背景剂量 8ml/h；bolus 剂量 8ml，锁定 15min。

分娩镇痛操作结束约 3h 后，产妇因"胎儿宫内窘迫"准备行急诊剖宫产手术。

22:37 入室，经回抽确认无血无脑脊液后通过硬膜外导管注射 1.73% 碳酸利多卡因 7ml，同时常规心电监护，并与其沟通之前分娩镇痛时的感受，此时产妇问答切题，神志清楚。22:38 发现产妇呼之不应，立即予面罩加压吸氧，此时心率 150 次/分，氧饱和度 98%，无创血压显示 216/138mmHg。立即呼叫上级医生。此时监测胎心一度下降至 51 次/分。产科医生考虑产妇突发意识丧失，胎心极度降低，准备即刻剖宫产。

22:39 准备手术，麻醉科上级医生也同时到达，立即静脉推注丙泊酚 100mg、琥珀胆碱 100mg、艾司洛尔 20mg 行快速顺序诱导，气管插管顺利，行机械通气。插管后心率 152 ~ 156 次/分，血压 196/138mmHg，SpO$_2$ 98%。麻醉维持：七氟醚 2% 吸入，丙泊酚 20ml/h 持续输注，同时行右桡动脉穿刺置管测压。患者此时球结膜无水肿，瞳孔等大等圆，直径 4mm，对光反射灵敏。

22:41 胎儿娩出，Apgar 评分 1 分钟 9 分、5 分钟 9 分。此时产妇心率 137 次/分，有创动脉血压 202/131mmHg，SpO$_2$ 98%。胎儿娩出后予舒芬太尼 25μg 静脉注射，间断予以艾司洛尔、佩尔地平控制心率血压。麻醉维持改为：七氟醚 1% 吸入，异丙酚

40ml/h 持续输注。患者心率维持在 90 ～ 100 次 / 分，血压 130 ～ 140/70 ～ 80mmHg。

23：34 手术结束，术中出血 400ml，输液 1000ml。术毕停药，约 10min 后患者呼之睁眼，可按指令握拳，肌力恢复，潮气量 400ml。拔除气管导管。产妇心率 92 次 / 分，血压 122/79mmHg，SpO_2 98%。拔管后患者神志清楚，问答切题，对之前发生的事情无法回忆。

复苏室内观察 1 小时后产妇返回病房。术后随访无殊。

病例分析

问题一：分娩过程中产妇突发意识丧失，应该做什么鉴别诊断？

分析：

任何鉴别诊断，都是通过病史、体征和实验室检查三方面来进行的。本病例是在行分娩镇痛过程中，因为胎儿窘迫需要进行急诊剖宫产，通过硬膜外导管注射局麻药（1.73% 碳酸利多卡因 7ml）后立刻出现的意识丧失。首先考虑两个诊断：一是局麻药误入血管引起中枢神经系统毒性反应，二是局麻药误入蛛网膜下隙引起全脊麻。根据此时生命体征，循环系统处于一个高负荷的状态，血压高、心率快，基本上排除全脊麻。是否是局麻药全身毒性反应此时不能确定，也无法排除。局麻药入血引起的全身毒性反应，中枢系统可表现为意识消失、惊厥；循环系统可表现为心律失常、低血压等循环抑制状态。但是如果局麻药入血的剂量不大，也可能发生短暂的心血管刺激症状，表现为心动过速和高血压，目前认为这是中枢神经系统兴奋的表现。

由于这是一个处于产程中的、准备做急诊剖宫产的产妇，发生意识丧失还需要与羊水栓塞、子痫、仰卧位低血压综合征、颈和（或）胸交感神经阻滞导致严重心动过缓进而心搏停止做鉴别。除此之外，脑血管意外和过敏性休克也是需要排除的。结合该产妇意识消失时的生命体征、患者病史及后续的表现，剖宫产术后苏醒顺利，无其他神经系统后遗症等，基本可以排除羊水栓塞、子痫、脑血管意外等。结合这些鉴别诊断，基本上确定该患者发生了局麻药全身毒性反应。

问题二：局麻药的作用原理是什么？局麻药中毒相关的病理生理学特征是什么？

分析：

神经元与其他细胞一样，具有负的静息电位（−70mV）。神经元具有与膜结合的电压门控钠通道和钾通道。各种刺激可以使膜发生去极化。当去极化的程度达到一个阈值时，电压门控钠通道被激活，产生一个突然自发的钠离子内流，形成一个动作电位。大多数局麻药与电压门控钠通道结合，阻止通道激活，干扰大量瞬时钠离子流入而引起的膜去极化。随着局部麻醉药浓度的增加，冲动传导减慢，动作电位上升的速度和幅度降低，兴奋阈值逐渐升高，最终不能产生动作电位，冲动无法传导，达到神经阻滞的目的。

中枢神经系统对局部麻醉药易感。神经系统症状通常为局麻药过量的先兆。早期可表现为口周麻木、金属味、眩晕、耳鸣、视物不清等。一般情况下，由于局麻药选择性阻滞抑制性通路，中枢神经兴奋症状通常先于中枢抑制症状出现，表现为不安、激动、神经质、妄想等，继而发生言语不清、嗜睡、昏迷。肌肉抽搐提示强直-阵挛发作，之后常出现呼吸停止。

对于心血管系统而言，局麻药均能抑制心肌自律性，减少不应期的时程。高剂量的局麻药可以通过直接阻滞心肌细胞钠通道降低心肌收缩力和传导速度，同时可通过抑制自主神经系统，抑制窦房结的自主活动，造成心动过缓、心脏传导阻滞、低血压甚至心搏骤停。

产妇对局麻药的敏感性是增加的，其原因包括以下几个方面：①妊娠后体内局麻药的蛋白结合减少，游离的局麻药增多，导致其作用增强；②妊娠后激素对心肌细胞的影响，神经元敏感性增加；③硬膜外静脉丛充血，导致注入硬膜外间隙的局麻药容易被吸收入血。因此孕产妇发生局麻药全身毒性反应的概率增加，需要密切关注局麻药毒性反应的征象，防止局麻药的全身毒性尤其是心脏毒性的发生。

问题三：发生胎心极度降低的时候，需要即刻将胎儿娩出，此时麻醉方式如何选择？

分析：

产妇意识丧失，而循环系统处于激动状态。此时虽然诊断仍未明确，但是处理原则都是一样的，即控制患者呼吸、循环系统，保证氧供。因此急诊剖宫产手术麻醉方式最佳选择是全身麻醉，行快速顺序诱导实施气管插管，采用血管活性药物控制心率血压。

问题四：快速顺序诱导如何实施？

分析：

产妇均视为饱胃患者，因此产科全麻一般均采用快速顺序诱导的方法。快速顺序诱导的几个关键点：①充分预氧合。可采取以下两种方式：正常潮气量呼吸，持续至少 3min；情况紧急时 1min 深呼吸 8 次。预氧合有效的判断标准是呼气末氧浓度＞90%；②给予使得患者意识消失剂量的丙泊酚后静脉推注快速起效的肌松药如琥珀胆碱或罗库溴铵。如需滴定麻醉诱导剂至患者失去意识，则诱导时间延长，因此通常给予预先计算好的诱导剂量；③进行环状软骨按压，直到确认气管导管位于气管内并将套囊充气完成。尽管没有有力证据表明环状软骨按压能降低反流误吸风险，但临床经验提示多数情况下有益而无害；④诱导过程中不做正压通气，在肌松药起效后插管。

另外，有研究表明，呼吸暂停期间持续被动氧合（又称窒息氧合）是有效的和低成本的干预措施。因此喉镜操作期间采用鼻导管给氧 10L/min 进行窒息氧合是有益的。麻醉诱导过程中不建议行正压通气，但在特殊情况下，如本例中患者意识丧失，无法预氧合。如果氧饱和度发生下降时，还是可以实施正压通气的。由于气道压力是决定胃内进气的重要因素，因此采用麻醉机的压力控制通气模式更易于控制吸气峰压在安全范围。有研究表明，在不压迫环状软骨的情况下，面罩正压通气时气道峰压超过 $20cmH_2O$ 可导致胃内进气，造成反流误吸的风险。因此在压力控制通气模式进行正压通气时，吸气峰压最好设为 $15cmH_2O$（最高不超过 $20cmH_2O$），不使用呼气末正压 PEEP，以策安全。产科因为考虑到阿片类药物对新生儿娩出后呼吸的影响，既往是不建议在胎儿娩出前使用阿片类药物的。但有研究表明，$0.5 \sim 1\mu g/kg$ 的瑞芬太尼对新生儿的 Apgar 评分及气管插管率没有明显影响。因此为了降低气管插管的应激反应，使用小剂量的瑞芬太尼是可行的。

问题五：局麻药中毒的高危因素有哪些？

分析：

局麻药中毒的高危因素有：①大剂量注射；②在血管丰富的区域注射；③针或导管无影像设备辅助定位；④注射药物前未进行抽吸测试；⑤注射前无试验剂量；⑥患者因素，包括年龄、体重等，其中老年患者、肌肉量少的患者发生局麻药毒性的概率增加；⑦肝功能异常会影响局麻药的代谢，增加局麻药中毒风险；肾功能轻度异常患者可能不需要降低局麻药的使用量，除非合并有酸中毒或肾衰竭；⑧已有合并心肺疾病和神经系统疾病。

问题六：预防局麻药毒性反应的措施有哪些？对于在产妇应用硬膜外试验剂量，目前有何新的观点？

分析：

预防局麻药中毒，主要有以下四个措施：一是每次大剂量给药前必须给予试验剂量；二是将治疗剂量的药物分成若干个安全剂量分次给予；三是每次注射药物前回抽看是否有血或脑脊液；四是尽可能降低局部麻醉药的总量。产科常用局麻药的最大推荐剂量见病例 28 表 1。另外，在实施这些安全措施的同时，密切观察患者是否出现早期的局麻药中毒症状是非常重要的，给药前预先告知患者，如出现耳鸣、视物不清、口舌麻木等症状需立即报告；加强与患者的交流，有助于早期识别构音障碍、言语改变等征象。

硬膜外每次大剂量给药前必须给予试验剂量。在复旦大学附属妇产科医院，笔者所知有至少 2 例在分娩镇痛转剖宫产时硬膜外导管移位入血管的病例。Bolden 等对 19 259 名产妇的回顾性分析显示，0.25% 的病例硬膜外导管在初始位置放置正确的情况下向血管内移位，因此，必须强调在每次大剂量给药前都应该给予试验剂量。

在产科麻醉实践中，是否应该给予硬膜外试验剂量仍然存在争议，包括给予何种药物以及量是多少。传统的硬膜外试验剂量包括单次注射 15μg 肾上腺素和 45mg 利多卡因来检测硬膜外导管位置是否正确。但是由于产妇对局麻药更为敏感，已有报道注射上述常规试验剂量引起严重的并发症，尤其硬膜外导管误入蛛网膜下隙的时候，引起严重低血压、高平面阻滞甚至全脊麻的情况。在分娩镇痛时，单次注射的镇痛药量就可以被视为试验剂量。而在分娩镇痛转剖宫产硬膜外麻醉时，在密切监测的情况下分两次、缓慢地推注治疗剂量是可行的。另外，由于产妇心输出量增加超过 50%，且心率随着子宫收缩而变化，因此肾上腺素的使用并不适合检测导管是否置入血管。所以产科实践中，不建议在硬膜外试验剂量中常规添加肾上腺素。

病例 28 表 1　产科常用局麻药的最大推荐剂量

局麻药	最大推荐剂量（含肾上腺素）	最大推荐剂量（不含肾上腺素）
布比卡因	3mg/kg	3mg/kg
利多卡因	7mg/kg	5mg/kg
罗哌卡因	2mg/kg	2mg/kg
氯普鲁卡因	14mg/kg	11mg/kg

问题七：发生全身性毒性反应的处理措施有哪些？

分析：

据报道，局麻药严重毒性事件（惊厥伴或不伴心脏事件）在硬膜外镇痛发生率约为 1 : 10 000，外周神经阻滞约 1 : 1000。

当怀疑局麻药中毒时，首先应稳定生命体征，立即停止注射局麻药，准备治疗不良反应。

（1）呼叫帮助。

（2）保证气道：可通过面罩通气或采用其他气道措施如气管插管或置入喉罩，以保证足够的氧供。

（3）控制惊厥：苯二氮䓬类或巴比妥类药物已成功用于许多病例。1mg/kg 丙泊酚也可有效终止局麻药引起的惊厥和肌肉痉挛。苯二氮䓬类药物被美国区域麻醉与疼痛医学学会（ASRA）推荐为一线药物，其心脏抑制作用很小。如果使用了苯二氮䓬类药物，仍持续惊厥，可使用小剂量肌松药，以减轻因大量的肌肉收缩而致的酸中毒和低氧血症。

（4）稳定循环：局麻药所诱发心律失常的特点是 PR、QRS 和 QT 间期延长和增加折返。异常心脏传导可能导致心搏停止。一旦发生，则按照高级生命支持的步骤进行治疗。此类心律失常后的心脏复苏可能更困难并需更长时间。一些局麻药是高度亲脂的，需要长时间重新分布。虽然这种心脏毒性很严重，但正确地进行心肺复苏可以成功地挽救这些患者。ASRA 指南强调，由局麻药中毒引起的心搏骤停有一些区别于常规心肺复苏的注意点，包括以下内容：如果使用肾上腺素，初始剂量为 10 ～ 100μg。不推荐使用血管加压素。避免使用钙通道阻滞剂和 β 受体阻滞剂。如果出现室颤，推荐使用胺碘酮。考虑到局麻药的叠加效应，避免使用利多卡因和 1B 类的抗心律失常药物（如美西律、妥卡尼）治疗心律失常。对于标准复苏无反应的患者，可以考虑心脏起搏和体外循环来改善预后。

（5）应用脂肪乳剂降低血浆局麻药浓度。静脉注射脂肪乳剂已经成为治疗局麻药全身毒性的一部分，尤其是难治性心脏停搏。脂肪乳剂产生的脂质相能抽取出血浆水相中疏水的局麻药分子。需要提醒的是，局麻药中毒时，大多数情况下麻醉医生的关注点集中于保证氧供、处理惊厥和维持循环上，直到出现难治性心脏毒性时才考虑脂肪乳剂的应用。其实目前 ASRA 指南强调脂肪乳剂的早期应用，即在局麻药全身毒性首个征象出现时，处理气道后即开始脂肪乳剂治疗。因为血液中局麻药浓度可能逐渐上升，早期应用脂肪乳剂可降低后续发生难治性心律失常的风险。

脂肪乳剂的使用方法：①使用 20% 脂肪乳剂；②静注 1.5ml/kg，超过 1min；③随后输注速率 0.25ml/（kg·min），30 ～ 60min，或直到血流动力学恢复稳定；④不能有效复苏时，可重复首剂最多两次，间隔 5min，直到恢复稳定的循环。也可以增加输注速率［如 0.5ml/（kg·min）持续 10min］。推荐的极量为首个 30min 内脂肪乳剂约 10ml/kg。为了便于记忆，脂肪乳剂的应用方法可简化成：20% 脂肪乳剂首剂量 100ml 缓慢静脉注射，接下来 15 ～ 20min 推注 200 ～ 250ml。

问题八：如果该产妇手术结束停药后仍然没有恢复意识，进一步应该如何处理？

分析：

本病例在手术结束后顺利恢复意识，循环稳定，呼吸也恢复后拔管，无其他后遗症，进一步肯定了之前出现意识障碍的原因是局麻药中毒。如果该患者术后出现苏醒延迟，则应考虑是否存在脑血管意外、电解质紊乱、内分泌疾病，以及药物代谢异常等情况。应通过神经影像学检查排除脑血管意外；血液检查电解质、血糖、甲状腺功能等进一步诊断苏醒延迟的原因。

此外，曾经有报道一例罕见的局麻药中毒后中枢神经抑制。一位年轻的男性患者行牙科手术，局部利多卡因浸润麻醉后20min出现长达6h的意识丧失，脑电图显示全脑功能抑制。在反复使用脂肪乳剂后意识恢复。未发生其他后遗症。因此，在临床处理中，排除其他原因后，怀疑局麻药中毒时，可以尝试采用脂肪乳剂输注的方法达到试验性诊断的目的。

🫟 病例点评

已临产产妇突发意识丧失可能有许多原因，包括产科的病因（如子痫、羊水栓塞）和非产科的病因（如颅内病变、各种原因引起的严重低血压休克等）。在非产科的病因中，麻醉的因素占了较大的比重，如局麻药中毒、全脊麻等。硬膜外穿刺时采用空气阻力消失法导致的颅内积气也可引起患者意识丧失。

本病例意识丧失是发生在分娩镇痛转急诊剖宫产、利用之前留置的硬膜外导管实施硬膜外麻醉时，由于加入7ml局麻药后很快出现，因此首先考虑是由局麻药物所引起，其次需要判断是局麻药入血还是进入了蛛网膜下隙所致。局麻药入血初始可表现为血压升高和心律失常，进而发展为传导抑制和心肌收缩力降低，心输出量减少导致心动过缓和低血压。而局麻药物进入蛛网膜下隙则因阻滞平面过高通常引起低血压、意识丧失和呼吸停止。本例产妇表现为血压增高，心率加快，因此考虑为局麻药入血引起的中毒反应。

至于何时硬膜外导管移位进入血管的尚难准确判断。如果转剖宫产前分娩镇痛的效果一直较满意，那导管移位可能发生在决定转剖后搬运产妇的过程中，如果转剖宫产前相当长一段时间分娩镇痛的效果已经明显下降，那可能导管移位早已发生。由于分娩期产妇硬膜外血管丛丰富，产妇的体位变动就可能促使导管移位进入血管，尤其是硬质的PVC导管。相对而言，钢丝加强型硬膜外导管的头端比较柔韧、有弹性，可以明显降低导管移位的风险。

　　该病例在实施分娩镇痛转剖宫产硬膜外麻醉的过程中，硬膜外给药是不规范的，当需要短时间内注射较大剂量局麻药来诱导硬膜外麻醉时，应该先将总剂量的一小部分（建议是 1.73% 碳酸利多卡因 3ml）作为试验剂量通过硬膜外导管注入，观察 3 ~ 5min，排除局麻药入血或进入蛛网膜下隙后，再将余量的局麻药（建议是 15 ~ 17ml）一次性注入硬膜外腔，从而可以比较迅速地诱导产生满意的阻滞平面。即使发生意外的导管移位，试验剂量全部入血或注入蛛网膜下隙，也不会发生严重后果。如果需要更加快速的起效，试验剂量的利多卡因中可以加入芬太尼（50 ~ 100μg）或舒芬太尼（10μg），局麻药也可以应用 3% 氯普鲁卡因。这两种局麻药均是目前认为起效最快的局麻药。

　　当产妇突发意识丧失时，需及时给予呼吸支持及血管活性药物维持产妇的血流动力学稳定。同时需通过胎心监测迅速判断胎儿的情况。如发生严重胎儿宫内窘迫，应第一时间娩出胎儿。此时应选择进行快速顺序诱导插管全麻。同时辅助血管活性药物，维持产妇的血流动力学稳定，保证胎儿氧供。该病例由于发现和处理及时，避免了不良的母婴结局。

　　这个病例给我们很多提示：①分娩镇痛转剖宫产硬膜外麻醉的过程中，因硬膜外导管移位而发生意外的风险是存在的，需要严格按照规范操作，并有紧急处理局麻药全身毒性反应和全脊麻的预案；②局麻药中毒也可以引起高动力性循环状态，虽然很少见，但是需警惕，可能影响对于局麻药物中毒的诊断；③当出现局麻药全身毒性反应时，需第一时间维持产妇呼吸及循环稳定，同时迅速判断胎儿情况，及时处理。

（刘宇琦　焦　静　黄绍强）

要　点 Keypoint

　　1. 产妇突发意识丧失的原因，包括产科的病因（如子痫、羊水栓塞）和非产科的病因（如颅内病变、严重低血压休克等）。在非产科的病因中，麻醉的因素占了较大的比重，如局麻药中毒、全脊麻等。

　　2. 局麻药入血引起的全身毒性反应，中枢系统可表现为意识消失、惊厥；循环系统可表现为心律失常、低血压等循环抑制状态，也可能呈现心动过速、高血压等循环高动力状态，这是中枢神经系统兴奋的表现。

3. 分娩镇痛转剖宫产麻醉时，可先通过硬膜外导管注入局麻药总剂量的一小部分（建议 3ml）作为试验剂量，观察 3 ~ 5min 后，再将余量（15 ~ 17ml）一次性注入硬膜外腔，从而迅速诱导产生满意的阻滞平面。即使发生意外的导管移位，试验剂量全部入血或入蛛网膜下隙，也不会发生严重后果。

4. 快速顺序诱导过程中不建议常规行正压通气，特殊情况（如无法预氧合或 SpO_2 下降）除外。如实施正压通气，建议采用麻醉机的压力控制通气模式，吸气峰压最好应设为 $15cmH_2O$（最高不超过 $20cmH_2O$），不使用 PEEP。

参考文献

[1]El-Boghdadly K，Pawa A，Chin KJ.Local anesthetic systemic toxicity：current perspectives[J].Local Reg Anesth，2018，11（8）：35-44.

[2]Šimurina T，Mraović B，Župčić M，et al.Local anesthetics and steroids：Contraindications and complications-Clinical update[J].Acta Clin Croat，2019，58（Suppl 1）：53-61.

[3]Neal JM，Barrington MJ，Fettiplace MR，et al.The Third American Society of Regional Anesthesia and Pain Medicine Practice Advisory on Local Anesthetic Systemic Toxicity：Executive Summary 2017[J].Reg Anesth Pain Med，2018，43（2）：113-123.

[4]Cajander P，Edmark L，Ahlstrand R，et al.Effect of positive end-expiratory pressure on gastric insufflation during induction of anaesthesia when using pressure-controlled ventilation via a face mask：A randomised controlled trial[J].Eur J Anaesthesiol，2019，36（9）：625-632.

[5]Neal JM，Woodward CM，Harrison TK.The American Society of Regional Anesthesia and Pain Medicine Checklist for Managing Local Anesthetic Systemic Toxicity：2017 Version[J].Reg Anesth Pain Med，2018，43（2）：150-153.

[6]Massoth C，Wenk M.Epidural test dose in obstetric patients：should we still use it[J]？ Curr Opin Anaesthesiol，2019，32（3）：263-267.

[7]Sumikura H，Niwa H，Sato M，et al.Rethinking general anesthesia for cesarean

section[J].J Anesth，2016，30（2）：268-273.

[8]Hayaran N，Sardana R，Nandinie H，et al.Unusual presentation of local anesthetic toxicity[J].J Clin Anesth，2017，36（2）：36-38.

病例资料

产妇，27 岁，身高 158cm，体重 67kg，因"G2P0，孕 40^{+5} 周，胎膜自破"入院。入院后，产妇自主宫缩规律，宫口开 2cm，转入产房并要求行分娩镇痛，遂拟行硬膜外镇痛。

产妇取右侧卧位，于 L$_{2 \sim 3}$ 间隙穿刺，操作顺利，钢丝加强型硬膜外导管置入硬膜外腔约 5cm，固定导管。在给予 1.73% 碳酸利多卡因 3ml 试验剂量 5min 后，硬膜外推注 1.5% 罗哌卡因 10ml 作为诱导剂量。10min 后，测阻滞平面达 T$_{10}$，硬膜外镇痛效果好，接镇痛泵（背景剂量 6ml，单次按压剂量 8ml，锁定时间 10min）。整个产程顺利，无痛分娩至第二产程结束共历时约 8h。

分娩结束后，产妇对分娩镇痛效果满意。麻醉医生拟拔除硬膜外导管并将其转回病房。在拔除硬膜外导管过程中，导管尖端距离皮肤 6cm 时，拔除困难，遇明显阻力。改变产妇体位至穿刺时的弯腰抱膝位，仍拔不出，持续用力，导管被明显拉伸延长，此时产妇诉背部疼痛。在使用组织钳固定导管时，导管断裂，导管外层的塑料套管缩回皮肤内，皮肤外留有约 1cm 左右的钢丝，用组织钳牵引钢丝，导管仍不能拔出，见病例 29 图 1 和图 2。

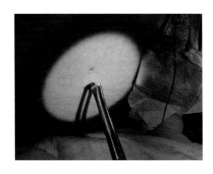

病例 29 图 1　硬膜外导管断裂后，残留在体内未拔除的导管

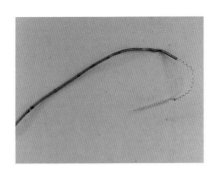

病例 29 图 2　断裂的硬膜外导管，体外残余部分

遂消毒并固定皮肤外导管断端部分，告知产妇，硬膜外导管拔除困难，暂不考虑拔除，先带管回病房，以后再考虑稳妥的办法拔管。

上级医生接到汇报，建议将导管断端固定牢固，防止其缩入产妇体内，第二天在原穿刺体位再试行拔除。产后 2h 随访，产妇无不适主诉，予原来伤口消毒，在导管末端系一消过毒的长棉线，将导管残余钢丝缠绕在干净的酒精棉球上，并在外贴上透明敷贴，进一步固定导管，避免体外的一小段钢丝缩进体内。

产后 30h 随访时导管保持原样，产妇无不适主诉，下侧肢体活动自如、无麻木。将产妇置于原穿刺体位下，顺利拔除余下硬膜外导管，导管皮内残余部分约 4cm，检查导管尖端完整、无打结，见病例 29 图 3。

其后随访无特殊，产妇无神经损害表现，穿刺点无感染和红肿。

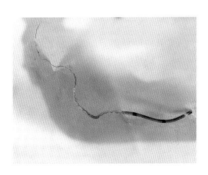

病例 29 图 3　从体内拔除的残余断裂的硬膜外导管

病例分析

问题一：硬膜外导管拔除困难的发生率有多少？
分析：
硬膜外导管拔除困难是硬膜外镇痛中罕见的并发症，报道其发生的文献较少，仅少量的病例报道，根据估计，其发生概率在 1/3 万 ~ 1/2 万。国外病例报道以行分娩镇痛的产妇为多，而国内报道主要为下腹部手术患者且多伴有脊柱解剖异常如脊柱退行性改变、骨质增生、黄韧带肥厚、钙化和椎管容积减小等。造成这种差异的主要原因，可能是国外普通下腹部手术硬膜外阻滞技术使用较少，硬膜外阻滞技术主要用于分娩镇痛。而在国内，在全身麻醉普及前，大量手术往往采用单纯硬膜外麻醉，硬膜外置管的病例数较多。

问题二：导致硬膜外导管拔除困难的原因是什么？危险因素有哪些？
分析：

造成硬膜外导管拔除困难的原因往往是多因素的，其中最常见的原因是导管在硬膜外腔打结，据文献报道其发生率约为 0.15/ 万。除此之外，在少数情况下，硬膜外导管可在没有打结的情况下，被卡压在紧密椎间隙、小关节中，甚至黄韧带中。

常见的危险因素包括：患者紧张导致椎旁肌群强直紧张；患者妊娠，椎间隙狭窄，骨质增生，椎间关节压迫等造成解剖异常导致导管卡压；操作者技术不熟练，穿刺方向不正，进入椎管角度较大；导管留置时间过长；硬膜外导管置管过长导致其在硬膜外腔打结。影像学研究发现，当使用传统硬膜外导管置入方式放入聚乙烯导管时，导管进入硬膜外间隙不发生卷曲的平均长度为 4.5cm。导管在硬膜外腔留置越长越容易打结。根据专家建议，一般硬膜外导管置管长度应不超过 5cm。但是，即使按照此要求操作，仍有硬膜外导管打结的风险。已经有病例报道硬膜外导管在距离导管尖端 1.5 ~ 3cm 处打结，导致硬膜外拔管困难。

本病例中，产妇为年轻女性，椎旁肌群较为发达，且妊娠和分娩过程均可导致局部组织的水肿，包括黄韧带的水肿，因此可能多种原因造成了硬膜外导管拔除困难。在分娩 24h 以后，组织水肿逐渐消退，紧张的肌肉也得到放松，因此之前对导管卡压的因素解除，硬膜外导管即可顺利被拔除。

问题三：一旦遇到硬膜外导管拔除困难，应该怎么处理？
分析：

硬膜外导管拔除困难作为临床上非常少见的并发症，并没有临床指南或者专家共识提供处理的建议，一个公认的原则是在拔除硬膜外导管过程中，如遇阻力，拔除困难时，切忌盲目使用暴力导致导管断裂。通常情况下，可通过调整患者体位得以解决。如还不能顺利拔除，可遵循以下流程进行操作：①缓慢、连续、稳定地在导管上施加拉力以避免导管破裂；②数小时或第二天重新拔管；③让患者采用与穿刺时相同的体位；④往导管内推注冰生理盐水后尝试拔管，推注盐水可以帮助确定导管是否打结，此外导管受凉变硬回缩也可有助于拔管；⑤进行脊柱 CT 检查；⑥对患者进行情况说明，告知导管残留在体内可能造成的相关风险，比如残留感染、导管在硬膜外腔漂移和对神经根的直接机械性激惹导致的神经损伤等；⑦请脊柱外科会诊，必要时行手术治疗。

　　除此之外，另有病例报道，采用深静脉穿刺包中的皮肤扩张器和导引钢丝成功处理 9 例硬膜外导管拔除困难案例。其导管处理过程主要包括：让患者尽可能回复麻醉穿刺时的体位，消毒皮肤和导管。然后，将硬膜外导管在 15 ～ 30cm 刻度处剪断，将深静脉穿刺的皮肤扩张器复套在导引钢丝上，再将导引钢丝插入硬膜外导管，估计钢丝在皮下 1 ～ 2cm 时，缓慢插入。如果硬膜外导管打结不紧，导引钢丝置入后可能使管结松解（有时能听到打开结的声音），可以顺势拔除。如果导引钢丝遇到阻力无法前进即暂停插入，将深静脉穿刺的扩张器顺着导引钢丝和硬膜外导管置入，扩张器尖端置入皮下时，一边旋转扩张器，一边继续置入扩张器。扩张器到达硬膜外间隙，将硬膜外导管、导引钢丝和扩张器一起拔除。此过程中应避免患者焦虑不安，导致背部肌肉紧张，建议操作过程中给予适当的镇静和镇痛。

　　国外也有文献报道，一例因股骨骨折行硬膜外麻醉下手术治疗的中年女性患者，术后发生硬膜外导管拔管困难。采用了上文中处理流程的全部步骤，均失败。在脊柱外科会诊之后，拟在全身麻醉下进行手术取出导管。手术当天，患者接受硫喷妥钠和顺式阿曲库铵诱导，气管插管后，改俯卧位。在手术开始前，外科医生尝试用手拔除被卡压的硬膜外导管，结果导管顺利且完整地被拔除。国内也有类似病例报道，采用了气管插管全麻充分的肌松的条件下，试拔导管，并在侧卧位下顺利拔除此前因被韧带卡压拔除困难的硬膜外导管。

　　需要注意的是，在上述操作中应避免使用外科血管钳、组织钳等器械，防止硬膜外导管断裂。若在操作过程中出现神经根症状，应立刻停止。请脊柱外科会诊，行影像学检查，如脊柱正侧位片、经导管造影和脊柱 CT（计算机断层扫描），在确定位置后，行关节镜或者开放手术取出。

问题四：哪些情况下容易发生硬膜外导管断裂？
分析：

硬膜外导管断裂，常见于以下一些情况，可按发生时间不同，分为导管置入时和导管拔除时。

1. 在硬膜外导管置入时，容易发生导管断裂的情况

（1）硬膜外导管置入硬膜外腔太长。

（2）硬膜外置管遇到问题，导管后退但硬膜外穿刺针没有同时后退，导致导管被穿刺针锋利的尖端切割而断裂在硬膜外腔。

（3）硬膜外导管因不当操作受损。比如在硬膜外置管困难时，硬膜外穿刺针尖端抵在硬膜外导管上前进，导致导管夹在硬膜外穿刺针尖端和骨头表面之间而受损。

（4）用缝合线固定导管可对硬膜外导管造成微损伤。

2. 在拔除硬膜外导管时

（1）在拔除打结或卡压的硬膜外导管时，使用过大的力。

（2）当硬膜外导管拔管困难时，硬膜外导管在骨骼、筋膜、韧带或神经等组织周围来回运动，使用过大的力。

（3）硬膜外导管因为生产质量问题导致容易折断。

问题五：硬膜外导管断裂会对患者造成什么危害？

分析：

硬膜外导管断裂应分为两种情况：第一种，硬膜外导管断裂处在体外，残留的硬膜外导管有部分暴露在外，如本病例中情况；第二种，硬膜外导管断处在体内，体表看不到导管残留。

对于第一种情况，由于硬膜外导管有部分暴露在外，容易造成导管感染，应尽快去除。

对于第二种情况，一般残留在体内的硬膜外导管不会造成不良后果。一项在猫身上的研究中发现，断裂的硬膜外导管会在3周内被硬膜外腔纤维组织包裹并无害地残留在体内。大多数病例报道也证实此结果，硬膜外导管长时间植入引起局部形成肉芽组织和纤维化。然而，也有少数病例报道显示，残留的硬膜外导管发生感染、在硬膜外腔漂移和对神经根的直接机械性激惹，最终导致神经损伤。

问题六：硬膜外导管断裂的流行病学特征是什么？如何预防硬膜外导管断裂？

分析：

尽管临床上并无硬膜外导管断裂发生率的统计和报道，但可以肯定的是，硬膜外导管断裂是非常罕见的并发症，发生概率并不高。

硬膜外导管断裂的病例最早报道于国外20世纪70年代，国内最早报道见于1993年。其发生以女性患者居多，硬膜外腔导管断裂滞留最长可达15～16cm。绝大多数报道的穿刺间隙为$L_{2～5}$脊柱间隙，这并不意味着腰椎段硬膜外置管更容易导致硬膜外导管断裂，可能是由于腰椎段硬膜外阻滞使用远多于颈椎段和胸椎段。

未经专业训练的医务人员拔除硬膜外导管，尤其在拔管困难的情况下，可能更容易导致导管断裂。有文献报道，一名骨科医生在试图使用血管钳拔导管时，硬膜外导管断裂；也有报道，一名未经专业训练的医务人员在拔除硬膜外导管时，并未发现硬膜外导管断裂。但在4天后，患者因腰部肿胀就诊，急诊超声提示有空腔异物残留于皮下脂肪组织与筋膜组织之间，遂行手术取出，术中发现异物为断裂的硬膜外导管残留并造成局部炎性渗出。因此，硬膜外导管的拔除应由受过专业训练的医务人员进行。

为预防硬膜外导管断裂可采取以下几项措施：

1. 在进行硬膜外穿刺操作前，应检查硬膜外导管是否有缺损折断。

2. 在硬膜外置管遇到困难、准备退出后重新置管时，特别强调应将硬膜外导管与穿刺针一并拔除。

3. 硬膜外穿刺置管时，避免导管进入硬膜外腔的角度过大，减少置管过程中硬膜外穿刺针对于导管损伤的可能。

4. 应由受过专业训练的医务人员进行拔除硬膜外导管的操作，尤其当硬膜外导管拔除困难时。

5. 拔除硬膜外导管时不可强行使用蛮力快速拉扯，应使用缓慢、连续和稳定的力。

问题七：硬膜外导管发生断裂后应该怎么处理？

分析：

对于断裂的硬膜外导管有部分暴露在体外的，应予以去除，以免造成感染、神经损伤。采用方法，可参考上文中硬膜外导管拔除困难的处理方法。

绝大多数硬膜外导管残留体内，并不会引起症状。对于此类无症状的情况，应如何处理，目前仍有争议。大多数观点认为，不需要使用有创的手术方法来取出导管，应采取保守策略，包括记录在病历中、对患者进行知情同意和定期随访。这主要是鉴于目前硬膜外导管材质都是经过临床安全实验验证的生物材料，一般情况下，残留在体内是无害的，会形成肉芽肿组织纤维包裹，并不引起异常神经刺激症状与异物应激反应。此外，如果强行取出断裂的硬膜外导管，可能会损伤穿刺部位相关脊柱结构，引起腰椎不稳定，得不偿失。

如遇硬膜外导管断裂出现脑脊液漏、残留导管进入蛛网膜下隙、患者出现局部感染和神经根刺激症状的情况，应立刻请脊柱外科会诊，行手术治疗取出残留的硬膜外导管。

对于断裂的硬膜外导管全部在体内且出现异常的症状或者需要外科会诊处理时，

应先行影像学检查，确定导管确切位置。这些检查包括脊柱正侧位片、CT、磁共振成像（MRI）和超声。其中，鉴于硬膜外导管可能含有部分金属材料（如钢丝加强型硬膜外导管），MRI检查可能对此类患者存在一定风险，并不是首选的检查方式。理论上，MRI可造成含金属材料的硬膜外导管局部发热，可能引起神经损伤。但目前并没有因硬膜外导管断裂行MRI而造成神经损伤的病例报道。已经有一例病例报道，含有金属丝的加强型硬膜外导管断裂在患者体内，患者顺利完成MRI检查且术后并无神经损伤。值得注意的是，即使使用的是能显影的硬膜外导管，在脊柱正侧位片下，仍有一些导管不能被找到。与之相比，CT影像更清晰，对于硬膜外导管断裂的患者来说，可能是最佳的影像学检查方法。也有文献报道，超声可为在X线下不显影的硬膜外导管提供定位。

问题八：相比于普通硬膜外导管，使用钢丝加强型硬膜外导管是否不容易发生断裂？

分析：

钢丝加强型硬膜外导管是临床常用的导管之一，外部采用弹性体塑胶材料，内部予以钢丝加强，质地柔软。研究显示，钢丝加强型硬膜外导管相比较于普通尼龙导管，不容易发生导管堵塞、打折和损伤硬膜外血管的风险。

但是，对于钢丝加强型硬膜外导管使用是否能减少硬膜外导管断裂，仍有争议。目前，并没有大样本高质量的临床数据支持钢丝加强型硬膜外导管在防断裂方面更有优势。与此相反，一项日本学者发表在 *Anesthesia & Analgesia* 的体外研究显示，使钢丝加强型硬膜外导管断裂的力约为982g，而引起另外三款非钢丝加强型的普通硬膜外导管断裂所需的力，一款为1192g，另外两款均大于1200g，均明显大于引起钢丝加强型硬膜外导管断裂所需的力。鉴于一般情况下拔除硬膜外导管使用的平均力为130～390g，该研究作者认为，钢丝加强型硬膜外导管临床使用在大多数情况下是安全的，但如果需要用大力拔除导管时，相比其他三款普通非钢丝加强型导管更容易断裂。也就是说，钢丝加强型导管在临床常规使用中是不会断裂的，但在导管拔除困难需要用很大力量时，钢丝加强型导管反而不如普通硬膜外导管结实，用力时需要特别谨慎。

🔘 病例点评

硬膜外导管在拔出过程中偶尔会发生拔出困难，如果一味地用力，就可能发生断裂。硬膜外导管拔出困难的原因一般为导管在硬膜外腔打结缠绕，或者被肌肉、韧带、关节、骨性物质（如骨质增生）等结构紧紧卡压。此外妊娠状态也是造成拔管困难的原因之一。

此病例中麻醉医生在分娩结束后拔除硬膜外导管时遇阻力，更改产妇体位至穿刺时体位后仍拔出困难，持续用力，致使钢丝导管拉伸延长。其后使用组织钳继续往外拔导管时由于机械应力而发生断裂。请示上级医生后，暂缓拔出。将断端用胶布固定，防止缩入体内。第二日水肿消退后很顺利就将其拔出。

我们也曾经发生过另外一例阴道分娩后硬膜外导管拔除困难的病例，在反复尝试、包括弯腰抱膝位尝试拔管失败后，暂停拔管，妥善固定，准备次日再拔。结果第2天当产妇侧卧时，我们揭开敷贴，发现硬膜外导管已然自己完整地从产妇体内滑出来了。这可能是因为硬膜外导管之前受力被过度拉伸，导管本身的材质使其具有一定的弹性回缩可能，当组织水肿消退后，导管体外部分由于被固定，游离的体内部分在没有阻力的情况下借着弹性回缩力滑到体外。

这些病例提醒我们，在遇到硬膜外导管拔除困难时，不应操之过急，需冷静处理，及时向上级医生汇报，或向其他有经验的同事寻求帮助。在处理拔管困难时，首要原则就是避免暴力操作导致导管断裂，如一时不能拔除可暂停操作，固定导管待第二日再尝试拔除；万一导管断裂，应该防止导管断端缩回体内，妥善固定，待次日组织水肿消退后再拔除；如果导管断裂在患者体内，一般不需特别处理，但需要在病史中记录，并与产妇积极沟通，做好安慰解释，取得谅解，密切随访，万一出现神经系统并发症应及时请神经外科和脊柱外科会诊。

（陈佳伟　焦　静）

要 点 Keypoint

1. 硬膜外导管拔除困难的常见原因包括导管打结、导管被肌肉、韧带、骨质卡压。

2. 导管在硬膜外腔留置越长，越容易打结。一般硬膜外导管置管长度应不超过5cm。

3. 妊娠和分娩过程均可导致局部组织水肿，增加硬膜外导管拔除困难的可能。一旦遇到导管拔除困难，需冷静处理，及时求助，切忌暴力操作导致导管断裂。可暂时固定导管，待次日组织水肿消退再拔管。

4. 在硬膜外置管遇到困难、准备退出后重新置管时，特别强调应将硬膜外导管与穿刺针一并拔除。

5. 如硬膜外导管断裂在患者体内，一般不会造成额外伤害，不需特别处理，但应在病史中记录，并与患者积极沟通，密切随访，万一出现神经并发症应及时请神经外科和脊柱外科会诊。

参考文献

[1]Costa C，Fonseca S，Guedes L，et al.Epidural catheter anchored in the posterior lateral epidural space：How to manage it [J].Rev Esp Anestesiol Reanim（Engl Ed），2018，65（1）：59-61.

[2] 李家祥.硬膜外麻醉导管拔除困难的临床处理体会 [J].临床麻醉学杂志，2009，25（12）：1088.

[3]Brichant JF，Bonhomme V，Hans P.On knots in epidural catheters：a case report and a review of the literature[J].Int J Obstet Anesth，2006，15（2）：159-162.

[4]Zanjani AP，Mirzashahi B，Emami A，et al.Muscle relaxant or prone position，which one unfastened the entrapped epidural catheter?[J].Saudi J Anaesth，2015，9（3）：324-326.

[5]Reena，Vikram A.Fracture of epidural catheter：A case report and review of literature[J]. Saudi J Anaesth，2017，11（1）：108-110.

[6]Raj M，Katharine F.Management of the sheared epidural catheter：is surgical extraction really necessary？[J].J Clin Anesth，2007，19（4）：310-314.

[7] 侯文婷，仓静，李渊，等.钢丝加强聚脲胺酯硬膜外导管对硬膜外阻滞实施中不良事件发生的影响 [J].中华麻醉学杂志，2015，35（11）：1335-1338.

[8]Asai T，Yamamoto K，Hirose T，et al.Breakage of Epidural Catheters：A Comparison of an Arrow Reinforced Catheter and Other Nonreinforced Catheters[J].Anesth Analg，2001，92（1）：246-248.

病例 30　羊水栓塞

病例资料

患者女性，27 岁，63kg，160cm，孕 40^{+3} 周，G1P0，先兆临产入院。产妇既往身体健康，无慢性疾病史。入院当日 13：00 进入产程，18：00 宫口扩张 2cm，疼痛评分 8 分，选择 $L_{3\sim4}$ 间隙行硬膜外分娩镇痛，顺利留置硬膜外导管后给予 1% 碳酸利多卡因 5ml，观察 5min 后产妇无不适主诉，追加 8ml 0.1% 罗哌卡因和 0.5μg/ml 舒芬太尼混合液，10min 后产妇疼痛评分降到 1 分，连接患者自控硬膜外镇痛（patient controlled epidural analgesia，PCEA）泵，泵内药物为 0.1% 罗哌卡因 + 0.5μg/ml 舒芬太尼，总量为 100ml，背景剂量 5ml/h，PCA 单次剂量 5ml，锁定时间 15min。22：00 宫口扩张仍为 2cm，体温 37.5℃，予头孢替安 + 奥硝唑抗感染治疗以及人工破膜、静脉滴注催产素等加速产程。

第二日 16：00 宫颈扩张达 5cm。20：00 因产前发热（37.6℃）、相对头盆不称、产程无进展（宫颈扩张仍然为 5cm），拟中转为剖宫产。术前血常规：血红蛋白 96g/L，血小板 255×10^9/L，凝血功能、肝肾功能、电解质等均在正常范围。

20：20 产妇转运入手术室，麻醉医生通过分娩镇痛留置的硬膜外导管推注 1% 碳酸利多卡因 5ml，观察 5min 后产妇无不适，再次推注 1.5% 碳酸利多卡因 15ml，5min 后又追加 0.5% 罗哌卡因 8ml，试验剂量给药 15min 后温度觉阻滞平面到达 T_6 开始手术。

20：37 胎儿顺利娩出，20：41 胎盘娩出，因宫缩欠佳静脉缓慢滴注 100μg 卡贝缩宫素，20：42 产妇主诉胸闷、呼吸困难，立即测量血压，显示为 119/89mmHg，SpO$_2$ 98%，考虑是卡贝的不良反应，予面罩吸氧等对症处理。20：44 产妇突发意识丧失、呼之不应，血压 60/30mmHg，心率 83 次 / 分，SpO$_2$ 97%。增加面罩吸氧的流量到 10L/min，此时出血量 200ml，先后静脉推注 100μg 去氧肾上腺素 5 次 + 500mg 氢化可的松后血压 62/35 mmHg，心率 87 次 / 分，SpO$_2$ 100%，再次静脉推注 100μg 去氧肾上腺素后患者意识清醒（20：50），此时复测血压 142/93mmHg，心率 86 次 / 分，

SpO_2 100%，测温度觉阻滞平面为 T_6。

21：30 手术顺利完成，产妇血压 136/90mmHg，心率 90 次 / 分，SpO_2 100%，术中出血共 300ml，尿量 200ml，术中输注 500ml 羟乙基淀粉，500ml 乳酸林格氏液，200ml 抗生素（头孢替安＋奥硝唑），共计 1200ml。

手术结束后常规阴道检查，宫腔出血约 800ml，为颜色鲜红的不凝血，此时产妇心率突然上升至 150 次 / 分，血压 130/78mmHg，SpO_2 98% ~ 100%，怀疑弥散性血管内凝血可能，立即开始输血制品：红细胞悬液 2U，新鲜冰冻血浆 400ml 和纤维蛋白原 2g。22：05 血常规回报：血红蛋白 95g/L，血小板 177×10^9/L；凝血功能：凝血酶原时间（prothrombin time，PT）15 秒，活化部分凝血活酶时间（activated partial thromboplastin time，APTT）47.8 秒，纤维蛋白原（Fibrinogen，FIB）1.6g/L，D- 二聚体＞ 80mg/L。阴道检查仍有明显宫腔出血，判断产妇凝血功能仍较差，再次输新鲜冰冻血浆 600ml、红细胞悬液 4U、冷沉淀 10U、凝血酶原复合物 600IU。3 小时后宫腔出血逐渐停止，总计出血量约 2000ml，均为不凝血，尿量 150ml。产妇心率逐渐恢复至 90 次 / 分，血压 125/81mmHg，继续加强观察。

术后第二日 7：30 复查血常规：血红蛋白 91g/L，血小板 81×10^9/L；凝血功能：PT 13 秒，APTT 29.7 秒，FIB 2.6g/L，D 二聚体＞ 80mg/L。产妇生命体征平稳，未再次发生宫腔出血。16：00 凝血功能：PT 12 秒，APTT 32.7 秒，FIB 3.2g/L，D 二聚体 39.36mg/L，考虑病情有所好转，转入病房继续对症支持治疗。

术后第三日上午产妇再次主诉胸闷，虽然 10 分钟后症状自行缓解，但仍然进行了进一步检查，结果胸部和头颅 CT 以及双下肢血管超声均无异常，血常规：血红蛋白 80g/L，血小板 173×10^9/L；凝血功能：D 二聚体 3.67mg/L，余正常范围。

术后第七日顺利出院，产后 42 天产妇来院随访无特殊。

病例分析

问题一：剖宫产过程中出现意识丧失、血流动力学不稳定的原因是什么？
分析：
该产妇在胎儿娩出后出现了一过性意识丧失伴血压降低，其原因应该从产科和非产科因素两方面来分析。

1. 非产科的原因

（1）麻醉因素：麻醉平面过高可能引起产妇严重低血压、意识丧失等。产妇增大的子宫会导致椎管内静脉丛扩张、容积缩小，虽然可以减少椎管内阻滞时局麻药用量，但也导致药物扩散阻力增大；胎儿娩出后压迫减轻，药物扩散阻力减少，椎管内阻滞平面可能进一步扩展，且局麻药的作用逐渐完善也需要一定的时间。但该产妇意识丧失 6min 后清醒时测的温度觉阻滞平面到达 T_6，因此可以排除由于麻醉阻滞平面过高所致的意识丧失和低血压。

（2）药物因素：该产妇还需考虑药物导致的过敏性休克可能。但手术过程中除了局麻药罗哌卡因和卡贝缩宫素，没有使用过特殊药物，该产妇也未出现过敏性休克通常伴有的皮疹、喉头水肿等临床表现，因此发生过敏性休克的可能性不大。此外，卡贝缩宫素也可能引起外周血管扩张、低血压，但是本病例中卡贝缩宫素是按照使用规范缓慢静脉滴注的，产妇在开始卡贝缩宫素给药后 3min 即出现低血压及意识丧失，此时 100μg 卡贝并没有完全进入体内，同时产妇在手术结束后宫腔内有 800ml 不凝血，因此，可以排除卡贝缩宫素引起的意识丧失和血流动力学不稳定。

2. 产科原因　该产妇没有基础疾病史，孕期无血压升高、水肿、体重迅速增长、蛋白尿等，因此产科原因主要考虑术中急性大出血导致的失血性休克、羊水栓塞等。该手术结束时的失血量为 300ml，宫腔出血约 800ml，因此术中急性大量失血导致血流动力学不稳定的可能性很小。在排除以上种种原因并结合产妇出现低血压、意识丧失和氧饱和度下降，且手术结束后宫腔出血为鲜红不凝血，考虑羊水栓塞可能性大。

问题二：羊水栓塞的流行病学和病理生理学特点是什么？有何临床表现？
分析：

1. 流行病学　羊水栓塞（amniotic fluid embolism，AFE）又称妊娠类过敏反应综合征，是一种妊娠期或分娩后短时间内发生的非常严重的疾病。国际上报道 AFE 发病率为 1.9/10 万 ~ 6.1/10 万，但其死亡率超过 50%。目前国内报道 AFE 发病率为 2.0/10 万 ~ 8.0/10 万。

2. 病理生理学　AFE 的高危因素包括急产、产妇高龄、剖宫产和器械助产、前置胎盘和胎盘早剥、多次经产（≥ 5 次活产或死产）、宫颈撕裂伤、胎儿窘迫、子痫、药物引产。这类人群的母胎屏障被破坏，羊水成分极易进入母体血液循环引起 AFE。虽然存在这些高危因素，但目前 AFE 仍是不可预知且无法预防的。

羊水的有形成分、活性成分及促凝和纤溶物质进入母体后，会引起复杂多样的病理生理变化：羊水进入母体后，胎儿异体抗原激活高敏的母体，引起类过敏样反应，诱发免疫、凝血等瀑布样级联效应，导致肺动脉高压、左心室衰竭、低血压、弥散性血管内凝血（disseminated intravascular coagulation，DIC）等临床表现。炎性介质也会反射性引起肺血管痉挛，同时肺血管通透性增加，共同引起并加重肺动脉高压以及血气交换障碍。羊水中的活性成分又可引起支气管痉挛及分泌物增多，致使患者严重的通气障碍。通气和换气障碍造成严重的发绀、呼吸困难及低氧血症。AFE 患者在持续肺动脉高压的基础上会出现急性右心衰，严重的肺动脉高压和右心衰导致急性左心衰的出现与加重，进一步出现心肌缺血、循环衰竭。羊水中有血管活性的成分还会导致外周血管舒缩功能障碍，患者表现为四肢厥冷、面色苍白及低血压。羊水中的促凝物质进入母体血循环后与凝血因子Ⅶ形成复合物，通过激活凝血因子 X 启动外源性凝血途径，引起 DIC 及消耗性凝血功能障碍；羊水中含有的丰富的纤溶物质进入母体后激活纤溶系统，致使纤溶亢进，进一步加重凝血功能障碍，患者出现难治性的产后出血。

3. 临床表现　AFE 最常发生于临产、分娩时和产后即刻，但有时也会在产后 48h、早期或中期妊娠流产后、羊膜穿刺术后或腹部/子宫创伤后发生。主要临床表现是突然暴发性出现如下情况：①心源性休克导致的低血压；②低氧血症和呼吸衰竭；③ DIC；④昏迷或抽搐。部分病例的临床症状似乎存在不同阶段：以急性呼吸衰竭和心搏骤停为第一阶段；如果产妇继续存活至第二阶段，出现严重出血性休克伴 DIC。有部分产妇可能出现严重程度较低的症状和体征，表现为突然出现较轻微的呼吸困难和低血压。约 80%～90% 的 AFE 产妇会出现顽固性低血压和心搏骤停，超过 50% 的 AFE 产妇伴有凝血功能障碍及 DIC，表现为产后出血，还有少数产妇是以产后出血为主要临床表现，这些也需要临床工作中提高警惕。

问题三：羊水栓塞如何诊断？

分析：

羊水栓塞的诊断是一项排他性诊断，需与其他引起上述症状的围产期并发症相鉴别。美国母胎医学会（Society for Maternal-Fetal Medicine，SMFM）2016 年 3 月发布的羊水栓塞诊断和处理指南指出，羊水栓塞是临床诊断，以产时产后发生难以用其他原因解释的肺动脉高压、低氧血症、低血压、DIC 等症状为诊断依据，不以孕产妇血液中是否含有羊水有形成分来确诊，也不推荐任何实验室诊断用于确诊或排除羊水栓塞。羊水栓塞诊断标准包括以下所有 4 项：①突发心跳呼吸骤停，或低血压（收缩压 < 90mmHg）呼吸异常（呼吸困难，发绀，或 $SpO_2 < 90\%$）；②前述初始症状和体征后发生明确的 DIC；③分娩期间或胎盘娩出后 30 min 内发病；④分娩期间无发热（ ≥ 38℃ ）。

我国 2018 年出版的羊水栓塞临床诊断与处理专家共识指出，诊断 AFE 需符合以下 5 条诊断标准：①急性发生的低血压或心脏骤停；②急性低氧血症：呼吸困难、发绀或呼吸停止；③凝血功能障碍：有血管内凝血因子消耗或纤溶亢进的实验室证据，或临床上表现为严重的出血，但无其他可以解释的原因；④上述症状发生在分娩、剖宫产术、刮宫术或是产后短时间内（多数发生在胎盘娩出后 30min 内）；⑤对于上述出现的症状和体征不能用其他疾病来解释。诊断的重点是排除导致心力衰竭、呼吸衰竭、循环衰竭的疾病，包括肺栓塞、心肌梗死、心律失常、围产期心肌病、主动脉夹层、脑血管意外、药物性过敏反应、输血反应、麻醉并发症（全身麻醉或高位硬膜外阻滞）、子宫破裂、胎盘早剥、子痫、脓毒血症等。

问题四：羊水栓塞的处理重点是什么？治疗有哪些新的进展？

分析：

一旦怀疑 AFE 应立即开始急救，及时有效的多学科合作对于 AFE 抢救成功及改善其预后至关重要。高质量的心肺复苏和纠正 DIC 在 AFE 的治疗中至关重要，其他治疗包括生命支持、对症治疗和保护器官功能。对于尚未分娩的产妇，要确保胎儿氧供。

1. 心肺复苏　当产妇出现心搏骤停时，应即刻进行标准的基础心脏生命支持和高级心脏生命支持，心搏骤停复苏初期不需要明确 AFE 的诊断。对于尚未分娩的产妇，应左倾 30° 平卧位或子宫左倾以减轻子宫对下腔静脉的压迫；如果孕周 ≥ 23 周，应考虑手术助产的阴道分娩或剖宫产，以解除子宫对下腔静脉的压迫。在心搏骤停 5min 内娩出新生儿，可提高复苏成功率。

2. 监测　对于所有疑似 AFE 的产妇，除了监测母体氧饱和度、心率和呼吸频率外，还需行动脉置管和中心静脉置管，但不能因置管而延迟启动后续治疗。动脉导管可用于持续监测血压和频繁监测动脉血气，中心静脉导管可用于输注静液体、药物、血液制品，测量中心静脉压和中心静脉氧饱和度。

3. 呼吸支持治疗　应始终保持产妇气道通畅，通过面罩或有创机械通气进行高流量辅助供氧。机械通气时，可以通过增加吸入氧浓度、呼气末正压通气、延长或逆转吸气 – 呼气比等方法来改善母体氧合。需要注意的是，妊娠期应避免进行无创正压通气，因为该方法发生误吸的风险高。对于所有尚未分娩的产妇，还需及时纠正损害胎儿氧供的因素如贫血、心输出量降低等。

4. 循环支持治疗

（1）应立即通过病史和体格检查评估产妇血管内容量状态，无论是否已分娩，低血压的治疗方法相同：对于血容量正常或偏高的产妇，血管加压药是首选的初步治疗；对于血容量状态不确定的产妇，可使用血管加压药开始经验性治疗，因为 AFE 患者的低血压几乎都是心源性休克导致的，低血容量的情况很少见；对于少数明显血管内低血容量的产妇，尝试静脉内补液是合理的初始治疗。

（2）液体复苏：AFE的产妇发生急性肺水肿比较常见，因此静脉内补液须谨慎。补液以晶体液为主，可以多次少量给予。需及时评估血容量以维持出入液量平衡，一旦血容量恢复正常，需要限制液体入量。

（3）血管活性药物：AFE初始阶段主要表现为右心衰竭，可以使用去甲肾上腺素或血管加压素等药物纠正低血压。虽然升压药可能降低子宫胎盘灌注压，但对于AFE产妇而言，不对休克进行治疗也可降低子宫胎盘灌注压，而且存在降低胎儿氧供、增加母体发生急性肾损伤、缺氧性脑损伤、死亡等其他潜在不良后果。多巴酚丁胺、磷酸二酯酶抑制剂如米力农等兼具强心和扩张肺动脉的作用，也是治疗的首选药物。

（4）血液制品：以1：1：1的比例输注红细胞、新鲜冰冻血浆和血小板，通知血库至少准备6U经过配型和交叉配血的浓缩红细胞、6U的新鲜冰冻血浆、5～10U的冷沉淀和1U的单采血小板。妊娠女性的纤维蛋白原≥2g/L是充分凝血所需的最低水平；持续出血的产妇若纤维蛋白原水平＜2g/L，应补充纤维蛋白原（冷沉淀和浓缩纤维蛋白原制剂）；在有活动性出血和正在实施复苏的情况下，应设法将产妇的纤维蛋白原水平提高至3g/L以上。

（5）解除肺动脉高压：使用前列环素、西地那非、一氧化氮及内皮素受体拮抗剂等特异性舒张肺血管平滑肌的药物，也可给予罂粟碱、阿托品、氨茶碱、酚妥拉明等药物。

（6）糖皮质激素的应用：虽然糖皮质激素用于AFE的治疗存在争议，但仍有一些临床实践的经验认为可以静脉给予氢化可的松、甲泼尼龙或地塞米松。

5. 新的循环支持策略　AFE发生后，对于血管活性药物无效的顽固性休克孕产妇，进行有创血流动力学支持可能是有益的，体外膜肺氧合和主动脉内球囊反搏等策略已经在多个病例报道中被证明是有效的。因此，在初步复苏干预无反应的情况下，可考虑上述有创性支持方法。

6. 特殊的治疗方法

（1）C1酯酶抑制剂（C1 esterase inhibitor，C1INH）：C1INH可以调节凝血纤溶系统、补体系统和激肽释放酶－激肽系统，C1INH活性水平反映了AFE的严重程度，可以作为对AFE患者预后判断的参考。目前已有C1酯酶抑制剂冻干粉针上市，用于常规预防青少年和成人遗传性血管水肿（也称作C1抑制剂缺乏）患者血管水肿的发病，但价格昂贵，不易获得。实际上200ml新鲜冰冻血浆中即含有100U C1酯酶抑制因子。有一些报道显示C1INH浓缩物可以迅速恢复AFE所致的恶化的生命体征和无张力子宫，减少输血量。

（2）阿托品、昂丹司琼和酮咯酸联合用药：阿托品抑制迷走反射，增加血管张力；

昂丹司琼是强效、高度选择性的 5- 羟色胺（5-hydroxytryptamine，5-HT）受体拮抗药，减轻 5-HT 所致的肺血管收缩和肺动脉高压；酮咯酸减少血小板聚集。有系列病例报道阿托品、昂丹司琼和酮咯酸（Atropine，Ondansetron，and Ketorolac，A-OK）成功救治疑似 AFE 患者。因此，在 AFE 的常规治疗基础上，可以考虑加上 AOK 的治疗方案。

病例点评

由于羊水栓塞是排他性诊断，当临产和分娩过程中或产后突然出现低氧血症、低血压、低凝血功能，以及一些不典型症状如咳嗽、烦躁、气促、呼吸困难等时，应考虑羊水栓塞。但需要和产科出血、感染性休克、麻醉意外、肺栓塞、严重过敏反应等鉴别，鉴别诊断主要依赖于临床表现（病例 30 表 1）。

病例 30 表 1　羊水栓塞的主要鉴别诊断

项目	羊水栓塞	产科出血	感染性休克	麻醉意外	肺栓塞	严重过敏反应
低血压	+++	+++	+++	+++	++	+++
低氧血症	+++	+/-	+	+++	+++	+++
凝血功能障碍	+++	+	+	否	否	否
突然发生	是	否	否	是	是	是
发生之前是否发热	否	否	否	否	否	否
可确认的相关事件	无	产科出血	绒毛膜羊膜炎	麻醉药物使用	无	药物使用

从该病例我们也可以发现，AFE 与产科出血的鉴别是诊断的关键点。一旦产后很快发生阴道流血且为不凝血，尤其是出现与出血量不符的血压下降或氧饱和度下降时，我们应高度怀疑 AFE，立即进行凝血功能的相关检查。AFE 的凝血功能异常是突然发生的，而产后出血时软产道损伤或宫腔内出血可能会积聚在子宫内，导致麻醉医生对出血量估计不足，易将产后出血误诊 AFE，但这些病例是先发生了产后出血，再导致了凝血功能异常，凝血功能的变化有一个过程，需要麻醉医生注意鉴别。

其实，对于羊水栓塞来说，诊断并不是最主要的，最主要的是积极的对症支持治疗，在密切监测的基础上，积极地纠正低氧、低血压、低凝血功能状态，努力维持产妇内环境的稳定。

总的来说，本病例的处理还是比较及时的，但也有做得不够完美的地方，例如产妇发生意识丧失和低血压后，多次给予去氧肾上腺素效果不佳，应及时给予去甲肾上腺素联合正性肌力药，将血压维持到正常水平，以保证重要器官的灌注和氧供，且正性肌力药具有扩张肺动脉的作用。虽然指南推荐以1∶1∶1的比例输注新鲜冰冻血浆、血小板和红细胞，但本例还是采用了本院常用的输血方案，也未使用床旁快速凝血功能检测设备来指导输血，这些都是今后需要改进的。

　　AFE 是产科领域的巨大挑战，虽然很罕见，但可能造成严重的后果。目前 AFE 仍是临床诊断，寻找合适的实验室指标或生物标志物是将来的研究方向。维持呼吸循环的稳定是救治的关键，一旦发生心搏骤停，及时判断并实施高质量的心肺复苏是最重要的。

（耿炜莲　孙　申）

要 点 Keypoint

　　1. 羊水栓塞最常发生于临产、分娩和产后即刻，但有时也会在产后48h、早期或中期妊娠流产后、羊膜穿刺术后或腹部/子宫创伤后发生。

　　2. 羊水栓塞的诊断是排他性的临床诊断，以产时、产后发生难以用其他原因解释的低氧血症、低血压、DIC 等症状为诊断依据，不以母亲血液中是否含有羊水有形成分来确诊，不推荐任何实验室检查来确诊或排除羊水栓塞。

　　3. 一旦产后发生阴道出血且为不凝血，尤其是出现与出血量不符的血压下降或氧饱和度下降时，应高度怀疑羊水栓塞，需立即进行凝血功能检查。羊水栓塞时凝血功能障碍是突然发生的，而一般的产后出血导致凝血功能改变有一个过程。

　　4. 一旦怀疑羊水栓塞应立即开始急救，及时有效的多学科合作、高质量的心肺复苏和纠正 DIC 在羊水栓塞的治疗中至关重要。

　　5. 羊水栓塞时的低血压是心源性休克导致的，应用血管活性药物（升压药和正性肌力药）是首选的治疗。液体复苏须谨慎，补液以晶体液为主。

参考文献

[1]Combs CA，Montgomery DM，Toner LE，et al. Patient Safety and Quality Committee，Society for Maternal-Fetal Medicine，Society for Maternal-FetalMedicine Special

Statement：Checklist for initial management of amniotic fluidembolism[J].Am J Obstet Gynecol，2021；224（4）：B29-B32.

[2] 杨梦媛，张文，丁依玲.羊水栓塞流行病学现状及病理生理学改变 [J]. 中国实用妇科与产科杂志，2019，35：735-739.

[3] 赵扬玉.以羊水栓塞发病机制为基础探讨其救治思路 [J]. 中国实用妇科与产科杂志，2019，35（1）：6-8.

[4]Maack KH，Munk K，Dahl K，et al.Right heart masses demonstrated by echocardiography in a patient with amniotic fluid embolism during labour[J].Acta Anaesthesiol Scand，2018，62（1）：134-137.

[5]Pacheco LD，Saade G，Hankins GD，et al.Amniotic fluid embolism：diagnosis and management[J].Am J Obstet Gynecol，2016，215（2）：B16-24.

[6]Feng Y，Yang HX.Interpretation of Chinese expert consensus on diagnosis and management of amniotic fluid embolism[J].Chin Med J（Engl），2020，133：1719-1721.

[7]Spahn DR，Spahn GH，Stein P.Indications and Risks of Fibrinogen in Surgery and Trauma[J].Semin Thromb Hemost，2016，42：147-154.

[8]Tamura N，Kimura S，Farhana M，et al.C1 esterase inhibitor activity in amniotic fluid embolism[J].Crit Care Med，2014，42（6）：1392-1396.

[9]Akasaka M，Osato K，Sakamoto M，et al.Practical use of C1 esterase inhibitor concentrate for clinical amniotic fluid embolism[J]. J Obstet Gynaecol Res，2018，44（10）：1995-1998.

[10]Rezai S，Hughes AC，Larsen TB，et al.Atypical Amniotic Fluid Embolism Managed with a Novel Therapeutic Regimen[J].Case Rep Obstet Gynecol，2017；2017：8458375.

病例 31 剖宫产术后不典型头痛

病例资料

患者女性，23岁，因"孕2产1、孕38⁺⁴周、瘢痕子宫、肥胖症（BMI 36.5）"于2018年7月行连续硬膜外阻滞下剖宫产手术，硬膜外穿刺经过两次操作后成功，手术过程顺利。术后采用静脉镇痛，药物配方为芬太尼0.3mg＋布托啡诺8mg＋托烷司琼15mg用生理盐水配成100ml溶液，输注速度2ml/h。术后当晚偶感头痛，疼痛性质和定位均不明确，疼痛数字评分（Numerical Rating Scale，NRS）平卧时1～2分，起床后略微加重为2～3分，与既往颈椎病症状有些相似，故未在意。

术后第1天，患者起床后头痛加重伴头晕，NRS 4分，颈椎棘突及椎旁有压痛，屈颈受限。然而由于患者有颈椎病的病史，产科医师当时对该患者的诊断是颈椎病，遂予以卧床、减少颈部活动、热敷、推拿等处理，患者症状确实有所缓解。术后第5天，症状明显缓解，NRS 1分。术后第6天晨，头痛症状又加重，NRS 3～4分，持续约30min后自然缓解，未将头痛的症状告知医师，遂出院。到家后患者症状加重，疼痛位于双侧颞部伴跳痛，NRS 4～5分，平卧症状有所减轻。术后第7天凌晨3:00左右，患者于睡眠中痛醒，为裂痛，位于双侧颞部，NRS 7～8分，至外院就诊，予盐酸氟桂利嗪胶囊口服，症状无改善。术后第8天11∶45，因双侧颞部剧痛，在双人搀扶下再次入本院，NRS 8～9分，平卧后稍有所缓解。

患者再次入院后，监测生命体征平稳，实验室检查无明显异常。头颅CT显示：双侧额颞部见弧形略低密度影；两侧大脑半球对称，脑实质内未见异常密度影。脑室系统未见扩张，脑池、脑沟形态与年龄相符。中线结构居中，颅骨未见明显异常（病例31图1）。影像学诊断：双侧额颞部硬膜下少量积液，考虑硬膜下血肿。

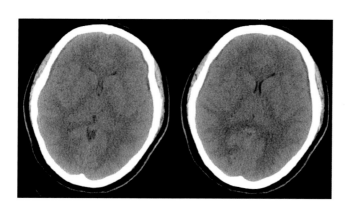

病例 31 图 1　头颅 CT 显示双侧额颞部硬膜下少量积液

患者入院后予平卧补液等处理，没有显著的效果，于当晚 20：00 静脉滴注生理盐水 250ml ＋氨茶碱 0.25g，输注的时间控制在 30min。2 小时后患者的头痛症状开始缓解。次日 8：00 患者主诉头痛明显缓解，NRS 1 分，起床后无加重，睡眠质量良好。继续予以生理盐水 250ml ＋氨茶碱 0.25g 静脉滴注，输注时间 30min。患者症状明显改善，3 日后顺利出院。

麻醉医生分别在患者出院后 1 周和 1 个月对其进行电话随访，患者主诉头痛、头晕无复发，睡眠质量良好。

病例分析

问题一：该患者头痛的原因主要考虑什么？该如何治疗？

分析：

根据患者起床后头痛加重伴头晕，平卧时缓解的体位性特征，以及硬膜外麻醉反复穿刺的经历，患者很有可能出现了硬脊膜穿破后头痛（Post-Dural Puncture Headache，PDPH）。PDPH 是椎管内操作导致硬脊膜损伤后出现的一种常见并发症，当硬脊膜意外地被硬膜外穿刺针穿破，超过 52% 的患者都会出现头痛。这是由于脑脊液从损伤的硬脊膜漏出的速率超过脑脊液生成速率，使得脑脊液总量减少所致，在直立位时颅内压会进一步下降，颅内组织下垂，牵拉痛觉敏感结构，使疼痛加重。另一种机制是脑脊液减少后，颅内总量仍需保持恒定，因此颅内血容量会增加，壁薄且弹性较小的颅内静脉被动扩张，同时激活三叉神经血管系统导致疼痛。

1. PDPH 的诊断

诊断包括已知或可能的硬膜穿破的病史以及一系列特征性的临床表现：

（1）头痛症状出现的时间往往延迟，一般为 12 ~ 48h，最晚可以在硬脊膜穿破后 7 天出现。而椎管内操作后 1h 内出现的头痛可能是由颅腔内积气所引起的，尤其是使用空气阻力消失法定位硬膜外间隙时，需要与 PDPH 进行鉴别。70% 患者症状可在 7 天后缓解，90% 在 6 个月内症状缓解或完全恢复。

（2）头痛的特点为双侧体位性疼痛，通常发生在额部和枕部，很少累及颞部；在坐起或站立 15min 内头痛加重，平卧后 15min 头痛逐渐缓解或消失，症状严重者平卧时也会感到头痛，转动颈部时加剧。

（3）PDPH 可能出现一系列伴随症状，包括前庭症状（恶心、呕吐、头晕），耳蜗症状（听觉丧失、听觉过敏、耳鸣），视觉症状（畏光、闪光暗点、复视、调节困难）和骨骼肌症状（颈部强直、肩痛）。

（4）头痛的严重程度分为三级：轻度为日常活动轻微受限的体位性头痛，患者可以在任何时间起床活动，无伴随症状；中度为日常活动明显受限的体位性头痛，患者部分时间需卧床，伴随症状可有可无；重度为全天均需卧床的严重体位性头痛，常有伴随症状出现。

2. PDPH 的危险因素　PDPH 有多种危险因素，可以归为患者因素、产科因素以及技术因素。

（1）患者相关因素：年轻和女性是硬膜穿刺后发生 PDPH 的危险因素。妊娠本身是否是一个独立危险因素尚不清楚。肥胖患者易发生硬脊膜穿破，发生硬脊膜穿破后，肥胖对头痛的影响并不清楚，但与非肥胖患者相比，肥胖患者可能对硬膜外血补丁（Epidural Blood Patch，EBP）的反应会更好。而从另外一方面来说，低体重指数的年轻女性相较于体重正常者发生硬脊膜穿破后头痛的风险更大。女性患者的抑郁症病史也与 PDPH 的发病率增加相关。除此之外，慢性双侧性张力性头痛病史、既往 PDPH 史、既往意外硬脊膜穿破病史也是潜在的危险因素。

（2）产科相关因素：与剖宫产相比，经阴道分娩的产妇在发生硬脊膜穿破后可能更容易出现头痛。因为经阴道分娩的产妇在第二产程用力过程中的 Valsalva 动作可能导致脑脊液更多的流出，头痛发生率和用力时间成正比。此外，剖宫产麻醉时出于术后镇痛的考虑，通常会在椎管内给予一些阿片类药物，在一定程度上减少了头痛的发生。

（3）技术相关因素：与细针和非切割型（笔尖式）穿刺针相比，粗针和切割式穿刺针刺破硬脊膜更易发生 PDPH。有学者认为，硬膜外穿刺时针的斜面与椎管的纵轴平行而不是垂直可降低头痛的发生率。

3. PDPH 的治疗　重点主要是减少脑脊液泄漏，恢复正常脑脊液压力。根据头痛的严重程度不同，常规的治疗措施包括：

（1）对于轻度头痛的患者，采用支持治疗，如卧床休息、注意补液，有些患者不需要特殊处理，头痛可自行缓解。

（2）对于中到重度头痛的患者，可以采用口服非甾体类抗炎药、散利痛、阿片类药物等治疗，咖啡因也被证实治疗 PDPH 有效，可以 250mg 静脉注射或 300mg 口服，需要时可多次给药。近来几个前瞻性的随机对照研究表明，加巴喷丁和普瑞巴林这两个治疗神经病理性疼痛的药物治疗 PDPH 也有效。加巴喷丁的推荐剂量为 300mg 口服，每日 3 次，连续治疗 2 ～ 3 天。

（3）治疗 PDPH 最有效的方法为硬膜外隙充填法，适用于临床症状严重且经保守治疗后依然难以缓解的病例。该方法的一次成功率报道不一，为 60% ～ 90%。部分患者 PDPH 的症状严重，持续时间较长，可能需要进行多次硬膜外隙充填后症状才能逐渐缓解。进行硬膜外隙充填时，患者取侧卧位，穿刺点选择在硬脊膜穿破的节段或下一个节段。穿刺针到达硬膜外隙后，将充填液体以 1ml/3s 的速度缓慢注入硬膜外隙，直至患者背部、臀部或颈部出现饱胀不适感，两耳突然听觉灵敏或突然眼前一亮，均为颅内压恢复正常的反应。患者保持卧位 1 ～ 2h 有助于症状的缓解。通常建议患者在进行硬膜外隙充填法后 24 ～ 48h 避免抬举动作、Valsalva 动作以及空中旅行，以减少治疗失败的风险。

充填液可以选择无菌自体血。硬膜外快速注入无菌自体血可对破口产生压迫作用，增加腰椎段和颅内的硬膜外及鞘内压力，恢复颅内压，并减轻腺苷介导的血管舒张作用，使患者较快解除头痛。此外，几小时后血块黏附在硬脊膜上，可能会减少脑脊液渗漏并促进破口愈合。大量临床观察表明，硬膜外隙血补丁是足够安全的，禁忌证和风险与其他硬膜外操作一致（感染、出血、神经损伤、再次硬脊膜穿破等）。尽管仍然存在争议，但是硬膜外隙血补丁不会对之后的硬膜外操作成功率产生显著的影响。中国 2017 椎管内阻滞并发症防治专家共识建议，无菌自体血作为硬膜外血补丁的用量一般在 10 ～ 20ml。2011 年国际硬膜外血补丁试验组进行的一项国际多中心大样本随机对照试验比较了使用 15ml、20ml 和 30ml 无菌自体血进行硬膜外血补丁的效果。结果表明，以上三种体积的血液对治疗头痛均有效；但与其他组患者相比，给予 15ml 血液的患者在 48 小时内的时间 – 疼痛曲线下面积较高，因此作者建议使用 20ml 血液进行 EBP。硬膜外腔自体血量过少可能使头痛症状的好转延迟，但硬膜外腔填充的自体血量过大，通常超过 30ml 时可能血液会外溢到椎间孔，刺激神经根导致神经根性疼痛。一般情况下，85% 的患者在硬膜外血补丁后会出现腰痛，而这种不适感通常是轻微的，但如与神经根性疼痛相关时，腰痛的症状可能表现得更加严重。所以对于那些接受血补丁治疗的产妇，在注射自体血过程中一旦感觉到腰背疼痛或神经根症状时，就应暂停注射，并控制血补丁的用量。腰背疼痛的症状可以用非甾体抗炎药控制，3～4个月也可以自行缓解。

其他替代血液的填充液，可以选择中分子量右旋糖酐、羟乙基淀粉、明胶和纤维蛋白胶，可提供较长久的硬膜外压力，有一定封闭硬脊膜裂缝的作用。此外，单次或持续硬膜外隙注入生理盐水可缓解头痛症状，但复发率高，应用价值有限。

（4）在综合治疗时可以配合针刺印堂、太阳、头维、丝竹空及合谷穴治疗。

问题二：该患者在术后第7天头痛症状加重并失去体位特征，考虑什么原因？如何明确诊断？

分析：

PDPH症状加重并失去体位特征，需考虑患者可能发生颅内硬膜下血肿（Intracranial subdural hematoma，SDH）。当硬脊膜穿破后，脑脊液从椎管水平的硬脑膜破裂泄漏导致颅内压降低和颅内组织下垂，使连接大脑浅静脉和硬脑膜静脉窦之间游离的桥静脉受到牵拉。从解剖学上讲，桥静脉位于硬膜下的那一段是其最薄弱之处，如果发生破裂，就会形成SDH。国内外一些病例报告描述了产后出现PDPH的妇女可发生SDH，导致神经外科手术、永久性残疾、甚至死亡。2019年*JAMA Neurology*刊登的一篇涉及2000多万产妇的队列研究发现，在分娩期间接受椎管内麻醉的妇女中，与椎管内麻醉后无头痛产妇相比，出现PDPH会明显增加颅内硬膜下血肿的发生风险。虽然硬膜下血肿是非常罕见的，但一旦发生，对于年轻健康的产妇可能带来严重后果。

匹兹堡大学医学中心的研究显示，与产科椎管内麻醉相关的SDH发生率为1/50万～1/25万，而意外硬脊膜穿破后发生SDH的概率大约为1.1%。由于PDPH的症状和意外硬脊膜穿破后SDH的症状在起初通常具有相似的临床表现，而在产妇中，SDH更要与正常产后头痛、紧张性头痛、子痫前期、可逆性后部脑病综合征、皮质静脉血栓形成、未确诊的基底压迹综合征和脑膜炎相鉴别，使得诊断变得复杂。

SDH的诊断依据包括3个方面。首先，头痛不典型，缺乏体位性特征，持续时间超过7天，且使用常规止痛药物无明显效果；其次，可能出现颅内压增高或脑实质受累体征，如呕吐、抽搐、意识水平改变或局灶性、节段性运动和感觉功能异常；而颅内硬膜下血肿的确诊则需要影像学证据，电子计算机X射线断层扫描技术（Computed Tomography，CT）是硬膜下血肿首选的检查手段。典型急性硬膜下血肿的增强CT表现为颅骨内板下新月形高密度影，而陈旧性的硬膜下血肿在CT显像中可能呈现等密度，此时使用磁共振成像进行检查具有更高的敏感性。

问题三：硬膜下血肿如何治疗？该患者需要神经外科手术吗？

分析：

对于多数 PDPH 后发生的颅内硬膜下血肿，通常只需要保守治疗，包括严密观察、对症处理，血肿 < 5mm 通常可以逐渐自行吸收；当出现脑实质受累、压迫或中线移位，患者出现意识障碍并进行性加重，或者存在明显的神经功能障碍时，才需要及时进行手术治疗。该患者仅有头痛症状，没有脑实质受累的表现，CT 显示出血量很少，没有脑实质受压迫的任何证据，更不存在大脑中线移位，因此并不需要手术干预。

有些病例报道提示可以采用 EBP 来治疗 SDH 的头痛症状，然而在这方面仍然存在争议，也有一些病例报道提供了反面的证据。因此需要谨慎地考虑这种治疗方法的有效性及风险。

问题四：为什么考虑使用氨茶碱来治疗硬膜下血肿引起的头痛？氨茶碱的作用机制是什么？应用氨茶碱需要注意什么问题？

分析：

氨茶碱是磷酸二酯酶抑制剂，为茶碱和乙二胺复盐，其中茶碱是其药理作用的基础。2018 年的一项包括 5 个单位、涉及 126 例 PDPH 患者的多中心大样本随机对照研究显示，氨茶碱治疗 PDPH 的效果非常明显，其用法为 250mg 氨茶碱加入 100ml 生理盐水中静脉滴注，超过 30 分钟滴完，一天一次，连续 2 天。其机制尚不完全清楚，但被认为可能涉及以下几种因素：首先，氨茶碱可以阻断腺苷受体，收缩脑血管，阻断痛觉敏感结构的痛觉传递；其次，氨茶碱抑制磷酸二酯酶，提高细胞内环磷酸腺苷（cAMP）的水平；再者，氨茶碱可以抑制内皮细胞内质网对钙的摄取，增加脑脊液的分泌。

但是，氨茶碱治疗颅内硬膜下血肿引发的头痛尚未有报道。考虑到本例颅内硬膜下血肿出血量少，其头痛与 PDPH 一样都是继发于硬脊膜穿破，发病机制有一些共性，且常规的平卧和补液等保守治疗对此例患者并没有效果，所以麻醉医生尝试静脉输注氨茶碱来进行治疗。治疗的结果是令人满意的，患者原来长时间反复发作的剧烈头痛经过氨茶碱治疗 2 天后即得到明显的缓解，且未再复发。这提示氨茶碱治疗颅内硬膜下血肿引发的头痛也是有效的，其对脑血管的收缩作用也有助于防止继续出血。

静脉输注氨茶碱可能出现一些不良反应，包括恶心、呕吐、心律失常和惊厥，氨茶碱的疗效和毒性反应与其血药浓度及给药速度密切相关。临床药理学研究表明，当血浆氨茶碱浓度超过 15μg/ml 时会出现上述不良反应。用于治疗硬脊膜穿破后头痛的氨茶碱剂量（250mg）低于氨茶碱用于其他临床治疗的剂量，并且输注速度较慢（超过 30min 滴完），因此不会引起高的血浆浓度，从而避免了不良反应的发生。

关于治疗 PDPH 时氨茶碱的给药途径，静脉滴注可能通过快速达到治疗性的血浆浓度来增强氨茶碱早期缓解疼痛的作用。然而有时 PDPH 可能会在门诊进行治疗，口服给药的途径也是值得尝试的。今后的研究可以探讨口服氨茶碱是否具有与静脉注射氨茶碱相同的效果。

问题五：本病例比较遗憾的是麻醉医生未及时发现硬脊膜穿破，使得病情迁延恶化，导致了硬膜下血肿的发生。在椎管内阻滞操作过程中，哪些方法可以降低硬脊膜穿破的风险？当发现意外硬脊膜穿破时，我们又应该进行哪些措施来预防 PDPH？

分析：

由于 PDPH 本身以及与其治疗相关的并发症会严重影响产妇的康复、妨碍产妇与新生儿的密切交流，也会给麻醉医生带来很多困扰，因此，麻醉医生有必要探讨如何预防意外硬脊膜穿破以及如果意外穿破硬脊膜后应怎样降低继发的 PDPH。

1. 降低意外硬脊膜穿破风险　在进行椎管内阻滞前，首先需要对所有患者进行详细的评估和充分的风险告知。对于既往有硬脊膜穿破史或 PDPH 史的产妇，必须强调再次发生硬脊膜穿破和 PDPH 的风险，取得充分的知情同意。操作时需要严格按照规范，用力均匀，不能完全依赖突破感或负压，初学者在操作时应有上级医生在旁指导。超声技术的应用也可以提高硬膜外穿刺成功率，降低意外硬脊膜穿破的风险。据报道，硬膜外分娩镇痛意外硬脊膜穿破的发生率为 1% ~ 5%。妊娠期间，随着体重的增加和组织水肿的发生，使得腰椎的体表解剖结构变得模糊，而激素水平的变化也会导致韧带软化，影响麻醉医生对硬膜外间隙的判断。超声用于硬膜外穿刺置管可以确定进针位置，估计进针的正确角度，并可以测量皮肤到硬膜外腔的距离。这有助于降低重复穿刺和穿刺失败的风险。除此之外，使用内部带有对注射器柱塞施加恒定持续压力的压缩弹簧的 Episure Autodetect 注射器、压力波形联合回流液相双指征和光纤技术等新型辅助手段也有助于识别硬膜外间隙，减小硬脊膜穿破的可能。

2. 意外穿破硬脊膜后预防 PDPH　利用阻力消失法鉴别硬膜外间隙时使用的介质对头痛的影响仍不清楚。有学者证实，与生理盐水相比，使用空气阻力消失法的患者头痛发生率更高。然而，与空气相关的头痛出现更早，持续时间更短，这可能是由于意外穿破硬脊膜后将空气注入鞘内所造成的暂时性气颅所致，可以与典型的 PDPH 相鉴别。操作人员在行椎管内麻醉或镇痛时，应尽量避免使用空气阻力消失法鉴别硬膜外腔，防止硬脊膜穿破时气颅的发生。

一旦发现意外硬脊膜穿破，可以选择将导管置入鞘内进行连续的脊髓麻醉，或者撤回硬膜外针，重新选择不同椎间隙进行硬膜外穿刺。一些学者认为，鞘内置管可导致硬膜撕裂处附近的炎症反应，加速破口愈合，有利于降低PDPH发生率。但是更多的研究得出的结论并不能支持这一理论。在临床上，麻醉医生也更倾向于重新进行硬膜外穿刺，而非直接鞘内置管。

其他预防措施包括口服镇痛药物、卧床休息、口服液体或静脉补液、口服或静脉注射咖啡因、拔管前硬膜外给予液体和预防性EBP。虽然在一些医疗机构，EBP也可以作为一种预防性的手段，但是这种方法更常见于严重PDPH的治疗。鉴于EBP预防PDPH的效果不佳，这种手段在国内似乎是较难接受的。因此，麻醉医生相对更青睐一些简单、无创、且更为有效的方法来预防PDPH。近年来，预防性输注氨茶碱或促肾上腺皮质激素类似物预防PDPH也得到了学者们的广泛关注，其有效性、安全性和相关机制也正通过各种研究进一步完善，是具有潜力的替代方式。

此外，2020年9月发表于 *Anesthesia & Analgesia* 的一项对美国商业保险数据库中8年分娩索赔数据的大样本回顾性研究表明，与分娩镇痛下阴道分娩相比，分娩镇痛中转剖宫产的产妇PDPH的发生率相对较低，这提示阴道分娩过程中第二产程长时间的用力屏气可能增加PDPH的发生率。尽管没有专家认可仅因意外穿破硬脊膜而转剖宫产的决定，作者主张对于分娩镇痛操作时意外穿破硬脊膜的产妇还是应该适当控制第二产程。最新的产程标准已经把接受分娩镇痛的产妇第二产程延长的诊断标准放宽至4小时，但对于意外穿破硬脊膜的产妇，麻醉医生可以努力与产科医生进行沟通，将第二产程延长的诊断标准适当收紧，适当放宽器械助产或剖宫产的指征。

🖒 病例点评

意外硬脊膜穿破是产科麻醉常见的问题，也是临床一线的麻醉医生最为关注的产科麻醉问题之一。硬脊膜穿破后最常见的并发症是PDPH，除此以外，还会引起慢性头痛、背痛以及其他一些少见的并发症，如颅神经麻痹、硬膜下血肿等。

颅内硬膜下血肿发生率非常低，以前国内似乎很少有相关的病例报道，因此也未受重视，近几年随着网络信息交流的大发展，这样的罕见并发症才逐渐被关注。需要注意的是，硬膜下血肿是由桥静脉破裂引起的，相对于动脉破裂引起的血肿而言，静脉血肿可能进展比较缓慢，症状体征比较隐匿，如果因为症状不是特别严重而未进行影像学检查，那这样的病例肯定会被漏诊。在前面分析病例时提到的匹兹堡大学医学中心 2016 年在 *Reg Anesth Pain Med* 发表的研究中，虽然意外硬脊膜穿破后发生硬膜下血肿的概率大约为 1.1%，但作者也认为，这个数字低估了硬膜下血肿的真实发生率，因为绝大多数轻症的产科患者是不会做影像学检查的。这也提示我们需要进一步重视这个可能并非罕见的并发症，因为轻症如果护理不当就有发展为重症的可能。

通过这个病例，我们希望麻醉医生能掌握 PDPH 与颅内硬膜下血肿的鉴别诊断及各自的治疗原则。

由于硬脊膜穿破导致的颅内压降低明显增加硬膜下血肿的风险，因此重要的是，在意外穿破硬脊膜后如何预防硬膜下血肿的发生，需要考虑如何尽可能避免脑脊液迅速大量的丢失，从而维持颅内压的稳定，尤其是叮嘱产妇在产时和产后尽可能避免急剧的活动，包括那些经过预防性处理产后未出现头痛的产妇，下床活动也需谨慎，从坐起到下地走动的每一步，动作可以慢一些、幅度可以小一些。此外，对于硬脊膜穿破的产妇，产后密切的随访（包括出院后）也很重要，以便及早发现严重并发症的早期症状，及早干预。

（李　悦　黄绍强）

要点 Keypoint

1. 硬脊膜穿破后头痛（PDPH）症状出现的时间往往延迟，一般为 12 ~ 48h。而椎管内操作后 1h 左右出现的头痛可能是由颅内积气引起，尤其是使用空气阻力消失法定位硬膜外间隙时。

2. PDPH 的典型症状为体位性头痛，通常发生在额部和枕部，直立位时头痛加重，常伴随有颅神经受累的表现，平卧后 15min 头痛逐渐缓解或消失。

3. PDPH 的治疗通常先采用口服非甾体类抗炎药等保守方法，保守治疗无效可采用硬膜外血补丁，推荐无菌自体血 20ml 左右，在注射自体血过程中一旦出现腰背疼痛或神经根症状，就应暂停注射。

4. 硬脊膜穿破会明显增加颅内硬膜下血肿的发生风险。头痛症状持续并失去体位性特征，就需考虑患者可能发生硬膜下血肿。

5. 颅内硬膜下血肿的确诊需要影像学证据，CT 是首选的检查手段，典型急性硬膜下血肿的增强 CT 表现为颅骨内板下新月形高密度影，而陈旧性的硬膜下血肿在 CT 显像中可能呈现等密度，此时 MRI 检查敏感性更高。

6. 氨茶碱治疗 PDPH 的机制可能涉及几方面：阻断腺苷受体，收缩脑血管，阻断痛觉敏感结构的痛觉传递；提高细胞内环磷酸腺苷水平；抑制内皮细胞内质网对钙的摄取，增加脑脊液的分泌。

参考文献

[1] 马虹，王国林，王俊科，等.2017 椎管内阻滞并发症防治专家共识.（https://csahq.cma.org.cn/guide/detail_391.html）

[2]Makito K，Matsui H，Fushimi K，et al.Incidence and risk factors for post-dural puncture headache after neuraxial anaesthesia：A national inpatient database study in Japan[J].Anaesth Intensive Care，2020，48（5）：381-388.

[3]Moore AR，Wieczorek PM，Carvalho JCA.Association between Post-Dural puncture headache after neuraxial anesthesia in childbirth and intracranial subdural hematoma[J].JAMA Neurol，2020，77（1）：65-72.

[4]Lim G，Zorn JM，Dong YJ，et al.Subdural hematoma associated with labor epidural analgesia：A case series[J].Reg Anesth Pain Med，2016，41（5）：628-631.

[5]Diemunsch P，Balabaud VP，Petiau C，et al.Bilateral subdural hematoma following epidural anesthesia[J].Can J Anaesth，1998，45（4）：328-331.

[6]Delgado C，Bollag L，Van CW.Neuraxial labor analgesia utilization，incidence of postdural puncture headache，and epidural blood patch placement for privately insured parturients in the United States（2008-2015）[J].Anesth Analg，2020，131（3）：850-856.

[7]Vallejo MC，Phelps AL，Singh S，et al.Ultrasound decreases the failed labor epidural rate in resident trainees[J].Int J Obstet Anesth，2010，19（4）：373-378.

[8]Katz D，Beilin Y.Review of the Alternatives to Epidural Blood Patch for Treatment of Postdural Puncture Headache in the Parturient[J].Anesth Analg，2017，124（4）：1219-1228.

先天性寰枢椎脱位伴 Arnold-Chiari 畸形产妇剖宫产手术的麻醉管理

病例资料

患者女性，32 岁，身高 158cm，体重 69kg，G1P0 孕 35^{+5} 周。因高血压入院，入院时血压：171/113mmHg，给予硝苯地平口服，入院后诊断为重度子痫前期，予静脉输注硫酸镁治疗。

既往史：患者 16 岁时因走路不稳就诊，诊断为"颈椎多发畸形，先天性寰枢椎关节半脱位，脊髓空洞症，小脑扁桃体下疝、颅底陷入症"，行牵引治疗。病程进行十年后，出现眼球震颤、左半侧面部少汗，进行性吞咽困难，右侧肢体肌力减弱并伴痛温觉减退，走路不协调，晨起眼前发黑大约持续 1 ~ 2min。

神经系统检查发现：①锥体束征受损：右侧巴宾斯基征、布鲁金斯征、欧本海姆氏征阳性、戈登征阳性。左侧阴性。②右侧脊髓低级中枢神经系统受损：右侧如下反射亢进：霍夫曼征（C_7 ~ T_1 支配）、桡骨膜反射（C_5 ~ C_8 支配），肱二头肌反射（C_5 ~ C_6 支配）、肱三头肌反射（C_6 ~ C_7 支配），左侧正常。③右侧痛肢体温觉减退，左侧正常。最近一次核磁共振检查显示：寰椎前弓与斜坡相邻融合，寰椎弓未见显示，枢椎齿突明显向后上移位，突入颅底，延髓及颈髓交界部位明显受压后移，小脑扁桃体稍变尖并下移，垂体视交叉及听神经干未见明显异常征象，C_2 ~ T_9 椎体水平内异常信号，考虑为脊髓空洞（病例 32 图 1）。CT 检查显示：颈椎椎体侧弯，寰枢关节不对称，寰椎与颅底分界欠清，$C_{4~5}$ 椎体间隙变窄，不全融合。$C_{3~5}$ 棘突形态不规则，部分未融合，腰椎生理曲度变直（病例 32 图 2）。神经科医生根据患者的影像学表现和临床症状诊断为 Arnold-Chiari 畸形（Arnold Chiari malformations，ACM）。

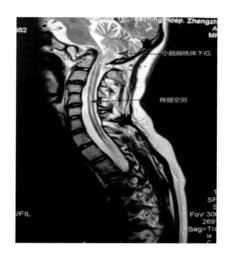

病例 32 图 1　T$_2$加权的 MRI

注：图像显示有小脑扁桃体下疝和脊髓空洞。

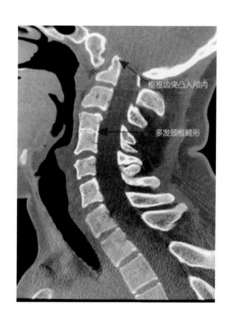

病例 32 图 2　CT 检查

注：显示枢椎齿突凸入颅内，颈椎多个椎体融合，颈椎棘突不融合。

患者因重度子痫前期需行剖宫产手术尽快终止妊娠。术前评估：严重颈椎畸形（短颈、侧弯），颈椎活动严重受限，Mallampti 分级为Ⅲ级，左侧舌肌萎缩，张口度 4cm，甲颌距离 4cm，咬上唇试验一级，困难气道风险较高。因患者进行性吞咽困难，全麻误吸风险也较高。腰部脊柱外观正常，触诊无压痛，椎间隙能清晰分辨，MRI 显示腰部无脊髓空洞。实验室检查均在正常范围（包括血常规和凝血功能），心电图及心脏彩超检查无异常。综合考虑以上因素决定施行腰硬联合麻醉。若椎管内麻醉失败，纤支镜清醒气管插管全麻作为备选方案。告知家属麻醉风险并签署麻醉知情同意书后患者进入手术室。

入室后实施心电图、血氧饱和度及无创血压监测，面罩吸氧 5L/min。08：50 心电图示窦性心律，BP 145/90mmHg，HR 82 次 / 分，SpO₂ 100%，RR 20 次 / 分。留置静脉套管针，静脉输注复方氯化钠预扩容。患者右侧卧位下由一名高年资麻醉医生行 L₃₋₄ 腰硬联合麻醉，穿刺顺利，蛛网膜下隙给予等比重 0.5% 罗哌卡因 18mg，硬膜外置管后平卧，待麻醉平面达到 T₆。09:02 手术开始，此时 BP 115/72mmHg、HR 83 次 / 分、SpO₂ 99%、RR 21 次 / 分，麻醉效果满意。09：06 胎儿娩出，1min 和 5min Apgar 评分分别为 8 分和 8 分，从胎儿娩出到 09：20 产妇生命体征稳定。

09：20BP 下降至 83/52mmHg，HR 75 次 / 分，麻醉平面 T₆，患者无不适，给予静脉甲氧明 2mg，2min 后 BP 73/42mmHg，HR 70 次 / 分，再次给予甲氧明 2mg，8min 内给予甲氧明 6mg，连续测量血压依然有下降趋势，最低血压降至 65/35mmHg。09：30 给予静脉多巴胺 2mg，测 BP 82/43mmHg、HR 78 次 / 分，观察血压和心率改善不明显。09：34 再次给予多巴胺 2mg，观察 2min 后测 BP 92/55mmHg、HR 82 次 / 分。继甲氧明后 8min 内给予多巴胺 8mg。

09：35 手术结束，BP 96/55mmHg，HR 82 次 / 分、SpO₂ 99%，术中出血 200ml，术中晶体液共 800ml，尿量 200ml，手术结束时麻醉平面 T₆。整个手术期间患者未主诉任何不适。术后患者入 ICU。

09：45 在 ICU 第一次测得的血压为 105/67mmHg，其后患者生命体征一直稳定，未再使用任何血管活性药。术后随访无新发的神经系统并发症，术前存在的病理征及临床症状也未见明显改变。

病例分析

问题一：何谓先天性寰枢椎脱位（congenital atlantoaxial dislocation，CAAD）？ 与 Arnold–Chiari 畸形（Arnold Chiari malformations，ACM）以及脊髓空洞有何联系？ ACM 临床上有哪几种分型？ 本例患者属于哪一种类型？

分析：

CAAD 是一种因先天畸形造成的寰椎与枢椎（第 1 和第 2 颈椎）骨关节面失去正常对合关系而发生的关节功能障碍和（或）神经压迫性病理改变，这种先天性的颈椎连接处的异常可导致脑组织移位，形成 Arnold–Chiari 畸形（ACM）。

ACM指脑组织疝入枕骨大孔取代脑桥下部和延髓。ACM分为四种类型：Ⅰ型，小脑扁桃体和延髓下端延伸至枕骨大孔以下，第四脑室不移位；Ⅱ型，小脑下部向尾侧移位，第四脑室向下移位变长；Ⅲ型，小脑和延髓移位至颈椎管；Ⅳ型，小脑不完整或者缺失。其中Ⅰ型（ACM-Ⅰ）最常见，在人群患病率高达0.56%～0.77%，但CAAD引起的ACM并不多见。

脊髓空洞可能是因为小脑扁桃体向下移位，压迫蛛网膜下隙，使脑脊液流动受损，与枕骨大孔上下的脑脊液内形成的压力梯度有关。25%～30%的ACM-Ⅰ患者伴随脊髓空洞。ACM畸形引起的脊髓空洞一般为"交通型脊髓空洞"即空洞内与脑脊液相连，且多位于低位颈髓和胸段脊髓，很少位于腰部。典型的脊髓"交通型"的脊髓空洞表现为不对称性的上肢痛觉和温度丧失（脊髓丘脑侧束），手以上的下运动神经元（脊髓前角）和下肢的上运动神经元受损（皮质脊髓束）。自主神经系统受累偶尔也会发生，可能产生一些自主神经功能紊乱的症状。

综上可见，ACM的诊断和分型完全依靠影像学，并且需要影像学专家和神经病学专家来共同诊断。麻醉医生术前需要详细了解患者诊断、分型及临床体征，以便制定麻醉计划。本例患者因有颈椎先天性寰枢椎半脱位，枢椎齿突凸入颅内，导致ACM畸形，根据患者影像学表现，应属于ACM-Ⅰ型。

问题二：患有ACM-Ⅰ型的产妇剖宫产手术选择哪种麻醉方式最适合？为什么本病例没有选择全麻？

分析：

ACM-Ⅰ伴脊髓空洞症产妇究竟该选择何种分娩方式（剖宫产或阴道分娩）和麻醉（包括镇痛）方式（全麻或椎管内阻滞）更安全，一直是临床上非常困惑的问题。不同的医疗机构对ACM-Ⅰ型产妇有自己倾向的麻醉方式和分娩方式，对此还没有统一定论。Ghaly等报道了一例ACM-Ⅰ伴脊髓空洞症产妇，手术部分矫正畸形后伴有颈部后凸，颈部活动受限，选择了清醒插管后实施全身麻醉完成了剖宫产手术。然而，也有研究表明椎管内麻醉并没有使ACM相关的神经症状恶化。一项多中心的回顾性研究表明，对于伴有ACM-Ⅰ畸形的产妇，大多数选择了椎管内阻滞，并没有出现使先前存在的神经症状加重的病例，意外穿破硬脊膜的概率与普通产妇群体无差别，但穿破硬脊膜后伴有脊髓空洞的产妇发生PDPH的风险可能更高。Reddy等的研究表明CAAD患者全身麻醉术后更容易发生呼吸功能损害，因CAAD患者在脊髓C_1～C_2水平有压迫，与呼吸自主控制有关的神经束（皮质脊髓束）位于脊髓的侧束和腹侧束，支配颈部和躯干的神经细胞的细胞体位于脊髓灰质前角的中线部位（l ina Ⅷ、l ina Ⅸ

和 l ina IXM）。而 CAAD 患者齿状突对脊髓压迫发生在中线附近，这个部位的压迫可能影响前皮质脊髓束和支配躯干肌肉神经元的细胞体，而不是影响支配四肢肌肉的神经，可能基于以上神经解剖学特征，CAAD 患者全身麻醉后更容易发生呼吸功能受损。

本病例选择椎管内麻醉的原因有以下几点：

1. 椎管内麻醉是目前临床上最常用的剖宫产麻醉方式。

2. 该患者寰枢椎先天性的半脱位，颈椎不稳定且活动严重受限，困难气道风险较普通 ACM-Ⅰ伴脊髓空洞症产妇风险还要高。全麻苏醒过程中若引发呛咳，会使颅内压增加，加重原有的神经疾病。

3. 该患者已经发生进行性吞咽困难，这表明已有脑神经受损的征象，误吸的风险也较普通产妇高。

4. 如上所述，CAAD 患者全身麻醉后更容易发生呼吸功能受损，需要密切监测呼吸，必要时还需给予呼吸支持。

总之，基于气道管理的难度以及对术后呼吸功能能否快速恢复的不确定性是我们不选择全麻的主要理由。

问题三：CAAD 伴有 ACM-Ⅰ和脊髓空洞症产妇选择椎管内麻醉有哪些风险？实施过程中需要注意哪些问题？全麻一定禁忌吗？

分析：

阴道分娩时的 Valsalva 动作、椎管内注射药物等都可能引起脑脊液压力的明显波动，一方面有脑疝的风险；另一方面使脊髓空洞扩大或者使空洞内的液体撞击局部神经纤维，有加重原有神经症状的风险。若在椎管内操作时意外穿破硬脊膜，脑脊液外漏导致颅内压降低，小脑下沉增加，同时脊髓中的"交通型脊髓空洞"也会增大，从而加重先前存在的神经疾病。

椎管内麻醉时绝对避免意外穿破硬脊膜，因此这需要椎管内技术熟练的高年资医生操作。不管是硬膜外还是蛛网膜下隙注射，最重要的目标就是避免进一步加大颅脑 - 脊髓脑脊液的压力差。因此实施蛛网膜下隙阻滞时，脑脊液回抽和注射药物都要缓慢平稳，避免用力，硬膜外可以分次少量缓慢注射直至达到满意的麻醉效果。

对本例患者来说，全麻也不是绝对禁忌，只要在保持颈椎稳定的前提下，能熟练精准的控制气道，应该也是安全的。清醒纤支镜气管插管既能保证患者氧合，又能避免头颈后仰顾及颈椎的稳定性，不失为一种选择。但是需要熟练掌握这项技术的人员操作，且要避免呛咳，因为呛咳可加大颅脑 - 脊髓的脑脊液压力差，使原有的病情恶化。

问题四：该病例在胎儿娩出后发生了严重的血流动力学波动，且对血管活性药物不敏感，可能的原因是什么？

分析：

胎儿娩出后，患者发生了较严重的血流动力学的不稳定，并且表现出对血管活性药物不敏感。考虑到患者术前就已经表现出了进行性吞咽困难，说明患者的解剖畸形已经压迫损害位于低位延髓的吞咽中枢，不能排除延髓血管中枢也存在受压迫的可能，因此我们推测胎儿娩出后腹内压降低，相应节段腰椎脑脊液压力下降，导致颅内和椎管内脑脊液压力差增大，使延髓进一步向尾侧移位，从而受到较之前更大压力的压迫，同时又在麻醉状态下打破了原有的平衡，因此表现出对外周作用的血管收缩药物不敏感的现象。随着麻醉作用的消退和腹部肌张力的恢复，患者的循环状态逐步得到恢复。

🖐 病例点评

这是一例少见的 CAAD 引起的 ACM 畸形，同时伴有 $C_2 \sim T_9$ 脊髓空洞及子痫前期的产妇需要进行剖宫产的病例，这些先天畸形和中枢神经系统的改变严重干扰了正常产科麻醉的实施，同时伴有的子痫前期使情况变得更为复杂。对此例患者无论选择哪种麻醉方式，都存在明显的风险。有研究显示对于将要实施高危非心脏外科手术患者而言，术前多学科会诊（Preoperative multidisciplinary treatment，MDT）改变了大多数患者的围手术期麻醉管理，并且这种管理方式的改变减少了需要长时间住院的人数。择期手术在风险受益不确定的情况下，召开 MDT 会议是非常必要的，有利于优化对病人的术前准备和医疗照护，制订麻醉手术方案，以期望能降低术后并发症，保证患者手术安全。本例患者术前进行了 MDT 会议，参与者包括神经病学、影像学、麻醉学、重症医学和产科学专家，医生们对患者进行了充分的术前评估，仔细权衡风险和受益，制定了详细周密的手术麻醉计划，确保患者安全度过了围手术期。

对于这样的特殊病例没有哪一种麻醉方式是完美的，除了多学科讨论以外，还需要麻醉医生根据临床现有的麻醉设备条件和麻醉技术能力制订出个体化的麻醉方案。在妇幼专科医院日常的麻醉实践中，清醒气管插管很少使用，麻醉医生对此项技术掌握程度有限，但对腰硬联合麻醉却非常熟练，因此意外穿破硬脊膜的可能非常小。在本院现有的麻醉技术人员和科室设备条件下，与清醒气管插管全身麻醉相比，选择实施腰硬联合麻醉，患者的收益／风险比更高。同样，在没有明显禁忌的情况下，麻醉药物也应该首选主麻医生临床上最常用、对药理学特征最熟悉的药物。

近十几年来去氧肾上腺素已经代替麻黄碱成为剖宫产手术中处理低血压的首选药

物，近几年有越来越多的文献也开始关注去甲肾上腺素在产科麻醉中的应用，当然，去甲肾上腺素是否可以取代去氧肾上腺素用于剖宫产麻醉还在探讨中。本病例胎儿娩出后，发生了严重的低血压，麻醉医生没有选择去氧肾上腺素或去甲肾上腺素，而使用了甲氧明和多巴胺，这说明麻醉医生产科麻醉的知识没有及时更新，当然也不排除本例患者的麻醉医生对甲氧明和多巴胺的熟悉程度更高，临床使用的经验较去氧肾上腺素更丰富。

总之，每一个专业、每一名医生对某个特殊患者的认识都存在局限性，MDT 可以弥补彼此的知识盲点，术前就列出高风险手术患者需要关注的每一个要点，全面评估，结合医务人员自身的能力和条件制订个体化的围手术期管理方案。对于麻醉医生而言，努力学习，广泛阅读，不断丰富自己的专业知识，对提高处理特殊患者的能力非常重要，必要时还应积极与院外专家讨论可能的问题，以进一步完善麻醉管理方案。

（聂玉艳　黄绍强）

要 点 Keypoint

1. 先天性寰枢椎脱位（CAAD）时，枢椎齿突可能会突入颅内，导致 Arnold-Chiari 畸形（ACM），继而可能会引发脊髓空洞。

2. 对于 CAAD 伴 ACM 的患者，全身麻醉时要在保持颈椎稳定的前提下控制气道，避免呛咳。需注意 CAAD 患者全麻术后容易发生呼吸功能受损。

3. 对于 ACM 的产妇，椎管内麻醉时需避免意外穿破硬脊膜，防止进一步加大颅脑 - 脊髓脑脊液的压力差。蛛网膜下隙阻滞时，回抽脑脊液和注射药物都应缓慢平稳，硬膜外阻滞时也要分次缓慢注射局麻药。

4. 对于特殊病例，术前 MDT 有利于对患者的全面评估，有效提高手术麻醉安全性。在 MDT 基础上，需根据临床现有的设备条件和技术能力来制订个体化的麻醉方案。

参考文献

[1]Meadows J，Kraut M，Guarnieri M，et al.Asymptomatic chiari type I malformations identified on magnetic resonance imaging[J].J Neurosurg，2000，92：920-926.

[2]Ghaly RF, Candido KD, Sauer R, et al.Anesthetic management during Cesarean section in a woman with residual Arnold-Chiari malformation Type Ⅰ, cervical kyphosis, and syringomyelia[J].Surg Neurol Int, 2012, 3：26.

[3]Choi CK, Tyagaraj K.Combined spinal-epidural analgesia for laboring parturient with Arnold-Chiari type I malformation：a case report and a review of the literature[J].Case Rep Anesthesiol, 2013, 2013：512915.

[4]Gruffi TR, Peralta FM, Thakkar MS, et al.Anesthetic management of parturients with Arnold Chiari malformation- Ⅰ ：a multicenter retrospective study[J].Int J Obstet Anesth, 2019, 37：52-56.

[5]Reddy KR, Rao GS, Devi BI, et al.Pulmonary function after surgery for congenital atlantoaxial dislocation：a comparison with surgery for compressive cervical myelopathy and craniotomy[J].J Neurosurg Anesthesiol, 2009, 21（3）：196-201.

[6]Vernooij JEM, Smulders PSH, Geurts JW, et al.Preoperative multidisciplinary te decisions for high-risk patients scheduled for noncardiac surgery-a retrospective observational study[J].Can J Anaesth, 2021, 68（12）：1769-1778.